JN199854

Clinical Pharmacometrics

クリニカル
ファーマコメトリクス

|編集|

辻　泰弘　日本大学薬学部 薬剤師教育センター　教授

猪川 和朗　広島大学大学院 臨床薬物治療学　准教授

笠井 英史　慶應義塾大学医学部 臨床薬剤学教室

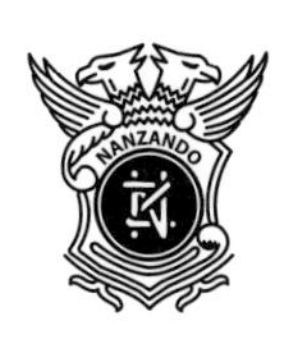

南 山 堂

■編　集

辻　泰弘　日本大学薬学部 薬剤師教育センター　教授

猪川和朗　広島大学大学院 臨床薬物治療学　准教授

笠井英史　慶應義塾大学医学部 臨床薬剤学教室

■執　筆（執筆順，カッコ内は執筆担当項目）

辻　泰弘　日本大学薬学部 薬剤師教育センター　教授
〔第1章，第3章3・4・6・9，第4章〕

笠井英史　慶應義塾大学医学部 臨床薬剤学教室
〔第2章，第3章〕

尾上知佳　富山大学大学院 医学薬学研究部 医療薬学研究室
〔第2章2-J・H，第4章2・3〕

平木洋一　別府医療センター薬剤部　薬剤部長
〔第3章〕

猪川和朗　広島大学大学院 臨床薬物治療学　准教授
〔第5章，第6章演習，第7章演習〕

石橋　徹　塩野義製薬株式会社 プロジェクトマネジメント部 臨床薬理部門
〔第6章，第7章〕

青山隆彦　日本大学薬学部 臨床薬物動態学研究室　専任講師
〔第8章〕

序

「クリニカルファーマコメトリクス」

この言葉を論文，雑誌，文献，学会および研究会で見聞され，興味本位からこの書籍を手にした読者も多いと思います．

近年，臨床薬理学および薬物動態学系の分野で注目の的となり，臨床薬学領域の学会でシンポジウムが開催されるなど，「ファーマコメトリクス」および「クリニカルファーマコメトリクス」の機運は高まってきました．実は，ファーマコメトリクスに関しては，医薬品開発の分野では以前より用いられているのが現状です．しかし，ヒトを対象としたクリニカルファーマコメトリクスは，臨床現場での患者治療への投与設計には，いまだ積極的に用いられていません．その一方で，ファーマコメトリクスを基盤とした数理モデルを用いた薬剤の適正な投与量・投与方法の設定が，患者治療の有効率の向上と，副作用発現率の低下につながるという報告が，欧米を中心に多数なされており，わが国でも徐々に臨床への還元もしくは臨床での応用が進んでいます．

クリニカルファーマコメトリクスの目的の一つは，患者の臨床データを数理統計学的手法などで定量的に解析・評価・予測し，これに基づく個別化治療上の投与法最適化と副作用マネジメントに貢献することです．患者間の個体差が大きく，画一的な投与量や投与間隔を適応できない薬剤として，免疫抑制薬，抗菌薬，抗がん薬など多く存在します．しかし，ファーマコメトリクスモデルを基盤にファーマコキネティクス（薬物動態学，pharmacokinetics：PK）およびファーマコダイナミクス（薬動力学，pharmacodynamics：PD）に影響を及ぼす要因を解明することで，臨床における個別化投与設計に資する有効性・安全性の目標薬物濃度治療域の糸口を見いだすことが可能となります．

わかりやすく例えると，治療薬物モニタリング（therapeutic drug monitoring：TDM）の対象薬ではない抗菌薬メロペネムについて，血中濃度を測定せず，かつ原因菌の最小発育阻止濃度（MIC）が不明な場合でも，ファーマコメトリクスにより，体重や腎機能，推定原因菌の情報から最適な投与設計を予測することが可能となります．TDMは，患者から血液を採取し，測定した薬物濃度をもとに投与設計を行うものです．しかし，臨床において薬物濃度を測定することは困難な場合が多く存在します．ここで，クリニカルファーマコメトリクスを駆使することにより，血中濃度測定に頼らず，適切な投与設計を構築することが可能となります．

すなわち，TDMが行う血中濃度推移だけの予測ではなく，クリニカルファーマコメトリクスでは，患者の有効性や副作用の発現の確率を予測することが可能となるのです．すなわち，ファーマコメトリクスは，医薬品開発だけではなく，投与設計や副作用マネジメントなど，個別化医療の実践においても強力なツールとなります．

薬物動態の専門的な教科書は多く存在します．また，数理統計の教科書も多くの書籍が販売されています．しかし，これらを結びつける教科書は存在しないのが現状です．現在，「医薬品開発ツールとしての母集団PK-PD解析―入門からモデリング＆シミュレーション―」(朝倉書店，2010年)が日本におけるファーマコメトリクスの専門書として発行されています．この書籍は医薬品開発のファーマコメトリクスに重きを置いた内容であり，臨床家が活用するのは容易ではありません．一方，TDMにおいては，簡便に解析を実行するソフトウェアが(無料)配布され，背景の理論を理解しないままにそれがブラックボックス的に使用される弊害が少なくないのも実状です．

今後は製薬企業および臨床現場において，ファーマコメトリクスを活用できる人材の育成が望まれますが，残念ながら，現在わが国には，ファーマコメトリクスと題した書籍や，臨床活用の方法を詳述した書籍は存在しません．このような状況下でもクリニカルファーマコメトリクス研究に先進的に取り組んでいるのが，本書の編者，猪川氏，辻です．私たちは互いに切磋琢磨し，この分野の発展と研究成果の患者治療への還元に努めてきました．今回，本書籍執筆の機会を頂戴し，互いに一致協力して，書籍出版の計画を進めてきました．ここにファーマコメトリクスの分野において，日本では最先端かつ深奥の知識と技法に熟達している笠井氏を加え，3人で分担して編著する運びとなりました．本書籍は，ファーマコメトリクスの基礎から，実地臨床における実践的な活用手順を詳述する内容として構成しました．クリニカルファーマコメトリクスを実践するためには，薬物動態学の知識のみならず，筆者は，臨床医学・薬学，そして生物学，さらには統計学の知識も不可欠であると認識しています．特に，生理学的メカニズムに基づく数理モデルの構築は，即座に臨床へ還元できると考えています．複雑なモデル式も各章ごとに演習問題を示して，理解度を深めることができるように努め，初学者がクリニカルファーマコメトリクスのための予備知識および必須知識に統計解析知識を加え，さらに，基礎と実践をわかりやすく学べる国内初の書籍となる「クリニカルファーマコメトリクス」を完成することができました．

本書の作成にあたり，編者および著者としてご協力をいただきました猪川和朗博士(広島大学)，笠井英史氏(慶應義塾大学)，および各章の解説，演習問題の作成にご尽力いただきました石橋徹博士，平木洋一博士，青山隆彦博士および尾上知佳修士に御礼申し上げます．

最後に，本書の企画段階から何度も話し合いを重ね，編集，出版まで一貫して，多大なサポートをいただきました根本英一氏および須田幸司氏，谷田直輝氏，南山堂編集部の皆様に厚く感謝申し上げます．

2019年3月　北陸新幹線の車中より，残雪の立山連峰を望みながら

辻　泰弘

目 次

第 1 章

クリニカルファーマコメトリクスとは

1 ファーマコメトリクスの概要

到達目標

1. ファーマコメトリクスは，医学生理学の基礎の部分と薬理学および薬物動態学との間の橋渡しをしている学問であることを理解する．
2. ファーマコメトリクスは生理学的および薬理学的数理モデルを基盤に個別投与設計できることを理解する．

"All science is either physics or stamp collecting meaning"

すべての科学は物理学か，切手収集のどちらかである．

これは，α線とβ線の発見，原子核の発見および人工変換に成功し，1908年にノーベル化学賞を受賞した原子物理学（核物理学）の父であるErnest Rutherford博士が残した言葉である．一方，筆者の師であり，ファーマコメトリクス（pharmacometrics）研究の世界的権威であるHolford NH教授（オークランド大学）は，この言葉を引用し，

"Pharmacometrics provides a bridge between the stamp collecting (observations) and the physics (understanding) of medical science."

と薫陶を受けた．すなわち，「ファーマコメトリクスは，医学生理学の基礎の部分と薬理学および薬物動態学との間の橋渡しをしている学問」である．生理学的な現象をモデリングの技法を用いて，最終的に患者の薬物治療に貢献することを目的にしており，少しずつではあるが，医学および生物学など多くの分野で幅広く応用されている[1]．

はじめに，ファーマコメトリクスとファーマコキネティクス［薬物動態学（pharmacokinetics：PK）］，ファーマコダイナミクス［薬動力学（pharmacodynamics：PD）］の関係性について整理したい．従来より，薬物速度論モデルは，生化学的および生理学的な患者の情報（投与量，薬物血中濃度，年齢，性別および血液検査値など）を定量的に組み込み，薬物の吸収，代謝，分布および排泄を予測・説明するもので

ある(図1-1). 生体内における薬物の動態を表現するために, 主要な組織をコンパートメントに分け, コンパートメント間を薬剤が移行するモデルが基礎となる. 疾患治療において何らかの薬剤を患者に適正に使用する際には, 薬物血中濃度(PK)および有効性・安全性(PD)理論が不可欠であり, PK/PDに関しては多くの清書が存在している. 特にPK/PDが重要視される臨床現場の機会として, 一般の患者とは異なる, 肝・腎機能低下者, 高齢者, 小児, 妊婦, 授乳婦, 肥満者などの特殊病態患者における薬物療法である. 特殊病態患者においては, 投与量の調節を慎重に考慮する必要があるが, 治療の有効確率および安全性の担保が不確実となるため, 個

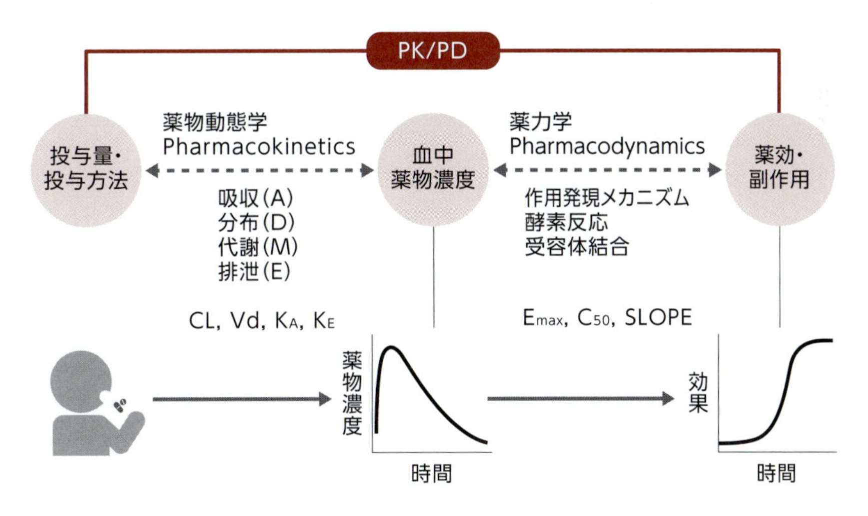

図1-1 ファーマコキネティクス, ファーマコダイナミクスの概念

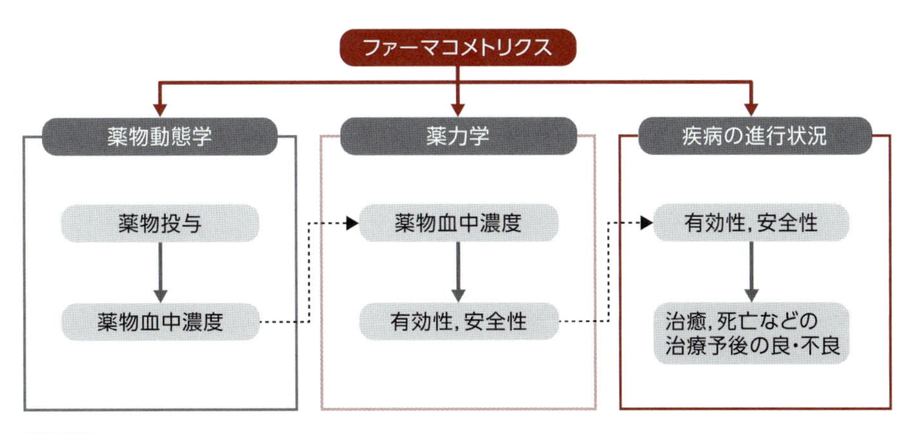

図1-2 ファーマコメトリクスの概念

別投与を実現することが難しい．ファーマコメトリクスは薬物動態のばらつき，病状の進行などに関する情報から，高い有効率，低い有害反応を得るための適正な投与量・投与方法を生理学的および薬理学的数理モデルを基盤に個別設定することを可能とする．ファーマコメトリクスと既存のPK/PDは別の概念と捉えている読者も多いかもしれない．しかし，実際にはPK/PDは，ファーマコメトリクスという概念に包括され，生体内の生理学的および薬理学的な現象を表現するために，微分方程式(2.3)を用いて，PK/PDおよび病気の進行度を定量的に評価する概念である(図1-2)．

2 ファーマコメトリクスの沿革

到達目標

1. ファーマコメトリクスの技術的・学術的発展を加速させたのは，Sheiner LBとBeal SLによって開発された非線形混合効果モデル(Non-linear Mixed Effect Model)プログラムであることを理解する．
2. 国内では多くのグループがファーマコメトリクスに関する技術講習，情報共有および議論討論の場を提供していることを確認する．

ファーマコメトリクスとは“pharmaco（薬の）＋ metrics（計量学）”を意味する造語であり，1950年代初頭より米国で使用され始めたといわれている．その後，1964年に英国のLaurence DRとBacharach ALが，“Evaluation of drug activities”を“Pharmacometrics”と名づけた書籍を出版し[2)]，世界的にファーマコメトリクスが認知される用語となった．この書籍は当時，野口によってわが国でも紹介され，ファーマコメトリクスは「計量薬理学」と和訳された[3)]．1967年からは応用薬理研究会がJapanese Society of Pharmacometricsとして活動し，1968年から同機関雑誌『応用薬理（英名：Pharmacometrics）』を発行している．また，1975年に佐久間はファーマコメトリクスを「薬物活性評価学」と和訳した[4)]．ファーマコメトリクスの誕生は古く，元来は薬理学の用語であったが，半世紀を経過した現今は薬理学的原義から拡大解釈されている．

このように，ファーマコメトリクスおよびクリニカルファーマコメトリクスについては，統一した日本語訳が決定されておらず科学者間で異なる日本語訳に変換している．筆者は，ファーマコメトリクスを「計量薬理学」，クリニカルファーマコメトリクスを「臨床計量薬理学」と名づけているが，本書では，ファーマコメトリクスもしくはPMx，クリニカルファーマコメトリクスもしくはCPMxと表記することで統一する．

ファーマコメトリクスの技術的・学術的発展を加速させる道具となり共通言語となったのは，1980 年に米国のSheiner LBとBeal SLによって開発された非線形混合効果モデル(non-linear mixed effect model)プログラムのNONMEM(日本語でノンメムと発音する)であることは明々白々である[5]. NONMEMの基本的概念，母集団薬物動態解析のための操作および，その理解のために必要なプログラムの記述は，5章以降に詳述することとする．現在，NONMEM®ソフトウェアは，ICON plc.が取り扱いを行っており，NONMEM®を購入する際には，直接，問い合わせの上，ライセンス契約を締結することになる．このファーマコメトリクスの開祖的な存在であるSheiner LBとBeal SLの教室(カリフォルニア大学サンフランシスコ校)には，世界各国および日本からも多くの研究者が研究留学し，研鑽を重ねてきた[6]. ファーマコメトリクスの分野で，日本，いや世界の中心で活躍している研究者および科学者のほとんどは，Sheiner LBとBeal SLの弟子または孫弟子にあたり，縦と横のつながりは広く，深い．世代的に，筆者の師であるHolford NHは比較的初期に留学しており，Sheiner LBとBeal SLのもとで修練された，先駆者達の活躍があるおかげで，現在，世界および日本の医薬品開発，特に臨床薬理分野が発展を続けている礎となっている．

1982年，Benet LZとRowland Mにより薬物動態および生物薬剤学系雑誌である"Journal of Pharmacokinetics and Biopharmaceutics (現在は，Journal of Pharmacokinetics and Pharmacodynamics)"内にpharmacometricsのセクションが新設され，「ファーマコメトリクスは，薬物動態学および生物薬剤学の分野における試験のデザイン，モデリングや統計解析など，定量・観測に関する事柄に焦点を当てることを意味する(辻，猪川翻訳)」と，広義の定義が示された(表1-1)[7-18]. ここで，薬剤学的な意味合いが創設されたことにより，2000年代から広く用いられていることになった「ファーマコメトリクス(pharmacometrics)」への転機となった．この語義を用いた初の組織団体名は2008年発足のAmerican Society of Pharmacometrics(現在は，International Society of Pharmacometrics)である．ファーマコメトリクスが初めて雑誌名となり刊行されたのは，2012年発刊の同機関雑誌"CPT：Pharmacometrics & Systems Pharmacology"である．また，表1-1に例示するとおり，「ファーマコメトリクス(pharmacometrics)」の定義は一義的でないが，一般的には，医薬品開発・規制における情報の創出・解釈や効率的な意思決定へ向けて定量的手法を構築し適用する科学，とりわけ，モデリング＆シミュレーションなどの数理統計学的な解析・評価・予測アプローチ(図1-3)を総称する用語となっており，それらを取り扱う学問分野に対する呼称となっている[19].

表1-1 ファーマコメトリクスおよびクリニカルファーマコメトリクスの定義例

定義内容	定義者
ファーマコメトリクスは，薬物動態学および生物薬剤学の分野における試験のデザイン，モデリングや統計解析など，定量・観測に関する事柄に焦点を当てることを意味する*.	Benet LZ, et al (1982)[7]
ファーマコメトリクスは，薬物動態学および薬力学を経時的に特徴づけ，理解し，予測し，その挙動に関する情報の不確実性を定量化するための数学的モデルおよび統計的手法を構築し，適用する科学である*.	European Cooperation in Science and Technology (B15 Meeting, 2000)[8]
ファーマコメトリクスは，薬理学を定量的に解釈する科学であり，クリニカルファーマコメトリクスは，臨床薬理学を礎にヒトにおける薬物の治療への適用を特に重視している*.	Holford NH (2001)[9]
ファーマコメトリクスは，(a)薬物の薬物動態学的および薬力学的挙動を特徴づけ，理解し，予測するために，(b)その挙動に関する情報の不確実性を定量化するために，(c)医薬品開発過程と薬物治療において，データに基づく意思決定を合理化するために，数学的手法および統計的手法を構築し，適用する科学である*.	Ette EI, et al (2007)[10]
ファーマコメトリクスは，薬効および副作用を含め，化合物と患者の間の相互作用を記述し定量化するために用いられる．さらに，生物学，薬理学，生理学の数学的モデルに関する科学分野として定義することができる*.	Barrett JS, et al (2008)[11]
医薬品の薬物動態および薬力学に影響を及ぼす要因を定量的に解釈し，医薬品開発を意思決定する，または意思決定を支援する手法である.	中井清彦ほか(2008)[12]
ファーマコメトリクスは，薬物，疾患，試験などの情報を定量化し，効率的な医薬品開発および規制上の決定を支援する新しい科学である*.	Food and Drug Administration (2009)[13]
薬物の濃度－効果や用量－反応関係などをモデル化し，医薬品開発のさまざまな過程での評価・判断を定量的に行おうとする考え方・方法論である.	日本薬学会(2010)[14]
開発過程において継続的に蓄積される情報や開発以前に蓄積された他剤や病態に関する情報などをモデルに変換し，そのモデルを用いた臨床試験シミュレーションで得られる定量的な情報を得るためのさまざまな技術や理論体系のことである.	日本製薬工業協会(2012)[15]
クリニカルファーマコメトリクスは，医療現場において薬剤師などが主導となり，臨床データを数理統計学的手法などで定量的に解析・評価・予測し，これに基づく個別化治療上の意思決定とりわけ投与法最適化と副作用マネジメントに貢献することである.	猪川和朗(2015)[16]
クリニカルファーマコメトリクスは，薬物動態学の知識のみならず，臨床医学・薬学，そして生物学，さらには統計学の知識も不可欠であるが，患者の有効性や副作用の発現の確率を予測することが可能となる.	辻 泰弘(2016)[17]
ファーマコメトリクスとは，数理モデルと計算機科学を用いて薬剤の用量と効果・副作用の関係を解析し，かつ予測する手法であり，新医薬品の開発や臨床での薬剤適正使用に有用である.	谷川原祐介(2018)[18]

これらは代表的なファーマコメトリクスに関する資料の一部にすぎず，ファーマコメトリクスに関して記載されているすべての資料を要約したものではない.
*：辻・猪川訳

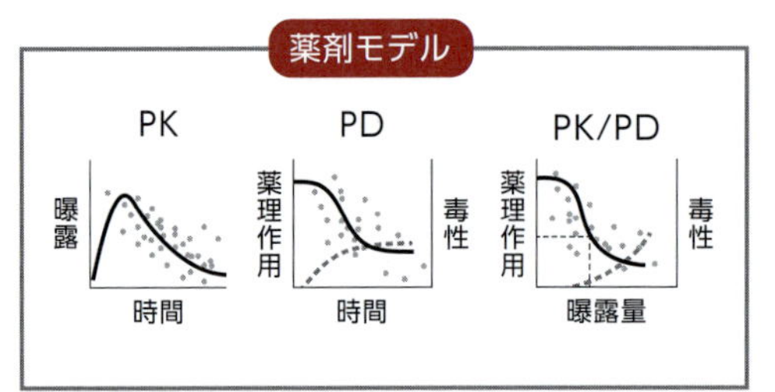

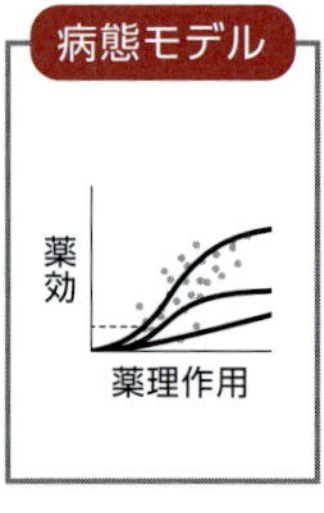

他の要因モデル
- 患者背景
- 投与前のバイオマーカー値
- プラセボ効果
- 脱落率
- 服薬コンプライアンスなど

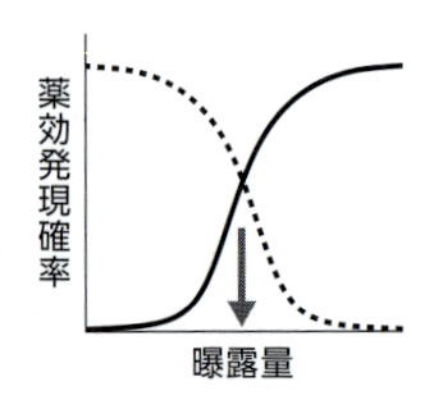

複数回のシミュレーションをもとに，薬剤の有効性および安全性が発現する確率を算出し，ここから一定の成功確率を導くための曝露量を推定する．

図1-3 ファーマコメトリクスの基本モデル

（文献19より引用，一部改変）

2000年以降，ファーマコメトリクスは，国内外における産・官・学・団体の活動で用いられる用語となったが(表1-2)，すべての活動体が活動内容に「ファーマコメトリクス(pharmacometrics)」という用語を明確に定義しているわけではない．例えば，Population Approach Group in Europe (PAGE) およびPopulation Approach Group of Australia & New Zealand (PAGANZ) などは，ファーマコメトリクス(pharmacometrics)が団体名に含まれていないが，毎年，これらの学会で発表される研究内容の多くをファーマコメトリクス関連の報告が占めている．

このように，ファーマコメトリクスの統一的な定義は確立されておらず，科学分野や専門分野の総称と言えるため，model-based drug development，model-based meta-analysis，modeling and simulation，physiologically-based pharmacokinetics，population pharmacokinetics，quantitative pharmacology，systems pharmacologyなど，他の用語のもとで行われてきている数理統計学的な定量的解析・評価・予測であっても，実質的には，ファーマコメトリクスの内容(表1-1)に該当すると考えられる．わが国においては，1989年に緒方宏泰(現 明治薬科大学名誉教授)らによるNONMEM研究会(現 Population Pharmacokinetics研究会，会長：谷川原祐介)が発足し，現在も活動を継続している．さらに，2003年からは明治薬科大学オープンカレッジ(現：医薬品開発のためのPopulation pharmacokinetics・Pharmacodynamics研究会，代表：緒方宏泰)が，医薬品開発へ向けたファーマコ

表1-2 ファーマコメトリクスおよびクリニカルファーマコメトリクスが名称に含まれる組織・団体活動の例

国内（具体例）	国外（具体例）
クリニカルファーマコメトリクス・セラピューティクス研究会	American Association of Pharmaceutical Scientists (Pharmacometrics Focus Group)
ディー・アイ・エー・ジャパン（セッション）	American College of Clinical Pharmacology (Pharmacometrics Resource)
医薬品医療機器総合機構（PMDA-Keio Joint Symposium on Pharmacometrics，ワークショップ）	American Society for Clinical Pharmacology and Therapeutics (CPT Pharmacometrics Syst Pharmacol)
科学技術振興機構（リサーチコンプレックス推進プログラム：ファーマコメトリクス・エキスパート育成）	International Society of Pharmacometrics (CPT Pharmacometrics Syst Pharmacol, J Pharmacokinet Pharmacodyn)
厚生労働省（厚生労働科学研究費）	European Federation of Pharmaceutical Industries and Associations (Pharmacometrics Markup Language)
情報計算化学生物学会（セッション）	European Medicines Agency (Workshop)
日本医療研究開発機構（医薬品等規制調和・評価研究事業）	Food and Drug Administration (Division of Pharmacometrics)
日本学術振興会（科学研究費）	International Association of Therapeutic Drug Monitoring and Clinical Toxicology (Pharmacometrics Committee)
日本製薬医学会（シンポジウム）	Metrum Research Group (Open Pharmacometrics Curriculum)
日本製薬工業協会（医薬品評価委員会）	World Conference on Pharmacometrics (2012, 2016)
日本薬学会（将来展望委員会，シンポジウム，医療薬学フォーラム）	
日本臨床薬理学会（早期臨床試験国際会議，シンポジウム）	

これらは用語の使用度を例示したにすぎず，すべての活動ではない．また，他の用語のもとで行われてきているモデリング＆シミュレーションなどの数理統計学的な定量的解析・評価・予測も実質的にファーマコメトリクスの内容（**表1-1**）に該当すると筆者らは考えている．

メトリクスの内容に関する技術講習，情報共有および議論討論の場として，大変重要な役割を果たしてきた．これは余談であるが，筆者らもここで母集団薬物動態解析の基礎や手法を数年かけて学び，国内のファーマコメトリシャンと交流を深めてきた（ファーマコメトリシャンとは，ファーマコメトリクスを通じて，医薬品開発または臨床の分野で効率化を図る解析担当者である）．また，詳細は後述するが，著者らは，**表1-2**にあるように，クリニカルファーマコメトリクス・セラピューティクス研究会を2016年に立ち上げた．本書のタイトルでもある「クリニカルファーマコメトリクス」の普及・周知およびこの分野の発展に関して，積極的に活動していることを付言する．

3 ファーマコメトリクスの発展

到達目標

1. 米国FDAは，ファーマコメトリクスを「効率的な医薬品開発や規制上の定量意思決定を支援する新興の科学」と定義していることを理解する．
2. 医薬品開発において，臨床試験の最適化と科学的な妥当性を確保するためには，ファーマコメトリクスによる定量的な数理モデルの適用が必要であることを理解する．

医薬品承認審査機関においては，米国食品医薬品局（Food and Drug Administration：FDA）が2004年の“Challenges and Opportunities Report（副題：革新か停滞か”（https://www.fda.gov/scienceresearch/specialtopics/criticalpathinitiative/criticalpathopportunitiesreports/ucm077262.htm） でpharmaco-statistical modelを用いたシミュレーションの導入を宣言した．さらに，2009年にはDivision of Pharmacometricsを設立した．欧州医薬品庁（European Medicines Agency）および医薬品医療機器総合機構には，ファーマコメトリクスの名がつく部署は現時点でないものの，ワークショップやシンポジウムを共催し，承認審査におけるファーマコメトリクスのあり方を議論・検討するようになっている．

「ファーマコメトリクス」とは，米国FDAによって「効率的な医薬品開発や規制上の定量意思決定を支援する新興の科学」と定義され，多くの製薬企業でファーマコメトリクス部門が設立されている．これは，既存の文献情報などから数理学的手法や統計学的手法により医薬品の有効性や安全性を予測するもので，医薬品開発早期の迅速・効率化のツールとして用いられている．医薬品開発において，臨床試験の最適化と科学的な妥当性を確保するためには，臨床薬理学を基礎とした定量的な数理モデルの適用が必要となる．従来より用いられてきたPK/PDの薬物速度論モデルは，生物統計学および薬物動態学における技術的応用面の発展からモデリング＆シミュレーション（Modeling & Simulation）手法を駆使する曝露量－反応（exposure-response：E-R）モデル解析，さらにはファーマコメトリクス理論へと拡張されている[20].

創薬におけるファーマコメトリクスでは，種々の*in vitro*，*in vivo*，少数例におけるヒトの既存または新規取得のデータを用いて，薬物速度論モデルを中心に，疾患モデルや試験モデルも活用したモデリング＆シミュレーション(Modeling & Simulation)を行う[21-23]．そして少数例かつ短時間のデータから法則性を学び(learn)，より多数例および長時間のデータでその法則性・再現性を確認(confirm)するサイクルをくり返しながら精度を高め[24]，医薬品開発過程におけるさまざまな意思決定を支援，さらには促進していく(図1-4, 5)[22,25]．これにより，医薬品開発における創薬の成功率を向上させ，承認申請さらには販売後での医薬品マネジメントに要するヒト・モノ・カネ・時間・労力を効率化することを目指す[26]．すでに，抗悪性腫瘍薬(抗がん薬)，抗菌薬，生活習慣病用薬，認知症予防・治療薬など，多くの薬効領域で実践されており，特に臨床データが既存せず新規に取得が困難な場合，小児[20,27]，高齢者など，重度の臓器障害患者や代謝酵素・トランスポーターの変異患者での用法・用量設定において[28]，外挿・補完する役割としての有用性が高く活用されている．創薬におけるファーマコメトリクスの具体的で詳細な活用事例については，緒方および共同編者である猪川が監修した『創薬と薬物治療マネジメントにおけるファーマコメトリクス』(医薬ジャーナル社，2017)[29]をご参照願いたい．

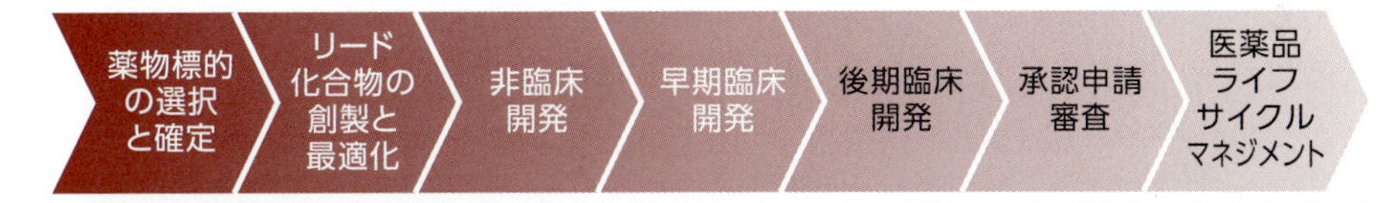

役割・適用

1. 薬物の作用標的の確定と機序の理解
2. 候補リード化合物の比較，選定，最適化，臨床薬物動態と用量設定予測
3. 試験デザインの最適化
4. 吸収・分布・代謝・排泄過程の特徴化，内因性・外因性影響因子の解明による最適化
5. 早期臨床データに基づくリスク・ベネフィットの考慮とアウトカムの予測
6. 用法・用量の決定と承認申請内容の推奨(配合剤を含む)
7. 競合薬・標準治療薬との差別化と広報展開戦略
8. 適応患者集団の選択と特殊患者集団への外挿(小児・高齢者・肥満患者など)

図1-4 医薬品開発における各段階での役割

European Federation of Pharmaceutical Industries and Associationsは，このような役割と適用の枠組みをファーマコメトリクスの進化形として「Model-Informed Drug Discovery and Development (MID3)」と名づけている．

(文献25より作成)

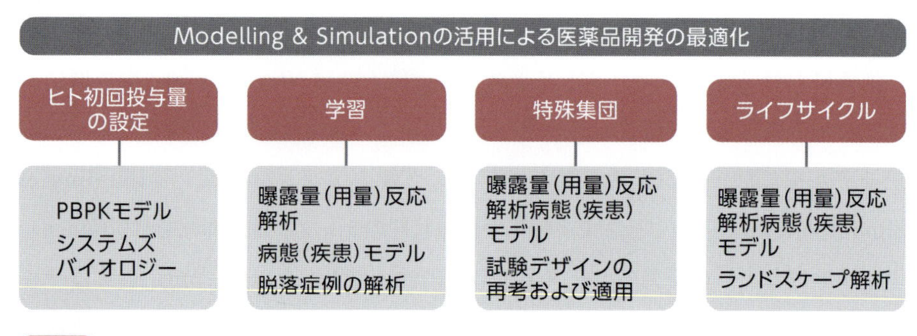

図1-5 Modelling & Simulationを活用した医薬品開発

(文献22より作成)

Gobburu JVSは，医薬品開発とその規制に関する意思決定に革命を起こしていると2010年の“The Journal of Clinical Pharmacology”で論じている[22]．このトピックのタイトルでもある“Pharmacometrics 2020”では，2020年までの戦略的ゴールとして，①500人のファーマコメトリシャンの育成，②臨床試験における成功率を向上させるために高度なモデリング&シミュレーション(Modeling & Simulation)を実施する，③15の代表的な適応疾患において，データと解析手法の標準化に着手する，④250例のケーススタディを共有する，の4つをFDAは設定している[19, 22]．しかしこのような技術やアプローチは，医療現場における薬物治療の個別化マネジメントの場面において十分に活用されてこなかった[30, 31]．このように，ファーマコメトリクスは，これまで医薬品開発の分野を中心に注目されてきたが，近年，医療薬学フォーラムや医療薬学会といった臨床薬学領域の学会でシンポジウムが開催されるなど，実地臨床においても活用され始めている非常に話題性に富んだトピックである．しかし，現在，実臨床で汎用されている薬物治療モニタリング(therapeutic drug monitoring：TDM)とクリニカルファーマコメトリクスの違いについての理解は深まっていない．そこで次節では，TDMとクリニカルファーマコメトリクスの違いについて概説する．

4 TDMとクリニカルファーマコメトリクスの違い

到達目標

1. 特定薬剤治療管理料の対象薬剤ではないが，薬物濃度と治療効果もしくは副作用と関係のある薬剤は多数存在するが，医療機関で特定薬剤治療管理料の対象となる薬剤は限られていることを再認識する．
2. TDMではあくまでも目の前の個別症例に対する投与設計を目的とするが，クリニカルファーマコメトリクスでは何らかの集団に対する至適用法用量を探索することに長けていることを説明できる．

TDMは1980年代よりわが国で普及した．1980年に躁うつ病治療薬である炭酸リチウム，1981年に抗てんかん薬とジギタリス製剤について，薬物血中濃度をモニタリングし治療に役立てること，すなわちTDMが診療報酬で保険点数化され『特定薬剤治療管理料』と名づけられた．本管理料は，投与薬剤の血中濃度を測定し，その結果に基づき当該薬剤の投与量を精密に管理した場合に算定することができる．上記のほかに，テオフィリン製剤，抗不整脈薬，抗てんかん薬，アミノグリコシド系抗菌薬，グリコペプチド系抗菌薬，トリアゾール系抗菌薬，免疫抑制薬，サリチル酸系製剤，メトトレキサート，ハロペリドールおよびブロムペリドール製剤，イマチニブおよびエベロリムスが対象薬剤であり，TDMのさらなる拡大が進んでいる．本管理料の算定には，「薬剤の血中濃度，治療計画の要点を診療録に記載する」ことに注意する（**表1-3**）[32]．なお，特定薬剤治療管理料の対象薬剤ではないが，薬物濃度と治療効果または副作用と関係のある薬剤は多数存在するが，医療機関で特定薬剤治療管理料の対象となる薬剤は限られているのが現状である．ここで，TDMの実施が有用であると想定される薬剤の特徴を**表1-4**にまとめた[33]．

TDMではあくまでも目の前の個別症例に対する投与設計を目的とする．そのため，各論記述となりがちであり，特定集団の薬物治療最適化への一般化が難しい．TDMは特定集団の薬物動態を鑑みながら，患者個別の薬物血中濃度の変動だけを予測するものである．一方，クリニカルファーマコメトリクスでは何らかの集団に

表1-3 特定薬剤治療管理料で算定可能な薬剤の抜粋(平成28年度診療報酬改定，2019年5月現在)

- 特定薬剤治療管理料は，下記のものに対して投与薬剤の血中濃度を測定し，その結果に基づき当該薬剤の投与量を精密に管理した場合，月1回に限り算定する
- 同一の患者につき特定薬剤治療管理料を算定すべき測定及び計画的な治療管理を月2回以上行った場合においては，特定薬剤治療管理料は1回とし，第1回の測定及び計画的な治療管理を行ったときに算定する
- 本管理料には，薬剤の血中濃度測定，当該血中濃度測定に係る採血及び測定結果に基づく投与量の管理に係る費用が含まれるものであり，1月のうちに2回以上血中濃度を測定した場合であっても，それに係る費用は別に算定できない．ただし，別の疾患に対して別の薬剤を投与した場合(例 てんかんに対する抗てんかん剤と気管支喘息に対するテオフィリン製剤の両方を投与する場合)及び同一疾患について同一の区分に該当しない薬剤を投与した場合(例 発作性上室性頻脈に対してジギタリス製剤及び不整脈用剤を投与した場合)はそれぞれ算定できる
- 薬剤の血中濃度，治療計画の要点を診療録に記載する

<table>
<tr><th>対象薬剤</th><th>対象疾患</th><th>初回月*1</th><th>2～3ヵ月</th><th>4ヵ月以降</th></tr>
<tr><td rowspan="2">ジギタリス製剤</td><td>心疾患</td><td>470点
+
280点</td><td>470点</td><td>235点</td></tr>
<tr><td>重症うっ血性心不全
(急速飽和*3を行った場合)</td><td colspan="3">740点
(急速飽和完了日，1回に限る)</td></tr>
<tr><td>テオフィリン製剤</td><td>気管支喘息，喘息性(様)気管支炎，慢性気管支炎，肺気腫，未熟児無呼吸発作</td><td>470点
+
280点</td><td>470点</td><td>235点</td></tr>
<tr><td>不整脈用剤</td><td>不整脈
[継続的に投与]</td><td>470点
+
280点</td><td>470点</td><td>235点</td></tr>
<tr><td rowspan="4">抗てんかん剤</td><td>てんかん*4</td><td>470点
+
280点</td><td colspan="2">470点</td></tr>
<tr><td>てんかん重積状態
(全身性けいれん発作重積状態)</td><td colspan="3">740点
(重積状態の消失日，1回に限る)</td></tr>
<tr><td>躁うつ病又は躁病</td><td rowspan="2">470点
+
280点</td><td colspan="2">470点</td></tr>
<tr><td>片頭痛</td><td>470点</td><td>235点</td></tr>
<tr><td>アミノ配糖体抗生物質</td><td rowspan="2">(入院患者に数日間以上投与)</td><td rowspan="3">470点
+
280点</td><td rowspan="3">470点</td><td rowspan="3">235点</td></tr>
<tr><td>グリコペプチド系抗生物質</td></tr>
<tr><td>トリアゾール系抗真菌剤等</td><td>重症又は難治性真菌感染症又は造血幹細胞移植(造血幹細胞移植の患者については予防を目的とするものに限る)
(入院患者に数日間以上投与)</td></tr>
</table>

(次頁へ続く)

表1-3 特定薬剤治療管理料で算定可能な薬剤の抜粋(平成28年度診療報酬改定，2019年5月現在)（つづき）

<table>
<tr><th>対象薬剤</th><th>対象疾患</th><th>初回月*1</th><th>2～3ヵ月</th><th>4ヵ月以降</th></tr>
<tr><td rowspan="3">免疫抑制剤</td><td>臓器移植後
(拒否反応の抑制)</td><td colspan="2">470点
+
2,740点*2</td><td>470点</td></tr>
<tr><td>ベーチェット病(活動性・難治性眼症状を有するもの)，その他の非感染性ぶどう膜炎(既存治療で効果不十分で，視力低下のおそれのある活動性の中間部又は後部の非感染性ぶどう膜炎に限る)，重症の再生不良性貧血，赤芽球癆，尋常性乾癬，膿疱性乾癬，乾癬性紅皮症，関節症性乾癬，全身型重症筋無力症，アトピー性皮膚炎(既存の治療で十分な効果が得られない患者に限る)，ネフローゼ症候群</td><td rowspan="2">470点
+
280点</td><td colspan="2" rowspan="2">470点</td></tr>
<tr><td>全身型重症筋無力症，関節リウマチ，ループス腎炎，潰瘍性大腸炎，間質性肺炎(多発性筋炎又は皮膚筋炎に合併するものに限る)</td></tr>
<tr><td>サリチル酸系製剤</td><td>若年性関節リウマチリウマチ熱
慢性関節リウマチ
[継続的に投与]</td><td>470点
+
280点</td><td>470点</td><td>235点</td></tr>
<tr><td>メトトレキサート</td><td>悪性腫瘍</td><td>470点
+
280点</td><td>470点</td><td>235点</td></tr>
<tr><td>ハロペリドール製剤
ブロムペリドール製剤</td><td>統合失調症</td><td>470点
+
280点</td><td>470点</td><td>235点</td></tr>
<tr><td>リチウム製剤</td><td>躁うつ病</td><td>470点
+
280点</td><td>470点</td><td>235点</td></tr>
<tr><td>イマチニブ</td><td></td><td>470点
+
280点</td><td>470点</td><td>235点</td></tr>
<tr><td>エベロリムス</td><td>結節性硬化症に伴う上衣下巨細胞性星細胞腫</td><td>470点
+
280点</td><td>470点</td><td>235点</td></tr>
</table>

＊1 免疫抑制剤を投与している臓器移植後の患者以外に対して，特定薬剤治療管理に係る薬剤の投与を行った場合は，1回目の特定薬剤治療管理料を算定すべき月に限り，所定点数に280点を加算する．なお，初回月加算は，投与中の薬剤の安定した血中至適濃度を得るため頻回の測定が行われる初回月に限り，280点を加算できるものであり，薬剤を変更した場合においては算定できない

＊2 臓器移植後の患者に対して，免疫抑制剤の投与を行った場合は，臓器移植を行った日の属する月を含め3月に限り，所定点数に2,740点を加算し，初回月加算は算定しない

＊3 急速飽和とは，重傷うっ血性心不全の患者に対して2日間程度のうちに数回にわたりジギタリス製剤を投与し，治療効果が得られる濃度にまで到達させることをいう

＊4 てんかんの患者であって，2種類以上の抗てんかん剤を投与している者について，同一暦月に血中の複数の抗てんかん剤の濃度を測定し，その測定結果 に基づいて個々の投与量を精密に管理した場合には，当該月においては，2回に限り所定点数を算定できる

(文献32より転載)

表1-4 TDMの臨床的な意義

1. 治療上有効な薬物血中濃度の範囲が狭く，中毒域が近接している際の薬物血中濃度を確認する
2. 個体間・個体内変動が大きい薬剤の薬物血中濃度を確認する
3. 薬物相互作用(代謝阻害，遺伝子多型)により治療効果・副反応が疑われる際に薬物血中濃度の変動を確認する
4. 投与量と薬物血中濃度が直線性を示さない薬剤の薬物血中濃度を確認する
5. 腎機能および肝機能障害など，薬物血中濃度の上昇が疑われる場合に薬物血中濃度を確認する
6. 服薬コンプライアンスを疑う際に薬物血中濃度を確認する
7. 過剰投与を疑う際に薬物血中濃度を確認する

(文献33より転載)

対する至適用法・用量探索を目指す．ただし，「集団」といっても「日本人患者集団全体」といった漠然としたものではなく，何らかの患者背景，予後因子などによって科学的に細分化した個々の部分集団それぞれにおける投与設計を目標とする(図1-6)．ここで，遺伝的要因を考慮することが可能であれば，個別症例の投与設計にもつながりうる．近年，医療現場でもインターネット環境が整備され，治療に必要な海外の知見や論文などの情報を即座に収集可能となっている．時には，特定薬剤治療管理料の対象ではない薬物の血中濃度測定を，医師から要望されることもある．しかし，現代の臨床薬剤師業務は多岐にわたること，人員や設備などの問題により，薬物濃度を測定することが可能な医療機関は少ない．TDMが行う薬物血中濃度推移だけの予測ではなく，クリニカルファーマコメトリクスでは，患者の有効性や副作用の発現を予測することが可能となる[34]．

一般的に，TDMでは患者から血液を採取し，測定した薬物濃度を基に投与設計を行うものである．TDMを実施する上では，「実測の薬物血中濃度」および「当該薬剤に特化したTDM解析ソフト」の両者が必要不可欠と考えられているが，決してそうではない．薬物血中濃度は，汎用計算ソフトExcel®に母集団薬物動態パラメータを入力し，簡単な数式および関数式を組み込むことで，「ある時点」の薬物血中濃度を予測することが可能である．しかし，このレベルまでの大学教育および臨床教育も現状では不十分であると考えている．現今，日本の薬物動態研究(*in vivo*)は国際的にも最先端に位置づけされており，優秀な人材も多く輩出している．その一方で，PK/PDの推進のために必要な薬物動態データ解析，特に母集団薬物動態アプローチによる臨床データ解析における大学教育プログラムは残念ながら脆弱である．こ

ファーマコメトリクス
・薬物，疾患，試験などの情報を定量化し，効率的な医薬品開発および規制上の決定を支援する新しい科学である．
・数理モデルを用いた薬剤の適正な投与量・投与方法の設定をすること

クリニカルファーマコメトリクス
・クリニカルファーマコメトリクスでは特定集団に対する至適用法用量探索を目指す．
・患者の臨床データ（ベッドサイド）を数理統計学的手法などで定量的に解析・評価・予測し，これに基づく**患者治療**の最適化と副作用マネジメントに貢献すること

TDM
・目の前の個別症例に対する投与設計を目的とするため，各論記述となりがちであり，特定集団の薬物治療最適化への一般化が難しい．
・TDMは特定集団の薬物動態を鑑みながら，患者個別の薬物血中濃度の変動だけを予測するものである．

図1-6 クリニカルファーマコメトリクスとTDMの位置づけ

のため，製薬会社の臨床薬理部門および病院・保険薬局のTDM部門では，入社後に初歩的な基礎の知識から教育している例も少なくない[35]．さらにこれらに関する教本もあまりない．この分野は一見したところの専門性から職人芸的な要素が強いといわれているが，実際には，臨床医学・薬学，そして生物学の知識，病態や疾患に対する幅広い視野と高度な専門知識の深奥が求められており，職人芸どころか，患者治療に直結する「薬剤師にしかできない役割」を担っている．

TDMを用いた薬物治療では，基礎疾患を含めた患者背景，疾患部位，状態および進行度の状況を総合的に判断し，最適な薬物および用法・用量を選択することが重要であり，決して，薬物血中濃度を測定することのみで終わらせてはならない．すなわち，薬物血中濃度を測定すること自体がTDMのエンドポイントではなく，そこから洞察される患者の薬剤反応性を治療計画に役立てることが必要である．クリニカルファーマコメトリクスを応用すれば，薬物血中濃度の測定が困難な状況でも個別の投与設計は可能である．ただし，その際には薬物動態および病態・疾病の両方の知識を存分かつ有効に活用する必要があり，そのときに初めて臨床的に有用な結論を導出できる．しかし，TDMが広く普及した今日でさえ，人的資源の関係からルーチン業務として薬物血中濃度の測定が困難な施設も多い．特に，中小病院では大病院以上に人的資源に限りがあるため，TDMの実施率は低く，その実践は容易なことではない．また，薬物血中濃度測定が外部委託であるために，TDMを

実施することが困難な施設も多いと考える．しかし，何度もくり返すが，薬物血中濃度を測定することがTDMの役割ではない．特定薬剤治療管理料算定の対象薬剤のみがTDMの対象ではなく，従来からのTDM業務の対象範囲と処理内容を拡張および発展させ，薬物治療を個別最適化してアウトカムを最大化するアプローチが必要となる．すなわち，今後は，すべての薬剤がTDMの対象となるという心構えで薬剤師業務に臨んでいただきたいと筆者は考えている．

5 クリニカルファーマコメトリクスとModeling & Simulation

到達目標

1. Modeling (モデリング)とは，医薬品の開発品および競合品の臨床試験成績を模倣するための数式を最新の科学的知見に基づいて構築することであることを理解する.
2. Simulation (シミュレーション)とは，構築したモデルを用いてさまざまな仮定における臨床試験・成績を予測し，最適な医薬品開発シナリオを検討することであることを理解する.

Modeling & Simulationのmodeling (モデリング)とは,「医薬品の開発品および競合品の臨床試験・成績を模倣するための数式を最新科学的知見に基づいて構築すること」であり，simulation (シミュレーション)とは,「構築したモデルを用いてさまざまな仮定における臨床試験・成績を予測し，最適な医薬品開発シナリオを検討すること」である[23]. 近年，医薬品開発過程において，ファーマコキネティクスおよびファーマコダイナミクスの関係性を用いたPK/PDモデルのみならず，薬剤の治療効果を有効または無効，治療転帰の生存または死亡，あるいは副作用発現の有無といったエンドポイントとの関係でモデルを構築し，それを数学的に解析するアプローチが重視されている．また，臨床開発の各段階において，定量的モデルに基づく解析を行い，その結果を用いてモンテカルロシミュレーション(Modeling & Simulation)することが既知の事実となっている.

ところで，このような検討は，従来のPK/PD解析のように薬物動態研究者あるいは臨床薬理研究者のみですべての行程を実施することは困難であり，臨床統計家，さらには医師も加わって，初めて意義ある結果を導くことが可能となる．その上で，客観かつ総合的な視点からモデルを構築し，それに基づき新規の医薬品開発を進めていく必要がある．そのため，ファーマコメトリクスは，薬物動態および薬物反応性(治療効果，バイオマーカー)を定量的に取り扱う学術領域であるが，Modeling & Simulationを通して，医薬品開発の分野で効率化が図られている[36]. さらに，この考え方に基づく医薬品開発の方法論として，「model-based drug development (MBDD)」という新たな概念が用いられるが本稿では割愛するため，興味がある読者は専門書を精読いただきたい[37, 38]．

Modeling & Simulationには，実データに対するモデリング，および構築したモデルを用いたシミュレーションの2種類の検討が必要である（図1-7）．モデル構築の目的は，以下のように2つ存在する[21]．

①データの性質を理解する（共変量探索を行うことでデータの変動に影響を与える患者背景因子を探ることもここに含まれる．これは5章以降に詳述する．
②シミュレーションに用いるためのモデルを得る（この場合はモデルの予測性が特に重要な指標となる）．

通常，薬物動態解析用のデータを対象とする場合，コンパートメントモデル解析から始めることが多い．Modeling & Simulationの本論は，①のモデルを用いて未知の患者のデータを予測することに重きが置かれていることが多い．しかも，データの平均値を予測するだけでなく，その変動（ばらつき）も考慮して予測するところに意義がある．モデル化の際には複数患者のデータを対象に個体間変動および個体内変動を分離して解析する母集団解析が用いられるのが通常である．その一方で，

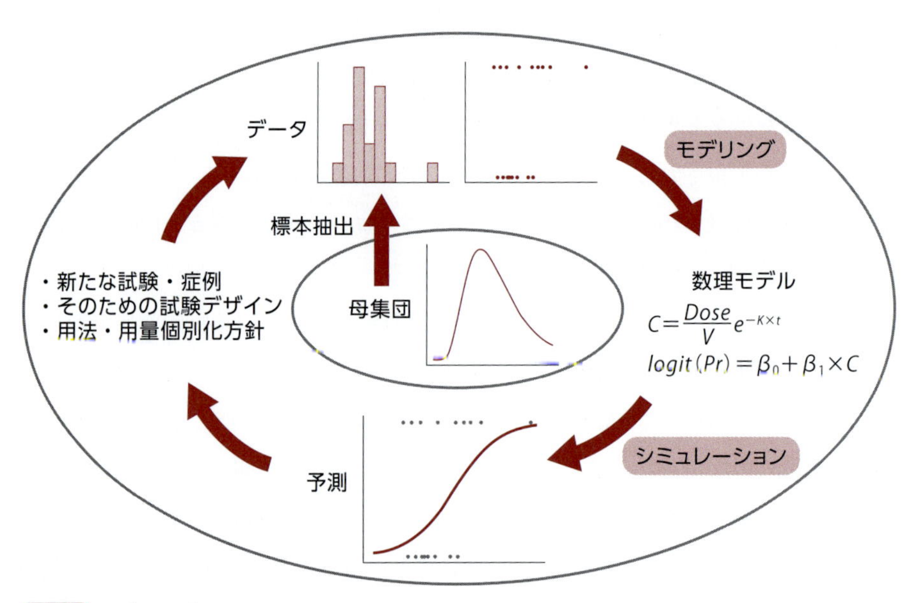

図1-7 モデリング・シミュレーション

E-Rモデル解析が行われることも多い(4章で詳述する)．この場合，例えば，有効・無効，あるいは有害事象の発現に関する二値データ(副作用あり・なしなど)と薬物の曝露量に関する指標[最高薬物血中濃度，最低薬物血中濃度，平均血中濃度，薬物濃度-時間曲線下面積(AUC)など]との関係をロジスティックモデルによって検討する．近年では抗がん薬の開発時を中心に，生存時間解析(time to event analysis)がModeling & Simulationに組み込まれることも多くなってきた．生存時間解析とは，「ある時点から何らかのイベントが発生する時点までの時間」を対象とした解析であり，解析手法として，カプラン・マイヤー法(Kaplan-Meier method)によって図化し，ログランク検定(log-rank test)およびコックス回帰モデル(Cox hazard model)，またはパラメトリック生存時間解析(parametric survival model analysis)が用いられる．このように，モデルを用いて次相の臨床試験における最適な用法・用量を有効性，安全性の両面から検討し，医薬品開発における各段階の試験成功確率を向上させるため，患者の選択基準，例数および試験期間などを最適化する．

ところで，「シミュレーション」という名のもとに実施される計算としては，大きく分けて以下の2種類が存在する[21]．

①確率的変動を考慮しない決定論的(deterministic)シミュレーション

例えば，単回投与後のデータに対してコンパートメントモデルが得られている場合に，反復投与時の薬物血中濃度推移をシミュレーションする．

②確率的変動を考慮した(stochastic)シミュレーション

確率的変動を考慮するシミュレーションでは，ばらつきを考慮する．例えば，PKパラメータの個体間・個体内変動値からPKパラメータの疑似乱数値を数百から数千回発生させ，目標薬物濃度への到達確率をシミュレーションする．

わが国におけるModeling & Simulationの専門書では，①の確率的変動を考慮しないシミュレーションの検討を主に紹介している場合もみられる．その反面，Modeling & Simulationの価値が真に発揮されるのは，患者の個人差のばらつきなどを考慮した②の確率的変動を考慮したシミュレーションである．Modeling & Simulationの実施により，新薬の早期開発段階での中止決定，サロゲートマーカーを指標とした医薬品開発の患者リスクの軽減，追加の臨床試験を不要することによる医薬品開発費のコスト抑制および承認までの期間短縮が達成されることが期待される[23]．

6 クリニカルファーマコメトリクスの役割と今後

到達目標

1. クリニカルファーマコメトリクスとは，コンパートメントモデルと微分方程式を利用し，薬物が投与された患者の“ある時点”における薬物濃度および体内の生理活性物質の動態をそれぞれ評価することであることを説明できる．
2. 実測の薬物血中濃度が得られない状況でもクリニカルファーマコメトリクスの技法を使用することで投与設計が可能となること説明できる．

前述の**表1-1** (p.7)に例示するとおり，「クリニカルファーマコメトリクス」に関する定義を示している科学者はまだ少ない．Holford NHは，“Clinical pharmacometrics covers the use of pharmacometrics in clinical pharmacology with a particular emphasis on applications to therapeutic use of drugs in humans”[9]．猪川は，「クリニカルファーマコメトリクスとは，医療現場において薬剤師などが主導となり，臨床データを数理統計学的手法などで定量的に解析・評価・予測し，これに基づく個別化治療上の意思決定とりわけ投与法最適化と副作用マネジメントに貢献することである」．筆者は，「クリニカルファーマコメトリクスとは，コンパートメントモデルと微分方程式を利用し，薬物が投与された患者の“ある時点”における薬物濃度および体内の生理活性物質の動態をそれぞれ評価することである」．と，三者三様の考えがある．しかし，クリニカルファーマコメトリクスとは，一貫して，実臨床における患者治療に貢献できる学術領域であることは言うまでもない．筆者らが考えるクリニカルファーマコメトリクスを理解するイメージを**図1-8**に示す．従来から行われてきたTDM業務の対象範囲と処理内容を拡張・発展させ，薬物治療を個別最適化してアウトカムを最大化するアプローチと言える[36]．しかし，実際にクリニカルファーマコメトリクスを進めていく上での課題として，以下のスキルが必要となる[21]．

評価・指標となる値	特定薬剤治療管理料金算定が認められている薬剤	その他の薬剤
薬物血中濃度	実測・予測が可能	予測が可能
治療効果・副作用の指標（血液・生化学検査値，バイオマーカー，臨床反応）	予測が可能	予測が可能

モデリング＆シミュレーション (Modeling & Simulation)

狭義のTDM
クリニカルファーマコメトリクス

図1-8 クリニカルファーマコメトリクスの理解

- 母集団薬物動態(popPK)解析，popPK/PD解析およびNONMEM®，Phoenix®などのPK解析ソフトに関するスキル
- 統計解析の知識および統計解析ソフトのプログラミングスキル
- 臨床薬理学，医薬品開発の知識もしくは経験のスキル
- 検討結果を施設や学会などの内外で効果的にプレゼンテーションするスキル

すなわち，クリニカルファーマコメトリクスに関する啓発活動と人材育成が挙げられる．1人のファーマコメトリクシャンまたは臨床家に，これらすべての条件を同時に要求することは不可能である．そこで，海外の一部で実施されている薬物治療に精通するclinical pharmacologist（クリニカルファーマコロジスト）を集めたclinical pharmacology（クリニカルファーマコロジー）部門のようなチームを編成することで，対応可能となるかもしれない．しかし，実際には，数理統計学の専門家は薬物治療の場に存在しないことの方が多い．むしろ存在しないだろう．このような状況を鑑みると，調剤業務を始め，計量計算の知識技能に優れ，定量的な観点から薬物治療を個別最適化できる職種は，薬剤師をおいてほかにない．処方する医師・歯科医師や病棟常駐する看護師によるクリニカルファーマコメトリクスの実践を排除するものではなく，多職種と効率的に連携しながら，薬剤師が主導的に，医療現場における定量的な解析・評価・予測に基づく薬物治療の個別最適化を実践していくべきである．その一方で，臨床からの母集団薬物動態解析に関する報告は，臨床薬学領域の学会，特にTDMおよび臨床薬理系の学会でも年々少しずつ増えて

きてはいる．しかし，残念ながらそのほとんどは試験デザイン(特にサンプリング時間)の事前考察が不十分な場合が多いことが危惧される．また，解析上および理論的な諸問題への知識も不足している例も時にみられる．それらの結果として，貴重な臨床データに基づく解析結果であるにもかかわらず，解析結果の精度が不十分となり，明確な結論が得られなくなることも少なくない．また，薬物濃度の定量限界未満あるいは患者背景の欠測などの異常データが含まれる場合，誤った解析方法を用いると，結果にバイアスが混入するおそれもある．今後はクリニカルファーマコメトリクスの意識を高め，かつ裾野を広げて底上げを図るために，実践的なスキルトレーニングが不可欠である．そこで，われわれ編者3名で企画する「クリニカルファーマコメトリクス・セラピューティクス研究会」では，医療現場での薬剤師業務・臨床研究を実践していく上で重要となる知識技術をやさしく深く理解・習得できる「薬物投与設計支援のためのExcel®・NONMEMハンズオンセミナー」を定期的に開催している．クリニカルファーマコメトリクスに関心をもって学ぼうとする薬剤師(病院，薬局，臨床系教員など)，製薬企業医薬品開発担当者，薬学部大学院生・学部生などの初学者を対象として，コンピュータツールを用いた実践的で実用的な解析演習を行っている．このハンズオンセミナーでは，薬物血中濃度や臨床反応のばらつき，病状進行などに関する情報から，高い有効率と低い副作用発現率を確保するための適正投与をModeling & Simulationにより，個別設計する能力を習得することを目的としている．クリニカルファーマコメトリクスを実践していくためには，一定程度の薬物動態学，薬理学，生理学，数理統計学などの理論知識に加え，コンピュータサイエンスの技術(スキル)が要求され，経験とセンスも必要となる．このため，体験型(ハンズオン)の学習トレーニングが不可欠であると考えている．会の概要を下記に記すので，ぜひ興味がある読者は問い合わせいただきたい．今後は，必要に応じて，産官などと連携しながら，データ収集の計画作成を含めて系統的な実践トレーニングができれば，効率的な薬剤師育成だけでなく，医療施設間でのクリニカルファーマコメトリクスの実践手順の共有化・標準化につながると期待される[39]．

主催：クリニカルファーマコメトリクス・セラピューティクス研究会
名称：薬物投与設計支援のためのExcel®・NONMEMハンズオンセミナー
対象：クリニカルファーマコメトリクスの知識および技能を学びたい薬剤師(病院，薬局，臨床系教員など)，製薬企業医薬品開発担当者，薬学部大学院生・学部生を対象とする
内容：母集団薬物動態学の理論をふまえ，Excel®およびNONMEMプログラムを用いた解析演習を行う
＊ホームページアドレス：http://www2.issjp.com/cpmxt/
■問い合わせ先：cpmxt@issjp.com

ここでファーマコメトリクスに関する興味深い情報を加筆する．2009年，林は検索エンジンGoogleにて，日本語で「ファーマコメトリクス」を検索したところ，わずか120件しか該当しなかった．また，英語で"pharmacometrics"を検索すると約11万件が該当したと報告している[40]．当時，わが国において，ファーマコメトリクスは十分に認知されていなかったことがうかがえる．そこで筆者は，ファーマコメトリクスおよびクリニカルファーマコメトリクスの認知度を同じ検索エンジンを利用して再調査した(2019年3月)．日本語で「ファーマコメトリクス」を検索すると約2万3,500件，「クリニカルファーマコメトリクス」は約758件であった．英語で"pharmacometrics"を検索すると約40万3,000件，"clinical pharmacometrics"約25万6,000件であった．すなわち，わが国において，ファーマコメトリクスの認知度はここ数年で急速に増加しているが，クリニカルファーマコメトリクスはほとんど認知されていない．加えて，わが国と海外では，ファーマコメトリクスおよびクリニカルファーマコメトリクスの認知度に大きな差があることが明らかとなった．

近年，コンピューター技術の発達およびPK/PD解析などの情報が集積され，薬物投与後の血中濃度の変化推移が予測可能となり，薬物血中濃度測定を通じてTDM業務が普及した．TDMは薬物投与計画や処方の改善，またコンプライアンスの徹底など，薬物治療の適正化に大きく貢献し，薬剤師の新しい日常業務として定着した．TDMが普及し始めた当初と比較すると，コンピューターの計算処理能力は格段に向上している．解析ソフトにデータを入力し計算キーを押すことで，コンピューターは計算結果を表示する．しかし，データが適正なのか，どのような数理統計的な処理がコンピューターで実施されているのかを理解しないまま臨床使用している例も散見される．患者の臨床データを数理統計学的手法などで定量的に解析・評価・予測し，これに基づく個別化治療上の投与法最適化と副作用マネジメントに貢献するは薬剤師の責務である．筆者は，医療従事者の中でも薬剤師は，特に「まじめ」な職種だと考えている．それゆえに薬物治療に対して100点の解答を導出しようとするあまり，「薬物血中濃度が測定されていないから，投与設計はできない」と思うことがある．しかし，患者も医師も「今」薬剤師の助けを必要としているのである．100点満点の解答でなくても，自らの環境と知識で実施できる最大限の投与設計を行うべきである．そのために，「実測の薬物血中濃度」が得られない状況でも投与設計が可能なクリニカルファーマコメトリクスを普及させていきたい．治療のために薬剤が投与された患者の薬物動態に関する情報を適切かつ効率的に収集し，個別化治療につながる患者個別の用法・用量を探索することは，医薬品開発および実臨床の治療においても，今後は重要性，必要性が高くなる[41,42]．わずか1点の薬物血中濃度測定値，または断片的な臨床検査値などのデータから最大限の情報を有効に引き出すため，クリニカルファーマコメトリクスの手法は極めて有効になると考えられる．

引用文献

1. Holford N, et al : Time for quantitative clinical pharmacology : a proposal for a pharmacometrics curriculum. Clin Pharmacol Ther, 82 : 103-105, 2007.
2. Laurence D, et al : Evaluation of Drug Activities : Pharmacometrics. Academic Press, 1964.
3. 野口照久：書評「Evaluation of Drug Activities : Pharmacometrics」. ファルマシア，1：458，1965.
4. 佐久間 昭：Pharmacometricsでの用語の背景. 臨床薬理，6：299-306，1975.
5. Beal S, et al : The NONMEM system. Am Stat, 34 : 118-119, 1980.
6. Holford N : Holford NHG and Sheiner LB "Understanding the dose-effect relationship-clinical application of pharmacokinetic-pharmacodynamic models", Clin Pharmacokin 6 : 429-453 (1981) -The Backstory. AAPS J, 13 : 662-664, 2011.
7. Benet LZ, et al : Pharmacometrics : a new journal section. J Pharmacokinet Biopharm, 10 : 349-350, 1982.
8. Aarons L, et al : Role of modelling and simulation in Phase I drug development. Eur J Pharm Sci, 13 : 115-122, 2001.
9. University of Auckland : Clinical Pharmacometrics. Available at : 〈http : //holford.fmhs.auckland.ac.nz/teaching/pharmacometrics/clinical〉
10. Ette EI, et al : Pharmacometrics : Impacting Drug Development and Pharmacotherapy. In : Ette EI, et al, eds, Pharmacometrics : The Science of Quantitative Pharmacology, p6, Wiley, 2007.
11. Barrett JS, et al : Pharmacometrics : a multidisciplinary field to facilitate critical thinking in drug development and translational research settings. J Clin Pharmacol, 48 : 632-649, 2008.
12. 中井清彦ほか：医薬品開発におけるモデリング＆シミュレーションの活用－実例を中心に－. 薬理と治療，36：277-284, 2008.
13. Food & Drug Administration : Pharmacometrics at FDA, 2009. Available at : 〈http : //www.fda.gov/AboutFDA/CentersOffices/OfficeofMedicalProductsandTobacco/CDER/ucm167032.htm〉
14. 日本薬学会将来展望委員会：薬学の展望とロードマップ，2010. Available at : 〈http : //www.pharm.or.jp/hotnews/foresightandroadmap20101214.pdf〉
15. 日本製薬工業協会医薬品評価委員会統計・DM部会：新医薬品開発戦略　新たなナレッジマネジメントの潮流（Model-Based Drug Development解説），2013. Available at : 〈http : //www.jpma.or.jp/information/evaluation/publishing_center/pdf/021.pdf〉
16. 猪川和朗：臨床ファーマコメトリクスを基盤とした薬物治療の最適化支援と副作用マネジメント. 日本医療薬学会年会講演要旨集（suppl.1）：10，2015.
17. 辻 泰弘：すべての薬剤で適切な投与設計を構築する時代がやってきている—日常業務に役立つクリニカルファーマコメトリクス・セミナー. 薬局，68：413-415，2017.
18. 谷川原祐介：医薬品開発の新しい潮流；ファーマコメトリクス. ファルマシア，54：387，2018.
19. 谷河賞彦：「ファーマコメトリクス」の今さら聞けない基本の話. ファルマシア，54：430-432，2018.
20. 矢野育子ほか：小児領域の医薬品開発におけるファーマコメトリクスの活用について. 臨床薬理，47：89-104, 2016.
21. 笠井英史：本邦におけるModeling & Simulationの展開. 臨床薬理，41：211-215，2010.
22. Gobburu JVS : Pharmacometrics 2020. J Clin Pharmacol, 50 : 151S-157S, 2010.

23. 中井清彦ほか：医薬品開発におけるモデリング＆シミュレーションの有効活用. 医学のあゆみ, 226：171-172, 2008.
24. Sheiner LB : Learning versus confirming in clinical drug development. Clin Pharmacol Ther, 61 : 275-291, 1997.
25. Workgroup EM, et al : Good Practices in Model-Informed Drug Discovery and Development : Practice, Application, and Documentation. CPT : pharmacometrics & systems pharmacology, 5 : 93-122, 2016.
26. 佐藤 均：ファーマコメトリクスの現状と展望. 薬剤学, 71：290-293, 2011.
27. 松本宜明：小児における医薬品開発―Pediatric Drug Development―. アプライド・セラピューティクス, 2：27-32, 2010.
28. Jamei M, et al : The simcyp population based simulator : architecture, implementation, and quality assurance. In Silico Pharmacol, 1 : 9, 2013.
29. 猪川和朗ほか：創薬と薬物治療マネジメントにおけるファーマコメトリクス～概論～. 医薬ジャーナル, 53：1231-1237, 2017.
30. 辻 泰弘ほか：クリニカルファーマコメトリクスを基盤としたMRSA感染症治療薬による副作用発現の予測. 医薬ジャーナル, 53：1289-1294, 2017.
31. Neely M, et al : individualized dosing : 21st century therapeutics and the clinical pharmacometrician. J Clin Pharmacol, 50 : 842-847, 2010.
32. 株式会社ファルコバイオシステムズ：特定薬剤治療管理料, Available at : 〈http : //www.falco.co.jp/rinsyo/contents/pdf/19300.pdf〉
33. 上野和行：基礎から学ぶ臨床薬物動態　TDM (Therapeutic Drug Monitoring). 臨床薬理, 41：170-175, 2010.
34. 辻 泰弘ほか：TDMはじめの一歩. 月刊薬事, 59：23-27, 2017.
35. 辻 泰弘：病態変化と薬物速度論解析を基盤とした新しい抗菌化学療法の開発. 薬事日報, 2014；11516：4.
36. 家入一郎：ファーマコメトリクスを活用した薬物療法適正化へのアプローチ. 日本病院薬剤師会雑誌, 52：1277-1281, 2016.
37. 今井康彦：Model-based Drug Development (MBDD)の現況と展望. レギュラトリーサイエンス学会誌, 6：101-108, 2016.
38. Kimko H, et al : Model-based clinical drug development in the past, present and future : a commentary. Br J Clin Pharmacol, 79 : 108-116, 2015.
39. 猪川和朗：臨床ファーマコメトリクスを基盤とした薬物治療の最適化支援と副作用マネジメント. 医療薬学, 42：305-316, 2016.
40. 林 直人：医薬品開発に利用するM&Sの有用性と海外における現状. 臨床薬理, 41：191-198, 2010.
41. 谷川原祐介ほか：生物薬剤学In：日本薬剤学会出版委員会編, 薬剤学実験法必携マニュアルⅡ, 南江堂, pp380-396, 2014.
42. Tanigawara Y, et al : Optimal dose finding of garenoxacin based on population pharmacokinetics/pharmacodynamics and Monte Carlo simulation. Eur J Clin Pharmacol, 68 : 39-53, 2012.

第 2 章

クリニカルファーマコメトリクスに必要な数学

1 イントロダクション

到達目標

1. クリニカルファーマコメトリクス解析を実施するにあたって，最低限の数学，および統計学の知識が必要な理由を理解する．
2. クリニカルファーマコメトリクス解析における，個体間変動および個体内変動の概念の重要性を理解する．

A 本章の目的

本章では，クリニカルファーマコメトリクスを実施していくにあたって必要最低限の数学的および統計的知識を解説する．

クリニカルファーマコメトリクスでは数理モデル（数式を用いたモデル）を用いて薬物の動き，さらに，その効果，副作用などを定量的に解析していく．したがって，数式の知識はどうしても必要になる．もちろん，その知識がなくとも，臨床現場において，出来合いのソフトウェアに数値を入力し，ソフトウェアを正しく操作すれば何らかの結果は返ってくる．その値を参考に，投与設計を試みることは可能であろう．もちろん，「数値のみに頼るのではない．その値を参考に，あくまでも医学，薬学的知識，経験に基づいて投与設計をするのである．したがって，数学は必須ではない．むしろ邪魔だ」，との意見もある意味では正しい．むしろ，「計算結果のみに頼って実施される機械的な投与設計」よりはよほど害がなく，価値は大きいであろう．しかし，新薬は次々と世の中に出てくる．当然，そういった薬，あるいは新しい治療法には「出来合いのソフトウェア，あるいは，モデル」は存在しない．医療従事者自身が，自らの必要性に応じてクリニカルファーマコメトリクス解析を実施し，その結果に基づいた投与設計を試みなければならないのだ．その場合であっても，実は，数学的，統計学的知識が不十分であっても何らかのモデルを構築することはできるし，それを学会発表，論文投稿することも可能だろう．だが，そこまでである．その結果が間違っていないことは誰が保証してくれるだろうか．予測の誤差がどれくらい大きい(あるいは，望ましくは，小さい)ことはどのように示せるだろうか．そのような保証もなく実施された「クリニカルファーマコメトリクス解析」結果に基づいて投与設計された薬物治療を受ける患者が気の毒である．

そこで，クリニカルファーマコメトリクス解析において，少なくとも

・間違ったことをしない
・他の研究者の成果を正しく理解する

ための最低限必要な数学的，統計学的知識，というものが存在する．新たな統計解析手法を開発したり，新しい数値計算方法を編み出したりするための(高度な)数学・統計ではなく，あくまでも，ユーザーとしての数学・統計である．ユーザーとして必要な知識とは，言うならば，「一般の患者が，自分が服用する薬についての効果，副作用に関する知識」である．製剤特性や薬理・毒性あるいは薬物動態の細かな情報は知らなくてもよい．しかし，自分が服用する薬が，何のための薬であるのか，また，どんな危険がありうるのか，は最低限知っておく必要がある．数学や統計学の知識もそれと同様だと考えていただきたい．そのコンセプトに基づき，本章ではユーザーとして必要な最低限の数学的・統計学知識を概説する．

したがって，本章の解説のみで必要な数学や統計をマスターできるようになることは想定していない．ここでいう「マスターする」とは，自ら新しい理論やモデルを構築したり，それに基づくコンピュータプログラムを開発するために必要なレベルに達することを意味している．本章に限らず，本書を通じての目的はそこではなく，既存の数学的，統計的成果およびそれに基づくファーマコメトリクス解析の成果を自らの研究および臨床現場に活かすことにある．つまり，応用に主眼を置いている．既存研究の結果，あるいは既存類薬の臨床実績を，自分が担当する薬剤のファーマコメトリクスに応用できるようになることを目指して本書は構成されている．

B 数学を知ることの意義

さて，クリニカルファーマコメトリクスの研究，業務を遂行しようとするにあたって直面する数学的，統計的困難とはどういうものがあるだろうか．

応用しようとして論文を読んでも難しい言葉が出てくる．時には数式も出てくる．数式を完全に理解していないと一切の研究が進まないというものでもないが，まっ

たく理解できないと一歩も進めない．それでも無理に進めようとすると，それこそ，上で指摘した「機械的」作業になってしまいかねない．

ファーマコメトリクスにおいては数学用語，統計用語が頻出するのも事実である．しかも，それらは残念ながら，現行の研究論文ではあまり丁寧に定義あるいは背景説明されることなしに用いられることが多い．実は(当然のことではあるが)，ファーマコメトリクス黎明期にはそれらは詳細に定義，導入された上で研究論文が書かれていた．しかし，ファーマコメトリクスがおおよそ一般化した今の時代にあってはそこまで丁寧に記載した研究論文を見かけることはまれになってきた．大抵の場合，(ほんのわずかの)説明とともに記載されるか，あるいは引用がなされるのみである．

もう一つ困るのは，人によって，ある言葉が異なった意味で用いられることである．代表的な例が「線形性」だ．ここでは詳細には述べないが，薬物動態の人が言う「線形性が認められた」と，数学者・統計学者が言う「線形性」とは意味が違うのである(したがって，現在では前者に関して「用量比例性が認められた」という表現が推奨される)．

さらに，決して固有名詞ではないのに，あたかも固有名詞であるかのように説明抜きで用いられる用語が存在する．例えば，学会発表の質疑で「このパラメータのイータのオメガは小さすぎるから，シータのみで十分なのではないですか」と指摘する人がいたとして，それはその質問者の説明不足とは言えない．もし意味がわからなかったとしたら，その用語を知らずにクリニカルファーマコメトリクスを使用したとしている「研究者」の方が悪い．それらを知らずにファーマコメトリクスの議論を行うのは不可能だ．逆に言うと，それを知っているだけで「この人は(最低限のことは)知っている」と認めてもらえることになる．仲間入り，である．

本章では，そのような注意すべき用語，あるいは知っていると得をする用語に関しても注意を払って解説する．

C 個体間変動と個体内変動

ここでは個体間変動と個体内変動の詳細な解説はしない．詳細は第5章を参照いただきたい．現段階であえて強調しておきたいことは，クリニカルファーマコメトリクスを実施していくにあたって，いやもっと広く医療に従事するにあたって，数学あるいは統計学から逃れることができない最大の理由は，「そこに個体間変動と個体内変動が存在するからである」ということだ．個体間変動，すなわち個人差があるからこそ，医療は，薬物治療は一筋縄ではいかないのである．ロケットは，ひとたび発射ボタンが押されれば計算どおりに進んでいくのに(もちろん，そうなるように非常にさまざまな要素を考慮した上で計算されている)，薬の効果は，同じように投与したとしても計算どおりにはいってくれない．計算どおりには進まないから，計算(数学，統計)を諦めて，経験に基づく医療を推進するか，それとも，現状の不足点を改良することにチャレンジするか．クリニカルファーマコメトリクスとはもちろん後者である．

そこで，クリニカルファーマコメトリクスはその基本戦略として，

・(平均的「患者」ではなく)個別の患者の理解，予測を目標とする．
・(定性的ではなく)定量的理解，予測を目標とする．

という二大理念を有している．個人差があるからこそ医療が難しいのであり，であるからこそクリニカルファーマコメトリクスはその問題に正面から向き合うのだ．

ノイズまみれにしか見えないようなデータから重要な情報を取り出す，それが統計学的データ解析の大きな役割であり，効果である．すなわち，データをシグナルとノイズに分解する．そのために，個体間変動と個体内変動という概念が重要となってくるわけであり，それらを定量的に取り扱うために数学的，統計学的手法が不可欠となってくるのだ．

2 数理統計

到達目標

1. クリニカルファーマコメトリクス解析において必要となる統計学の概念(正規分布，平均標準偏差，標準誤差)を理解する．
2. 回帰分析の基本的な概念(尤度，最小二乗法)を理解する．

A 指数関数と対数関数

まずは，本書の範囲で必要となる指数関数および対数関数の性質を解説する．

$e=2.718\cdots$という無理数で表される数学的定数を用いたべき関数

$$y=e^{x} \tag{1}$$

を指数関数という．これを，$y=exp(x)$とも書く．ここで，xに定数の係数kを乗じた

$$y=e^{kx} \tag{2}$$

の性質は次のとおりである．

- xは$-\infty\sim\infty$の間のあらゆる値をとってよい．
- yは必ず正になる($y>0$)．0にもならない．
- $x=0$のとき$y=1$になる．
- $k<0$のとき(図2-1a)．yはxの減少関数である．すなわち，xが大きくなると，yは小さくなる．また，$x<0$のとき，$y>1$であり，$x>0$のとき，$y<1$になる．さらに，$x\to-\infty$のとき，$y\to\infty$，一方，$x\to\infty$のとき，$y\to0$(ただし，$y>0$のままで)になる．これは，通常の薬物濃度推移のパターンに類似していることがわかるであろう
- $k>0$のとき(図2-1b)．yはxの増加関数である．すなわち，xが大きくなると，yも大きくなる．また，$x<0$のとき，$y<1$であり，$x>0$のとき，$y>1$

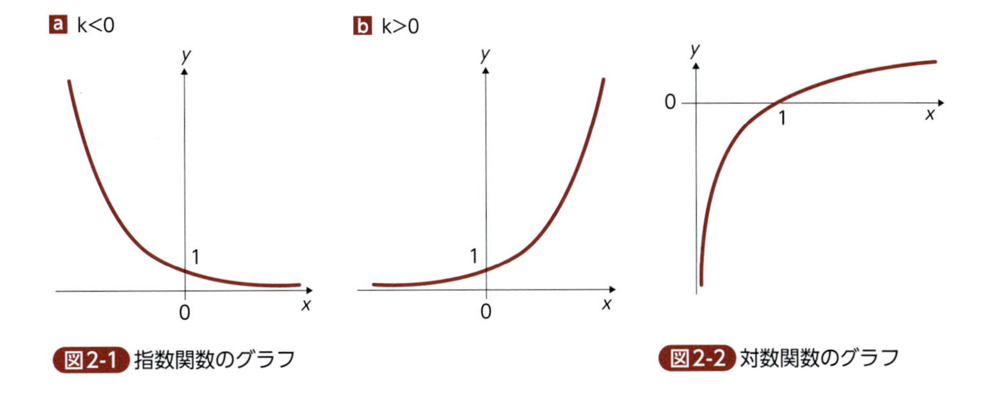

図2-1 指数関数のグラフ

図2-2 対数関数のグラフ

になる．さらに，$x \to -\infty$のとき，$y \to 0$，一方，$x \to \infty$のとき，$y \to \infty$になる．

さらに，指数関数同士の掛け算（割り算）は，べきの係数の足し算（引き算）になる．すなわち，

$$e^x \times e^y = e^{x+y} \tag{3}$$

$$e^x \div e^y = e^{x-y} \tag{4}$$

である．また，上記割り算の式で$x=0$とおくと簡単に導けることであるが，

$$1 \div e^y = e^{-y} = \frac{1}{e^y} \tag{4}$$

である．

次に，対数関数の性質を説明しよう．

$$y = log_e(x) \tag{5}$$

をxの自然対数という．$y = ln\ (x)$とも書く．このとき，$x = e^y$の関係がある（図2-2）．一方，

$$y = log_{10}(x) \tag{6}$$

をxの常用対数という．この場合，$x = 10^y$である．以下，単に$ln\ (x)$と書いたときはすべて自然対数（底はe）を表すものとする．

対数関数の性質は次のとおりである．上述の指数関数の性質と見比べてほしい．

同じものをx軸側から見るか，あるいはy軸側から見るかの違いにすぎないことがわかるだろう．

・xは必ず正である($x>0$)．$x=0$の場合，対数関数は計算できない．
・yは$-\infty$〜∞の間のあらゆる値をとりうる．
・$y=0$のとき$x=1$になる．
・yはxの増加関数である．すなわち，xが大きくなると，yも大きくなる．また，$0<x<1$のとき，$y<0$であり，$x>1$のとき，$y>0$になる．さらに，$x\to 0$のとき，$y\to -\infty$，一方，$x\to\infty$のとき，$y\to\infty$になる．

さらに，対数同士の足し算(引き算)は，元の値の掛け算(割り算)をしたものの対数になる．

$$log(x)+log(y)=log(x\times y) \tag{7}$$

$$log(x)-log(y)=log(x\div y) \tag{8}$$

さらに，その足し算の応用であるが，

$$\begin{aligned} log(x^n) &= log(x\times x\times \cdots\cdots \times x) \\ &= log(x)+log(x)+\cdots\cdots+log(x) \\ &= n\ log(x) \end{aligned} \tag{9}$$

が成り立つ．

なお，これらの関係式はすべて，指数関数の同等の関係式を「裏側」から見たものになっている．

B 正規分布，対数正規分布

上述のように，われわれが扱うデータは種々の原因でばらつく．しかし，幸いなことに，そのばらつき具合は完全にランダムというわけではなく，何らかの規則性をもってばらついていることが多い．その「規則性」を表すのに統計学が用いられる．正確には，数学的に定義された確率分布が用いられる．

最も利用されるのが，本項で述べる正規分布である．この正規分布の性質を理解しておけば，クリニカルファーマコメトリクスで必要な確率分布の90%以上を制覇できるといってよいであろう．

図2-3に示したのがその代表的な確率分布である正規分布のグラフである．正確には正規分布の確率密度を縦軸にとったグラフになっている．このグラフの形に注目していただきたい．

- $x=0$の値を中心に左右対称になっている．
- $x=0$の値をとる確率（密度）が最大である．
- xの値が大きくなる，あるいは小さくなるにつれて，そのときの確率（密度）が小さくなり，xの絶対値が3以上になると確率はほぼ0に近づいている．
- しかし（このグラフからはわかりにくいが），xの値が非常に大きくなる，あるいは非常に小さくなる確率は決して0ではない．すなわち，xの値自体は$-\infty$から∞の間をとりうる．

ことが特徴である．

ここで，$N(\mu, \sigma^2)$という記号を導入しよう．まず，Nは“normal distribution”の略である．正規分布は英語では“normal distribution”という．正規な分布というといかめしいが，normalな分布にすぎない．さてこの正規分布は図2-3のような形をもつわけであるが，この形はわずか2つの変数（パラメータ）をもつ数式で表すことができる．その式を示しておこう（なお，この式を覚える必要はない）．

$$y=\frac{1}{\sqrt{2\pi\sigma^2}}exp\left[-\frac{1}{2\sigma^2}(x-\mu)^2\right] \tag{10}$$

この式は，ある値がxのときの確率密度yを表している．πは円周率，expは指数

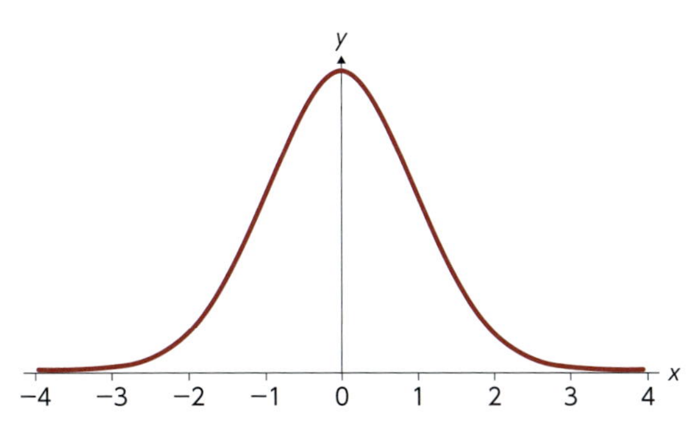

図2-3 標準正規分布の密度

関数である．この式にはそれ以外に2つの記号，μとσ (σ^2)がみられる．実はこのμが正規分布の平均に対応しているのだ．一方，σはこの正規分布の標準偏差になっている．その2乗であるσ^2は分散になる．そして，この正規分布(平均がμ，分散がσ^2)のことを$N(\mu, \sigma^2)$と表すわけだ．

少し計算をしてみるとわかるが，この式に$x=\mu$を代入したときのyの値は，それ以外の値をxに代入したときよりも大きくなっている，すなわち，$x=\mu$のときyは最大になる．また，$x=\mu+a$のときのyの値と，$x=\mu-a$のときのyの値，つまり，平均μの位置からaだけ大きい場合とaだけ小さい場合のyの値は等しくなる．

さて，実は図2-3の正規分布はある特殊な場合の式をグラフ化したものであった．すなわち，平均が0，標準偏差が1（したがって，分散も1)の正規分布$N(0, 1^2)$のグラフである．このような，平均0，分散1の正規分布$N(0, 1^2)$のことを標準正規分布(standard normal distribution)という．上述の一般の正規分布の式において$\mu=0$，$\sigma=1$を代入すると，標準正規分布の式は

$$y=\frac{1}{\sqrt{2\pi}}exp\left[-\frac{1}{2}x^2\right] \tag{11}$$

と非常に簡単になる．

さて，「正規分布を理解すればクリニカルファーマコメトリクスの90%は制覇できる」と前述したが，実は厳密には正しくない．薬物濃度の分布や，クリアランス，分布容積といった薬物動態パラメータは，一般には正規分布せず対数正規分布すると考えられている．本稿では示さないが，対数正規分布の式は正規分布の式を少し変形したものにすぎない．

なぜ，薬物濃度などは正規分布するとは言えないのだろうか．正規分布の特徴の一つとして，上に挙げたように「xの値自体は$-\infty$から∞の間をとりうる」ということがあった．薬物濃度も薬物動態パラメータもゼロより大きな正の値しかとらない．しかし正規分布では，特に標準偏差が大きい場合に，負の値をとってしまう確率が必ず存在してしまうのだ．

また，正規分布のもう一つの特徴として「平均の位置を中心にして左右対称」というものもあった．一般に，薬物動態パラメータは，おおよそは平均値付近に(正の値の範囲内で)左右対称に分布するかもしれないが，ある一定の割合で非常に大きな値をとる外れ値が存在する．すなわち，分布全体をみると左右対称ではなく，いわゆる「右に裾を引く」分布となっていることが多い．

図2-4に示したのが対数正規分布のグラフである．上に述べた特徴をうまく表現できていることがみてとれるであろう．すなわち，対数正規分布の特徴は

・正の値のみをとる．すなわち，0～∞の値をとる．
・分布のピークの位置よりも右(値の大きい方)の極端な値をとることがある(右に裾を引く)．

ことである．これに加えて，正規分布では，平均μ(図2-3の標準正規分布では$\mu=0$)の位置は分布のピークの位置に対応していたのに対して，実は，対数正規分布の平均の位置はピークよりも右になる，すなわち，ピークの位置よりも(算術)平均は大きな値をとる，という特徴を有する．このことは，対数正規分布するような薬物濃度や薬物動態パラメータの算術平均を計算すると，それは分布のピークの位置よりも大きな値となりがちであり，実際の分布の形状，つまり「見た目」を反映しなくなることにつながる．データの分布がこのような形状をしている場合には，単純な算術平均ではなく，幾何平均(対数変換した値の算術平均を求め，それを再度指数関数変換で元に戻す)を計算し，提示する方がよい．

最後に，もう一つ重要な概念を説明しておく．変動係数(coefficient of variation：CV)とは標準偏差を平均で割ったものである．つまり，平均値の大きさに対する標準偏差の相対的な大きさを表していることになる．通常，その値を100倍して%CVとして記載する．

$$\%CV=\frac{\sigma}{\mu}\times 100$$

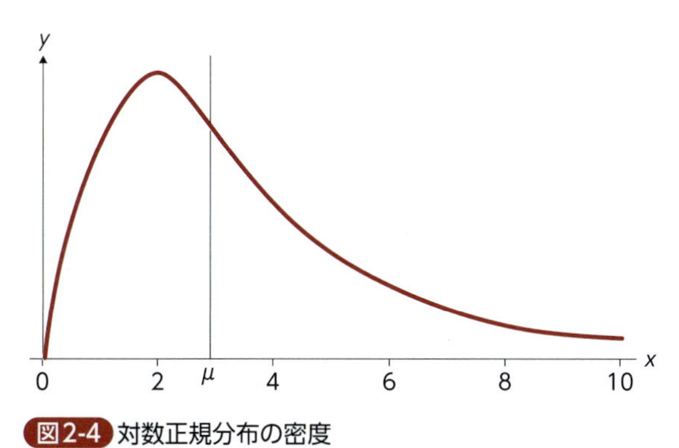

図2-4 対数正規分布の密度
対数正規分布では平均μはピークよりも右になる．

C 標準誤差

標準誤差という悩ましい概念がある．最近はあまり聞かれなくなったが，以前はこういう質問をよく耳にした．

「標準偏差と標準誤差はどのように使い分ければいいのでしょうか．」
「標準誤差の方が幅が狭くなるのでそちらを使いたいのですが，それでいいでしょうか．」

前者の回答は「その質問自体がありえない」，後者の回答は「どちらでもよい」である．以下，この点を説明しよう．

まずひとことで言ってしまうならば，標準偏差というのは母集団のばらつきを表す指標であり，一方，標準誤差とは(例えば)平均の推測値の確からしさの指標である．したがって，標準偏差と標準誤差とはまったく別々の概念なのだ．よって，どのように使い分けるか，という質問は「ありえない」．

さて，母集団のばらつきを表す指標，とはどういうことだろうか．先に述べた正規分布(図2-3)をみてもらいたい．正規分布は平均μと標準偏差σ(あるいは分散σ^2)で表された．つまり，ある特定の正規分布の特徴はその平均値と標準偏差で表すことができた．この標準偏差がその正規分布におけるばらつきの大きさの指標であった．標準偏差が大きければばらつきが大きい，逆に，標準偏差が小さければばらつきが小さく，多くのデータが平均値付近に集中する(図2-5)．一方，母集団の

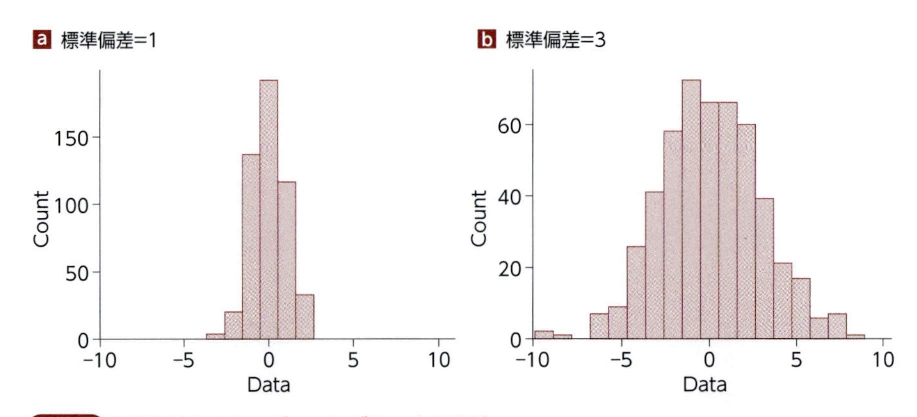

図2-5 標準偏差の大小とデータのばらつきの関係

分布として考えている正規分布そのものには標準誤差の概念は存在しない．正規分布を特徴づけるのは平均と標準偏差のみである．

では，標準誤差とは一体何者なのだろうか．標準偏差を例数 n の平方根で割ることによって得られる標準誤差は，標準偏差とどういう関係があるのか．

$$\text{標準誤差(SE)} = \frac{\sigma}{\sqrt{n}}$$

われわれは母集団全部のデータを対象に解析することはできない．母集団から例数 n の標本を取り出し(抽出し)，その標本データに基づいて，元の母集団の平均値およびばらつきの指標としての標準偏差を推測する．ただし，明らかなように，そのようにデータから算出した平均値や標準偏差の値が母集団分布での平均やばらつきの値を正確に反映しているわけではない．それらの数値には誤差が必ず伴っているからだ．データの測定誤差もその一因である．しかしそれ以上に，値を算出する際に用いた標本データが「たまたま得られた(母集団から抽出された)」サンプルに基づいているにすぎないことが大きい．計算で求めた平均値や標準偏差は，たまたま現有のデータに基づいた計算値にすぎないのであって，もし別の世界で同じことが実施されていたとしたらまず間違いなく異なる値が得られることであろう．図2-6をみてみよう．ある母集団から $n=20$ の標本を抽出し，その標本データから平均値と標準偏差を計算している．通常はこのような標本抽出(つまり，実験，試験)は1回しか行われない．1回目の標本データから得られた平均95.3，標準偏差8.5という数字を用いて母集団の特徴を推測するしかないのだ．もし仮に，同様の $n=20$ の標本抽出をさらに3回実施できたとしよう．標本データから計算する平均値，標準偏差の値が毎回異なっていることがわかるだろう．すなわち，標本データから計算される平均値や標準偏差は決して「真の，正しい値」ではあり得ず，必ずある程度の誤差を伴っている．

その誤差の大きさを表す指標が標準誤差なのだ．したがって，読者に混乱が生じるのを承知の上であえて述べると，「標準偏差にも標準誤差がある」．その計算公式も存在する(一方，標準誤差に標準偏差はない)．

平均値の標準誤差（standard error：SE，この値のことを特にstandard error of the mean：SEMとも言う）は，式の上では，たまたま，「(母集団からではなく標本から)標準偏差を計算する式」をさらに例数 n の平方根で割っている．これは，たまたま，式がそうなっているにすぎないのであって，数学的に本質的な関係はない．

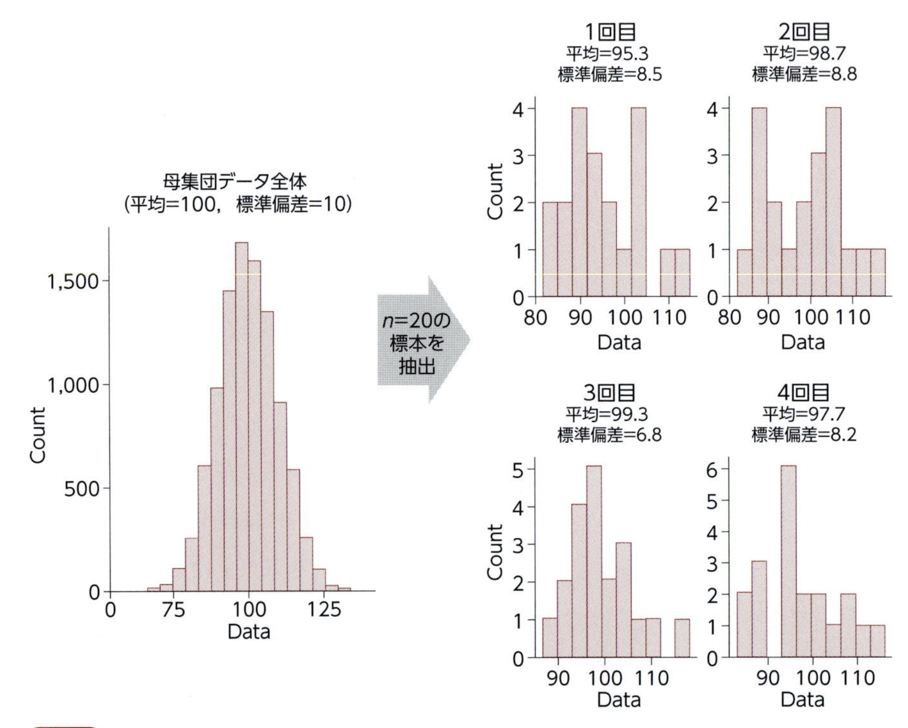

図2-6 母集団およびそこから得られる標本データ

つまり，標準偏差の式を$\sqrt{n}$で割ると標準誤差になる，というのは式の形の上だけでそうなっているにすぎず，数学的には無関係なのだ．もう一度くり返すと，標準偏差とはある分布におけるデータのばらつきの程度を表す数値であり，一方，標準誤差はデータから計算した値(平均値とか標準偏差とか)の誤差の大きさを表す数値である．両者はまったく別の概念であり，それぞれの値を使用する場面は異なる．よって，「どのように使い分けるべきか」という冒頭の質問はありえない．データのばらつき具合を示したいなら標準偏差を用いるべきであるし，データから計算した平均値あるいは標準偏差の誤差を示したいなら標準誤差を用いる以外の選択肢はない．「何を見せたいのか，何を議論したいのか」がわかっているならば，どちらを用いるかに悩む余地はないだろう．

なお，数理統計を少し勉強すると，なぜこのような式になっているのかが理解でき，その段階に至って初めて，標準偏差と標準誤差の「関係」が納得できるようになる．意欲のある読者は，数式を用いて解説されている数理統計の教科書を参照されたい．

最初の「疑問」の2番目に回答するならば，標準偏差と標準誤差に関して，表記されている値がどちらであるのか，また，その計算に用いた例数が何例であるか，が明記されているならば標準偏差と標準誤差は相互に換算可能な場合が多い．したがって，どちらを記載しても構わない．ただし，その数値が何を意味しているのかを理解した上で，どちらかを選択すべきであることは言うまでもない．

D 平均，標準偏差と例数との関係

ここで，標準偏差と標準誤差の意味をよりよく理解するために簡単な数値例を示そう．図2-7は，ある患者母集団から種々の例数($n=10$，$n=100$，$n=1{,}000$)で患者を抽出し，そのクリアランス(CL)を推定したときのヒストグラムである．ただし，縦軸は度数そのものではなく，度数を全例数($n=10$，100，1,000のそれぞれ)で割ったパーセント値を示している．このデータを用いて，それぞれでの平均と標準偏差を計算した結果が表2-1である．実は，この患者母集団においてCLは仮に正規分

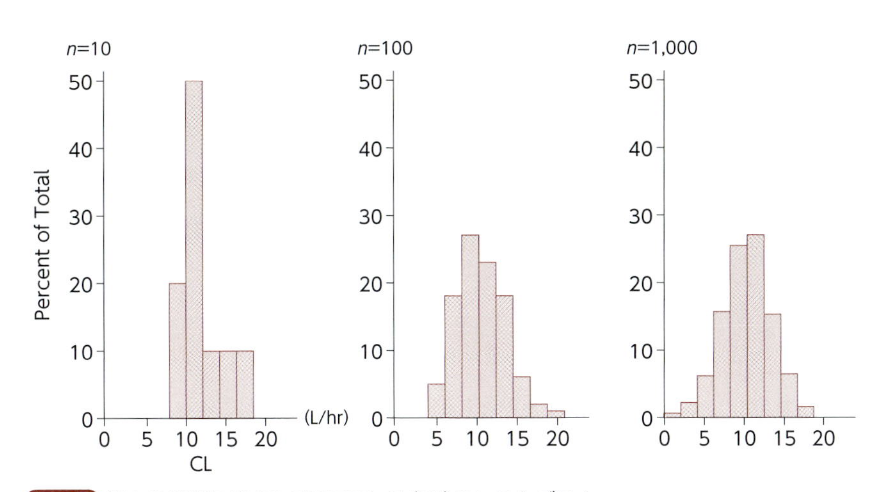

図2-7 種々の例数におけるクリアランス(CL)のヒストグラム

表2-1 各例数のデータから計算した平均(Mean)および標準偏差(SD)

n	10	100	1,000
Mean	11.9	10.3	9.9
SD	2.6	3.0	3.1

布し，その平均は10L/hr，標準偏差は3L/hrであると真値がわかっているものとする．表2-1の計算結果を見ると，どの例数であっても，真値に近い値が得られている．では，例数が変わると何が変わるのだろうか．例数を増やすとどういう得をするのだろうか．

このときの標準誤差(SEM)も合わせて記載したのが表2-2である．このように，例数が増えると標準誤差が小さくなる．例数が100倍になると標準誤差は$\sqrt{1/100}=1/10$に小さくなる．つまり，今回たまたま得られた$n=10$のデータで，CLの平均値は11.9と計算されていたわけであるが，そこには誤差が0.82あったということを意味している．次に同じ試験をくり返せば，9.8なり13.2なり，11.9とはかなり異なる値が得られることであろう．したがって，「真のCLの値」が今回のデータの平均値である11.9付近であろうという確信はあまりもてない．一方，$n=1,000$の場合は標準誤差が0.10と小さい．したがって，$n=1,000$の規模の試験をもう一回くり返したとすると，その際のCLの平均は9.8あるいは10.1付近になる確率が高いであろう．すなわち，CLの「真値」が9.9（付近）である，という推測にかなり確信をもてることになる．

実は，信頼区間(confidence interval：CI)についても上記と同様のことが言える．信頼水準$(1-\alpha)$のCIは，

> 仮想的に，同じ規模の試験を多数回(無限回)くり返して実施したとする．そして，それぞれで同様の手順でCIを計算する．そのようにして計算された多数個(無限個)のCIの組のうち，(未知の)真の値を含んでいる確率が“$1-\alpha$”になる．

という性質をもっている．

例示してみよう．図2-8は$n=10$，$n=100$の場合それぞれで，試験を100回ずつくり返し実施し，その上で，毎回90%CIを計算してみたものである．横軸は試験番号(シミュレーション番号)を表している．縦軸は推定した平均値の信頼区間であり，

表2-2 標準誤差(SEM)も合わせて記載

n	10	100	1,000
Mean	11.9	10.3	9.9
SEM	0.82	0.30	0.10
SD	2.6	3.0	3.1

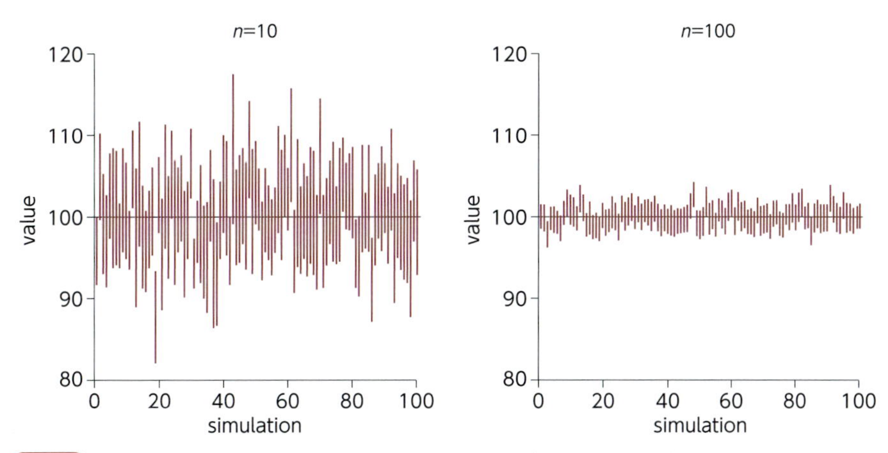

図2-8 n=10, n=100で試験を100回くり返し，それぞれ90%CIを計算

真の値(本来未知であるが)は100である．左の$n=10$の図を見ると，それぞれのCIはおおよそ95前後から105前後にわたって広がっており，多くのものが真の値である100を含んでいることがわかる．しかし，信頼上限が100未満であったり，信頼下限が100より大きかったり，と真の値を含んでいないCIも散見される．正確に数えると，真の値を含んでいるのは100個中87個であり，87%の確率で真の値を含むCIとなっている．

一方，右の図は$n=100$で同様の計算をくり返してみたものである．左の$n=10$の場合と比較し，CIの幅が狭いことが一見して明らかである．正確に言うと，nが10倍になるとこの幅は$\sqrt{1/10}$=約1/3に狭くなる．このことは，例数が大きくなると標準偏差が小さくなることに対応している．すなわち，標準誤差の大小とCIの幅は比例し，かつ，それらは例数の平方根に反比例するのである．

さて，ではこの$n=100$での「狭くなった」CIは真の値を正しく推測できているのであろうか．実はこの場合であっても，真の値100を含むCIは100個中92個(確率92%)と，$n=10$の場合と変わらないのである．つまり，例数が増えるとCIは狭くはなるが，その狭くなる代償として，真の値を含む確率は高くならないのだ．これが信頼水準$(1-\alpha)$の意味するところである．すなわち，信頼水準$(1-\alpha)$のCIは，例数の大小に応じて幅は変動するものの，真の値を含む確率は“$1-\alpha$”で変わらない．

E 尤度

2.2.Bでは正規分布の解説をした．すなわち，平均μ，分散σ^2の値がわかっている正規分布$N(\mu, \sigma^2)$に従う場合にはそのデータの分布は図2-3のようになる，という具合だ．しかし，実際のクリニカルファーマコメトリクスの現場において行われるのはその逆である．つまり，平均や標準偏差の値は不明であり，手元にあるのはただデータのみなのだ．われわれは，そのデータを用いて平均や標準偏差などのパラメータを推定しなければならない．

ここで，正規分布の式

$$y=\frac{1}{\sqrt{2\pi\sigma^2}}exp\left[-\frac{1}{2\sigma^2}(x-\mu)^2\right] \tag{10}$$

を思い出してみよう．前節ではこの式を，μとσがわかっている状態でxの関数としてグラフを描いた．それを逆にして，今度は，xがわかっている状態で，この式をμとσの関数と捉えてみることにする．

表2-3に示した$n=10$のデータで考える．これはある正規分布する母集団から抽出されたデータであると仮定する．また，説明を簡単にするために，$\sigma=2$であることがわかっているものとする．このそれぞれのデータが上の正規分布の式のxになる．例えば，$x=7.7$のときは

$$y=\frac{1}{\sqrt{2\pi\times 2^2}}exp\left[-\frac{1}{2\times 2^2}(7.7-\mu)^2\right] \tag{12}$$

である．

実はこの関数は，平均がμ（かつ，標準偏差が2）のときに，最初のデータが7.7になる確率（のようなもの）と考えることができる．すると，$n=10$のデータ全体が表2-3のようになる確率は，$n=10$のxそれぞれに対して上記の計算を行い，すべてを掛け合わせたもので表されることになる（$n=10$のデータはすべて独立であると考えているので，それぞれの確率をすべて掛け合わせたものが全体の確率になる）．それを式で表すとこうなる．

表2-3 データの例

7.7	11.6	7.6	9.1	10.8	9.5	10.2	9.1	9.1	6.9

$$\prod_{i=1}^{10} \frac{1}{\sqrt{2\pi \times 2^2}} exp\left[-\frac{1}{2\times 2^2}(x_i-\mu)^2\right] \tag{13}$$

ここで，iはデータの番号($i=1, 2, ..., 10$)，Πは，$i=1$ ～ 10 のすべての項を掛け合わせることを表す数学記号である．ここで，ΣおよびΠの数学記号の意味を復習しておこう．Σは和を表す記号である．つまり，

$$\sum_{i=1}^{n} a_i = a_1 + a_2 + \cdots + a_n$$

であり，例えば，$a_i = i^2$とするならば

$$\sum_{i=1}^{n} i^2 = 1^2 + 2^2 + \cdots + n^2$$

となる．一方，Πは積を表す記号であり，

$$\prod_{i=1}^{n} a_i = a_1 \times a_2 \times \cdots \times a_n$$

の意味である．

さて，上記の式は，実質的には正規分布の式と同等であるが，データxではなく，平均パラメータμの関数としてみている点が異なる．このように，確率分布の式を(データの関数ではなく)パラメータの関数としてみた式のことを尤度(likelihood)という．尤度は「ゆうど」と読み，「尤」は「もっともらしい」という意味である．この関数は，平均がμのときに$n=10$のデータが表2-3のようになる確率(のようなもの)を表していると述べた．そこで，さまざまなμの値を代入してこの「確率」を計算してみることにする．ただし，その際，数値を掛け合わせていく代わりに，上記の式の対数(自然対数．底はe)を考えることにする．対数で考えると，元の掛け算を足し算で計算できるようになるので便利だからだ．なお，尤度の対数をとったものを対数尤度(log likelihood)という．

$\mu=5.0$ ～ 15.0の値に対して対数尤度を計算し，それをプロットしたのが図2-9．である．$\mu=9$前後で対数尤度が最大値をとっていることがわかるであろう．すなわち，表2-3のようなデータが得られているものとして，データがそのようになる確率が最大になるのは，μが9前後のときである，と考察できる．このように，尤度の式(対数尤度の式で考えても同じ)の値が最大になるようなパラメータの値を探して計算する方法を最尤推定法(maximum likelihood method)と呼ぶ．「最も尤もらしいパラメータを探す」という意味である．このグラフの最大値をとる値を正確に求

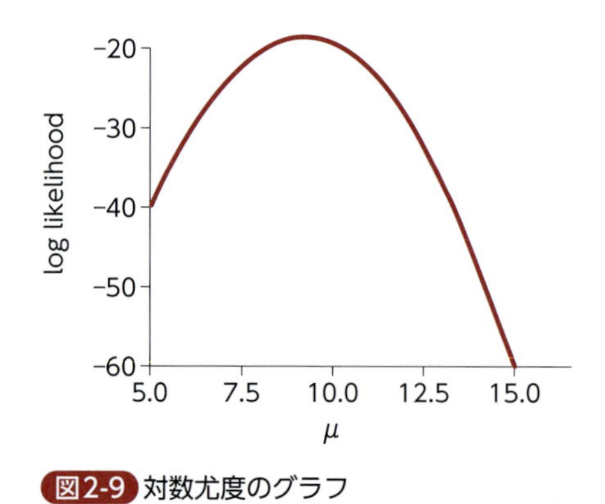

図2-9 対数尤度のグラフ

めると$\mu=9.2$付近である．また，表2-3のデータの算術平均は9.16であり，算術平均値と平均パラメータμの最尤推定値とは一致している．

上記の例では簡単のために標準偏差の値はわかっているものとしたため，求めたいパラメータはμのみであった．そのため，μの値と対数尤度の関係のグラフを簡単に描くことができた．しかし，一般には標準偏差の値も未知であるのでデータから推定する必要がある．その場合，2変数の関数の最大値を計算しなければならない．また，さらに一般には，パラメータがn個ある場合にはn変数の関数の最大値を求めることになる．この計算過程を図示することはほぼ不可能であるが，コンピュータソフトウェアを用いれば数値計算によって対数尤度が最大になるパラメータの値を計算できる．

クリニカルファーマコメトリクスで用いられるモデル構築においては，パラメータは通常，この最尤法によって推定される．

ポイントをまとめると，最尤法とは，現有のデータが得られてくるためにはパラメータの値はどのようなものがもっともらしいか，すなわち，パラメータ値がいくつであれば，そのデータが得られる確率が最大になるか，を計算するものである．この最尤法の原理はコンパートメントモデルなどのフィッティングに限らず，基本的な直線回帰のあてはめであっても同様に使用することができる．

ところで，直線のあてはめの場合に通常用いられる方法は「最小二乗法」であろう．実は，正規分布のデータの場合には，最尤法の計算と最小二乗法とはまったく同じことをしているのである．そのことを説明しよう．最尤法においては以下の式（の対数）

$$\prod_{i=1}^{10} \frac{1}{\sqrt{2\pi \times 2^2}} exp\left[-\frac{1}{2 \times 2^2}(x_i - \mu)^2\right] \tag{13}$$

が最大になるようなμの値を求めた．ここで，この式をよく眺めると，値を最大にするためには，指数関数(exp)の中の2乗の部分が最小になればいいことがわかるだろう(図2-1aの左の例を思い出そう)．つまり，$(x_i - \mu)^2$が最小になるようにμの値を求めればよいことがわかる．これは要するに，最小二乗法の式と完全に同等である．

なお，NONMEM®に代表されるクリニカルファーマコメトリクスのソフトウェアでは，最小二乗法ではなく，最尤法によってパラメータを推定している．ただし，より正確に言うと，NONMEM®の場合は，対数尤度の－2倍の値を計算し，その値が最小になるようなパラメータを計算している．対数尤度を最大にすることと，その－2倍の値を最小化することとは同等である．NONMEM®ではこの「－2倍の対数尤度」のことを目的関数(objective function)と呼んでおり，この目的関数値が最小になるように計算が行われている(さらに正確には，対数尤度の式から「定数部分」を無視した値をNONMEM®は計算している)．

F 尤度比検定

クリニカルファーマコメトリクスの検討過程においては，あるたった1つのモデルをあてはめただけで終わることはあり得ない．例えば，クリアランスの母集団平均値が，すべての患者で共通と仮定するモデル①と，クリアランスが患者の体重によって変動するモデル②とではどちらがよいかを検討する．

$$CL = \theta_{population} \quad ①$$

$$CL = \theta_1 \left(\frac{BodyWeight}{60}\right)^{\theta_2} \quad ②$$

あるいは，薬物動態モデルとして1-コンパートメントモデルを用いるか，あるいは，2-コンパートメントモデルにするか，というように，通常は，あるデータに対して複数のモデルを検討する．そのように，候補となるモデルが複数存在する中で，解析者は最適なモデルを選び出す必要がある．その選択方法には種々の考え方が存在するが，本節では統計的指標を用いてよりよいモデルを選択する方法を紹介する．

一つは統計学的検定によってよりよい方のモデルを選択する尤度比検定(likelihood ratio test：LRT)の方法，もう一つはモデルの予測性の観点から最適なモデルを選択する赤池の情報量規準(Akaike's Information Criterion : AIC)である．本節では尤度比検定を解説し，AICについては次項で述べる．

ここでは，クリアランスに対する併用薬の有無の影響を検討したいものとしよう．併用薬の有無をXで表し，$X=0$は併用なしを，$X=1$は併用ありを意味するものとする．このとき，$CL=\theta_1(1+X-\theta_2)$というモデルが考えられる．ここで$\theta_1$は併用なし($X=0$)の状態での$CL$の母集団平均である．そして，併用ありでは$X=1$であるから，$CL$は併用なし($\theta_1$)の場合の$1+\theta_2$倍になると考えていることになる．

さて，統計の検定の基本を思い出そう．例えば，2群の平均値(それぞれ，Y_1，Y_2とする)に有意な差があるかどうかをt検定で確認したいものとする．残念ながら，現在の通常の統計学では$Y_1 \neq Y_2$を直接証明することはできない．その代わり，ひとまず，$Y_1=Y_2$，つまり，両群の平均値が等しいと仮定してみて，その上で，両群の平均値が等しくなることが得られたデータと矛盾しないかどうかを確率的に計算するわけである．ここで仮に「等しい」とおいた$Y_1=Y_2$のことを帰無仮説といい，一方，本来証明したい方の$Y_1 \neq Y_2$を対立仮説という．帰無仮説とはその名のとおり，「無に帰したい」仮説，つまり，それが正しくないことを証明したい仮説である．統計学的検定においては，本来証明したいこと($Y_1 \neq Y_2$)の逆($Y_1=Y_2$)をいったん仮定し，その仮定を否定することによって本来証明したいことを言う，という回りくどい方法をとる．

クリアランスに対する併用薬の影響の検討に戻ろう．今の場合，併用によってクリアランスが有意に変化するかどうかが知りたいわけである．これは，θ_2の値が0かどうか，に相当する．すなわち，$\theta_2=0$の時，CLは併用の有無(Xが0か1か)にかかわらず，θ_1という一定値になる．一方，$\theta_2 \neq 0$の場合，併用の有無によってCLの値が変化する．つまり，証明すべきはθ_2が0かどうか，である．そこで，帰無仮説は$\theta_2=0$，対立仮説は$\theta_2 \neq 0$となる．帰無仮説のモデルの計算の際には$\theta_2=0$と固定してθ_1の値のみを推定する．それに対して対立仮説のモデルでは，値を固定することなしにθ_2(およびθ_1)を自由に推定する．このように，帰無仮説のモデルは，対立仮説のモデルのパラメータの一部をある値(上の例の場合$\theta_2=0$)に固定することによって得られることがわかるだろう．つまり，帰無仮説のモデルは対立仮説のモデルの特殊な場合であり，逆に，対立仮説のモデルは帰無仮説のモデルの一般化になっている．なお，これらのモデルをnestedな（入れ子の）関係にあると言う．

以上の2つのモデルを用いてパラメータ推定を行ったときに得られる目的関数値をそれぞれOBJ0（帰無仮説のモデルの結果），OBJ1（対立仮説のモデルの結果）とする．このとき，対立仮説の方がパラメータを1個多く用いて推定しているため，理論的にはそちらの方が帰無仮説のモデルより当てはまりはよいはずであり，したがって，目的関数値は必ず小さくなる．すなわち，λ=OBJ0−OBJ1とおくと$\lambda>0$になる．そして，このλは自由度fのχ^2分布に近似的に従うことが知られている．ここで自由度fは対立仮説モデルに対して帰無仮説モデルで値を固定したパラメータの数である．上の例では帰無仮説モデルで値を固定したのはθ_2の一つのみであるので，$f=1$となる．

$f=1$のときの有意水準$\alpha=0.05$での検定の棄却限界値λ_cは$\lambda_c=3.84$である．したがって，パラメータを1個，ある固定値に固定したときの目的関数の変化（減少）が3.84以上であれば，水準0.05で有意であると結論できることになる．種々の自由度f，有意水準αでの棄却限界値は統計学のテキストの数表から得ることができる．またExcel®の関数「CHIINV（α，f）」より算出することもできる．逆にP値は「CHIDIST（λ，f）」により求めることができる．

なお，1-コンパートメントモデルと2-コンパートメントモデルのいずれが適切か，などのコンパートメント数の選択問題も，一見，この尤度比検定の枠組みに入るようにみえる．

しかし，これらのモデルは厳密には尤度比検定が成立する数学的前提を満たしていない．実際，これらのモデルから計算されるλはχ^2分布に従っていないことを確認することができる．したがって，適切なコンパートメント数を統計学的に判断したいならば，次節で述べる赤池の情報量規準を用いるべきである．もっとも，コンパートメント数の検討は統計学的判断のみに頼るのではなく，解析の目的に応じて臨床的な判断も加味して行うべきであろう．

ところで，自由度の変化を伴わない，すなわち，パラメータの数が同じモデル同士の比較の場合はどうなるであろうか．例えば，CLが体重に正比例するかどうかを検討したいものとする．帰無仮説モデルは$CL=\theta$，対立仮説モデルは$CL=\theta\times$BodyWeightである．パラメータの数は同じ，つまり，自由度が0であるから，χ^2分布の計算ができず，したがって，これらのモデルの比較に尤度比検定を用いることはできない．このような場合には，目的関数値が小さい方を選ぶ，という単純な考え方でよいであろう．

G 赤池の情報量規準(Akaike's Information Criterion：AIC)

一般に，パラメータの数を増やしてモデルを複雑にすれば，あてはまりは必ずよくなる．しかし，往々にしてそれは現有のデータのみによりよくあてはまっているにすぎず，今後新たに得られてくるデータを適切に予測できるとは限らない場合が多い．クリニカルファーマコメトリクスの大きな目的は，現有のデータに対してモデルを構築することのみではなく，そのモデルを用いて何らかの予測をすること，例えば，新規患者の薬物動態や効果を予測し，投与設計をすることにある．したがって，過度に複雑ではなく，将来のデータをも「うまく」予測できるモデルを選択する必要がある．この目的のために用いられるモデル選択基準の一つが赤池の情報量規準(Akaike's Information Criterion：AIC)である．AICは

$$AIC = -2LL + 2p \tag{14}$$

で計算できる．ここで，$-2LL$は「対数尤度の-2倍の値」，pはモデルに含まれるパラメータの個数である．NONMEM®の目的関数値OBJは$-2LL$と定数分のみの違いがあるが，モデルによらずその定数値は一定であるので，

$$AIC = OBJ + 2p \tag{15}$$

として計算しても構わない．ここで，AICの値そのものには意味はない．重要なのは，複数のモデルそれぞれにおいてAICを計算し，その中でAIC値が最小になるモデルを最適モデルとする，という考え方である．つまり，モデルを複雑にすればあてはまりは(必ず)よくなり，$-2LL$（あるいはOBJ)値は必ず小さくなる．しかし，モデルを複雑にした分，パラメータ数は増えているため，$2p$の項が大きくなる．よって，AICによるモデル選択とは，あてはまり具合を表す$-2LL$とモデルの複雑さに相当する$2p$の値のバランスを考えた上で，「よりよい」モデルを選んでいることになる．

H 回帰分析

クリニカルファーマコメトリクスで実施されるモデル解析とは，何らかのモデル(数式)を想定し，それをデータにあてはめる操作のことである．そのあてはめの際に用いられるのが前項で説明した最尤法であった．モデルをあてはめる解析のことを回帰分析ともいう．直線をあてはめる場合，あるいは何らかの曲線をあてはめる場合，すべてが回帰分析に含まれる．

なお，「モデルをデータにあてはめる」のである．「データをモデルにあてはめる」のではないことにくれぐれも注意されたい．データはすでに得られたもので，決まった値をとっているわけであるから，それをあてはめる(変更する)ことはできない．モデル(のパラメータ)を変えてデータにあてはめるのである(余談ついでに言うと，「シュミレーション」ではなく，「シミュレーション」である．クリニカルファーマコメトリクスに限らず，シミュレーションとは重要なものであって，決して「趣味」の範疇で取り組むものではない)．

さて，まず最も簡単な場合として，直線あてはめの例を考えよう．データがn個あるとする．その番号をiで表す．つまり，$i=1, 2, 3, ..., n$である．データをY_iで表す．通常，そのY_iを説明するための何らかの別のデータが存在する．それをX_iとする．そして，Y_iをX_iの直線で表すものとし，

$$Y_i=\beta_0+\beta_1\times X_i+\varepsilon_i \tag{16}$$

という式を考える．ここで，β_0は切片，β_1は傾きのパラメータである．また，X_iのことを説明変数(あるいは独立変数)，Y_iを目的変数(あるいは従属変数)という．もちろん，Y_iとX_iの関係は完全に直線の式で表されることはなく，何らかの誤差が必ず存在する．その誤差を表しているのがε_iである．多くの場合，ε_iは正規分布に従うと仮定する．すなわち，ε_iの分布は$N(0, \sigma^2)$であると仮定する．このように直線のモデルおよびその誤差のモデル(誤差がどういう分布になるか)を仮定した上で，データにあてはまるように最尤法でパラメータを計算する．なお，このモデルの場合，求めるパラメータの数は，切片β_0，傾きβ_1のほかに，標準偏差σを含めて合計3個である．

Yを予測するための式は何も上のように直線である必要はない．

$$Y_i = \beta_0 + \beta_1 \times X_i + \beta_2 \times X_i^2 + \varepsilon_i \tag{17}$$

$$Y_i = \beta_0 + \beta_1 \times log(X_i) + \varepsilon_i \tag{18}$$

以上のように，2次式であったり，あるいは，X_iを対数変換した値を用いてもよい．

ところで，これらの式は実はすべて数学的には「線形」のモデルである．X_iからみると2次式であったり，対数変換されていたり，と決して「線形」ではないが，推定するパラメータ(β)からみるとこれらはすべて「線形」であり，線形の回帰分析になる．

ここで，「線形」の意味を明確にしておこう．数学，あるいは，統計の分野では「線形」とは，ある変数の一次式のこと，さらには，複数の変数を考えるときには，それらの変数それぞれの一次式の和のことである．また，大事なことはどの変数について線形か，という視点である．例えば，β_0，β_1，β_2という3つの変数を考える．このとき，

$$Y_i = \beta_0 + \beta_1 \times X_i + \beta_2 \times X_i^2 + \varepsilon_i \tag{19}$$

はβ_0，β_1，β_2に関しては，一次式(の和)であるから，線形である．ただし，X_iからみると二次式も含まれているので，Xに関しては線形ではない．回帰分析の場合は，求めたい未知パラメータ(今の場合，β_0，β_1，β_2)に関して線形かどうかが重要になる．回帰分析の場合，XやYはデータであるから，既知の値，つまり，回帰分析で求める必要がない数である．したがって，例えば$log(X)$も既知の値になる．よって，$Y = \beta_0 + \beta_1 \times log(X)$，であっても，$\beta$から見れば線形のモデルなのだ．$\log(X)$が$X$にとって非線形であることは回帰分析の立場では関係がない．

一方，コンパートメントモデル式を考える．例えば，最も単純な単回瞬時静脈投与後の1-コンパートメントモデルは，

$$y = \frac{Dose}{V} \times exp\left(-\frac{CL}{V} t_i\right) + \varepsilon_i \tag{20}$$

である．なお，ここでは，X_iの代わりに時間t_iを用いた．この式は未知パラメータ(CL，V)に関して非線形である．したがって，非線形の回帰分析が用いられる．このように，クリニカルファーマコメトリクスで用いられる最も簡単なモデルと思われるものであってさえ非線形モデルになっているのだ．この点が，クリニカルファーマコメトリクスのモデル解析を本質的に難しいものにしている主因である．つまり，最も単純なクリニカルファーマコメトリクスモデル解析であっても，統計的には複

雑なモデルになっているわけである．われわれは，本質的に難しいことに日常的に取り組んでいることにくれぐれも留意し，安易な気持ちで臨んだりしないようにしたいものである．

ただし，幸いなことに，線形の回帰分析であっても，非線形の回帰分析であっても，実際に計算をするのはコンピュータソフトウェアであり，われわれ解析者はモデル式を適切にプログラムしさえすれば，後はその違いを気にする必要はない．もちろん，いずれにしても，適切にモデルを評価し，選択することは高度な技術とアートが必要な作業である．簡単に取り組めるものでないことは間違いない．

1 ロジスティック回帰

さて，2.2.Bで，「正規分布の性質を理解しておけば，クリニカルファーマコメトリクスで必要な確率分布の90%以上を制覇できる」と述べた．残りは本項で述べる2項分布であり，それを用いるロジスティック回帰分析である．

クリニカルファーマコメトリクスで用いられるデータは大きく分けて2種類存在する．

一つは，薬物濃度，クリアランス，年齢，体重，といった，いわゆる「連続データ」である．もう一つは，性別，腎機能障害の有無，有効/無効，副作用発現の有無，といった「カテゴリデータ」である．

前項までで解説した直線回帰，非線形回帰分析は目的変数が連続データの場合であった．かつ，その連続データが正規分布に従うと仮定した．例えば，薬物濃度が正規分布に従うと仮定し，そのモデルは1-コンパートメントを想定する，という具合である．なお，この場合であっても，説明変数は連続変数である必要はない．説明変数にカテゴリ変数を用いても構わないし，両方を混在させてもよい．重要なことは，目的変数が連続データであるかどうか，である．

一方で，有効/無効をモデルで予測したい，あるいは副作用発現の有無を予測したいという場合にはカテゴリデータが目的変数になる．具体的には，例えば有効=1，無効=0とし(これを「コーディング」という)，1あるいは0のデータを予測したいとしよう．上述の直線回帰と同様にデータY_iとして1あるいは0を入力し，何らかの説明変数(例えば，用量あるいは薬物濃度)X_iでY_iを予測する式を算出したとしよう．当然，直線の式で計算されるYの値は1または0という整数に限定されない．

実数値が計算されてくる．それでは困る．というわけで次に考えるのが，1または0という値そのものを予測するのではなく，$Y_i=1$になる確率，すなわち，今の場合ならば有効率，をモデルで予測しよう，というアイデアである．例えば，$Y_i=1$となる確率をpとおく．このとき，$Y_i=0$となる確率，すなわち，無効となる確率は$1-p$である．今度は，目的変数pは実数値であるので，直線の式でうまく計算できるように思われるかもしれない．しかし実はこれでもうまくいかない．なぜならば，pは確率であるから，その値は0～1の範囲内しかとれない．何も工夫せずに回帰直線を求めるとその範囲が0～1の範囲に収まる保証がないのである．何らかの「工夫」をして回帰直線をあてはめることも不可能ではないが，通常は別のアプローチを考える．

それが，ロジスティック回帰である．ロジスティック回帰では，目的変数として確率pの値そのものを考えるのではなく，ロジット(*logit*)変換した値

$$logit(p)=log\frac{p}{1-p} \tag{21}$$

を考える．確率pとそのロジットとの関係を図2-10に示す．このように，pは0～1の範囲内の値しかとらないが，それを変換したロジットは$-\infty$～∞の全実数範囲をとるのである．そこで，直線なり，何なりのモデルをこのロジットに対してあてはめた上で，ロジットの逆変換

$$p=\frac{exp(logit)}{1+exp(logit)} \tag{22}$$

を行えば，目的の確率pを計算することができる．これがロジスティック回帰のアイデアである．

さて，次にこの確率pを求めるために尤度を考える．このpに対しては正規分布

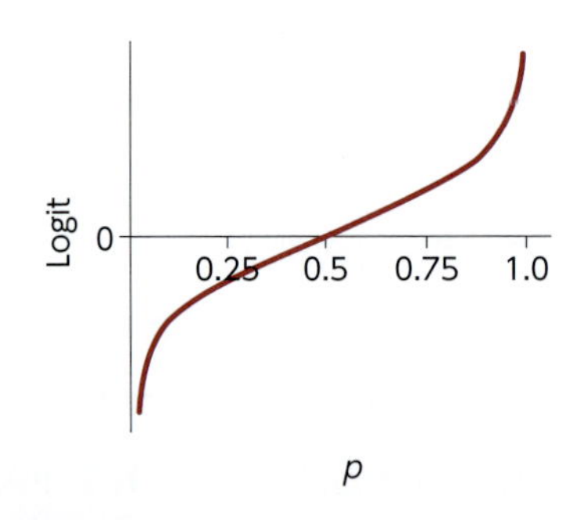

図2-10 確率pとそのロジットとの関係

(あるいは対数正規分布)を仮定するのは不適切であり，代わりに，二項分布を考える．二項分布といっても，今の場合，難しく考える必要はなく，$Y=1$のときの確率をp，$Y=0$のときの確率を$1-p$と考える，ということである．このことを1つの式でまとめて表すと

$$p^{Y}(1-p)^{1-Y} \tag{23}$$

と書ける．$Y=1$のとき，

$$p^{1}(1-p)^{1-1}=p\times(1-p)^{0}=p \tag{24}$$

一方，$Y=0$のときは，

$$p^{0}(1-p)^{1-0}=p^{0}\times(1-p)^{1}=1-p \tag{25}$$

となることがわかるだろう．したがって，データがn個ある場合，すなわち，Y_i $(i=1, 2, ..., n)$のデータ全体の尤度とは，上記の確率をパラメータpの関数とみて，それをすべて掛け合わせたものであったため，

$$\prod_{i=1}^{n} p^{Y_i}(1-p)^{1-Y_i} \tag{26}$$

となる．このpに対して，前述のようにロジット変換した上で何らかのモデルを仮定し，尤度を最大化するようなパラメータを計算すればよい．なお，正規分布を用いたモデル解析においては，最尤法の計算と最小二乗法とは実質同等であると述べた．しかし，この，二項分布を用いたロジスティック解析においてはその対応は成り立たない．ロジスティック解析においては「実測値と予測値の差の2乗」という概念が存在しないからである．

以上が，ロジスティック回帰の概略である．NONMEM® などのソフトウェアでロジスティック解析を行うことも可能である．ただし，その場合には，尤度(または対数尤度)の式を直接プログラムに書き込む必要がある．

J 欠測データの取り扱い

薬物動態・薬力学解析を実施するためには，「データ」が不可欠である．解析のために収集されるデータは，薬物血中濃度やターゲットとする薬理効果に関するデー

タだけではない．年齢，性別，身長・体重のような患者背景に加えて，血液・生化学検査をはじめとする臨床検査の結果など，多岐にわたる．したがって，データ収集を開始する前には，解析の目的を明確にしたうえで，いつ，誰から，どんなデータを得るのか，緻密な計画を練る必要がある．

事前に研究計画を練り，それに従いデータ収集を実施したとしても，特にヒトを対象とした臨床研究では，欠測値をまったく含まない「完全データ」を得ることは困難である．データの欠測が発生した場合，欠測した理由・原因，得られているデータに対する欠測値の割合，欠測したデータの項目・種類および解析の目的などに応じて，適切な対応が必要である．

欠測値を取り扱う手法として，ここでは，

①欠測値のある症例・時点は除外する（complete-case analysis）
②平均値で補完する
③欠測値が生じた前後の観測値で補完する
④回帰代入法（single imputation）
⑤多重代入法（multiple imputation）

の5つを挙げる（図2-11）[1]．

5つの中で最も簡便な手法は①である．この方法では，欠測値が含まれている場合，その症例や時点ごとに削除することで，欠測値のない「完全データ」へとデータを加工する．単純，簡便であるというメリットがある一方で，大きな2つのデメリットが存在する．一つ目は，データを削除してしまうことで，データサイズが小さくなり，解析精度の低下を招く恐れがある点である．特に，多項目にわたりデータを収集している場合には，すべての項目で欠測値がない症例や時点を得ることが困難であることが多いため，注意が必要である．二つ目は，欠測値がランダムに発生したものではなく，偏りがある場合，解析結果に大きなバイアスが生じる危険がある点である．例えば，体重に関する疫学調査において，最近太ったことを気にした人々が検査に参加せず，体重の値が欠測した場合，体重の欠測はランダムに発生したものではなく，欠測値には「体重が増加した」というバイアスが含まれる．方法①はこれらのデメリットが発生しない，もしくは影響が小さい場合において有用である．例えば，10,000例のデータにおいて，測定機器の故障により5例において欠測値が発生した場合，方法①を適用しても大きな問題は生じないと考えられる．なぜなら

①欠測値のある症例・時点は除外する
(complete-case analysis)

ID	Date
1	5
2	9
~~3~~	~~欠測~~
4	2
5	2
~~6~~	~~欠測~~
7	6
8	4
9	8
~~10~~	~~欠測~~

欠測値を含む症例ごと削除 →

完全データ
(complete date)

ID	Date
1	5
2	9
4	2
5	2
7	6
8	4
9	8

②平均値で補完する

ID	Date
1	5
2	9
3	欠測
4	2
5	2
6	欠測
7	6
8	4
9	8
10	欠測
平均値	5

平均値で補完 →

ID	Date
1	5
2	9
3	5
4	2
5	2
6	5
7	6
8	4
9	8
10	5
平均値	5

③欠測値が生じた前後の観測値で補完する

Day	Date
1	5
2	9
3	2
4	2
5	6
6	4
7	8
8	欠測
9	欠測
10	欠測

欠測値の前後の観測値の補完 →

ID	Date
1	5
2	9
3	2
4	2
5	6
6	4
7	8
8	8
9	8
10	8

④回帰代入法(single imputation)

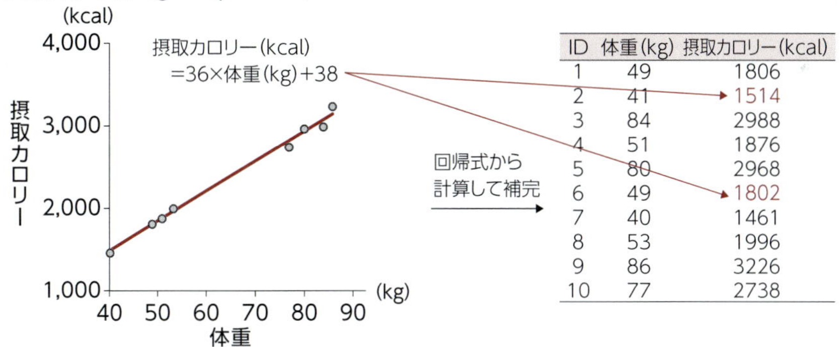

ID	体重(kg)	摂取カロリー(kcal)
1	49	1806
2	41	1514
3	84	2988
4	51	1876
5	80	2968
6	49	1802
7	40	1461
8	53	1996
9	86	3226
10	77	2738

⑤多重代入法(multiple imputation)

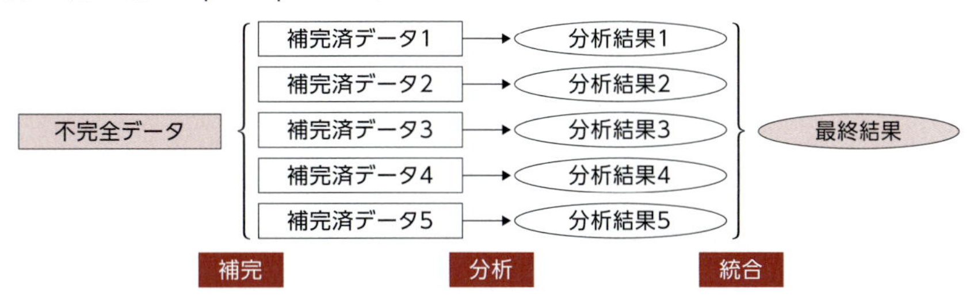

図2-11 欠測値を取り扱う５つの手法と概略図

ば，10,000例が9,995例になったとしても，十分なデータサイズが確保されており，また，欠測の理由も「測定機器の故障」という，欠測値に偏りを与えないランダムな欠測だからである．

②の平均値で補完する方法では，平均値だけではなく，中央値や最頻値など，他の代表値で補完されることもある．この方法のメリットは，方法①と同様に単純・簡便である点に加えて，データを削除しないため，データサイズが維持できるという点がさらに挙げられる．その一方で，欠測値をすべて同じ値で補完してしまうため，欠測値におけるばらつきが考慮されないという問題点がある．したがって，データ全体のばらつきが，欠測しなかった場合に得られた本来のデータと比較して小さくなり，標準偏差が小さく見積もられてしまうおそれがある．時系列データの場合，②の代わりに③を用いることで，患者間のばらつきを考慮することが可能である．③では，時系列データにおいて，欠測値が生じた時点の前後の観測値で欠測値を補完することで，個体間変動(患者間のばらつき)を考慮することができる．しかし，欠測値と観測値の間に劇的な変化があった場合，例えば，その間に臓器移植を行い，臓器機能が著しく変動している場合，臓器移植後の観測値で臓器移植前の欠測値を補完するのは，不適当である．④の回帰代入法は，欠測値と相関がありそうな観測値を用いて回帰式を求め，その回帰式から欠測値を算出する方法である．②の欠測値をすべて同じ代表値で補完する方法と比較すると，他の観測値を考慮することで，患者間のばらつきをある程度考慮することが可能である．しかし，あくまでも推定値を代入するため，個々の値一つひとつを完全に復元できているわけではなく，また用いる回帰式に応じて推定値が変動するという問題点がある．方法②，③および④は，いずれも単一の値で欠測値を補完することから，単一代入法と呼ばれる．単一代入法は，データサイズを維持したいが，多重代入法は計算負荷が大きくなり，適用が難しい場合，または，欠測値の大部分が，解析の要所にほぼ関与しない場合に有用である．

⑤の多重代入法は，単一代入法における問題点を改善するために提案されている手法である．多重代入法では，はじめに観測値を基に，欠測値がどのような分布をとるか(事後分布)を推定し，その分布に応じて複数の補完値を抽出する．次に，これら複数の補完値で欠測値を補完し，補完値の異なる複数のデータセットを得た後，それぞれのデータセットにおいて解析を行う．最後に，それぞれの解析結果(分析結果)を統合し，最終の解析結果とする．多重代入法を用いることで，欠測値の分

布(ばらつき)を考慮することが可能であり，解析におけるバイアスを最小限に抑えられる一方で，複数のデータセットについて解析を行うため，計算負荷は大きくなる．多重代入法は，欠測値の分布を考慮する必要があり，計算負荷が許容できる場合に有用である．

K 検出限界と定量下限

欠測値を取り扱う手法として5つの手法を紹介したが，いずれの手法にも短所・長所が存在するため，一概にどの手法がよいということは言えない．解析の目的，欠測が生じた理由，データ内に含まれる欠測値の割合および解析に使用可能なコンピュータの性能に応じて，適宜選択する必要がある．

「欠測」してはいないが，取り扱いに注意しなければならない値がある．それは，定量下限未満の値(below the quantification limit value：BQL)である．薬物濃度および生化学検査などの臨床検査値は，「測定」により得られる．測定における精度を担保するために，各測定には，「検出限界」と「定量下限」が定められている．検出限界とは，値として検出可能な最小(もしくは最大)の薬物濃度や検査値であり，検出限界以下の値は，そもそも値として得られないため，欠測値となる．定量下限とは，精度よく測定可能な最小(もしくは最大)の薬物濃度や検査値である．定量下限未満だが，検出限界以上の値の場合，値としては得られるものの，精度の担保されていない値であり，取り扱いには注意が必要である．そこで，Bealによって，M1～7の7つの手法が提唱された[2]．M1～7について，要点のみまとめたものを表2-4に

表2-4 定量下限未満の値(BQL)の取り扱い

M1	BQLは，除外して最小二乗法(もしくは最尤法)を適用する
M2	BQLは，除外して最尤法を適用する
M3	すべての値に対し最尤法を適用し，BQLの尤度関数には，定量下限未満となる尤度を用いる
M4	測定値は負にならないという条件下でM3と同様の方法を適用する
M5	すべてのBQLを定量下限/2の値に置換し，最小二乗法(もしくは最尤法)を適用する
M6	最初のBQLを定量下限/2の値に置換し，それ以降を無視した上で最小二乗法(もしくは最尤法)を適用する
M7	すべてのBQLを0に置換し，最小二乗法を適用する

示す．Bealは，これら手法を提唱した論文中において，BQLの取り扱いとして，M3を推奨している．しかし，近年多くの研究では，M1のBQLを除外して解析を行う手法が用いられている．なぜならば，分析技術の発展に伴い，低濃度においても高精度な測定が可能となり，解析データ内にBQLがほとんど含まれない場合がほとんどだからである．データ全体におけるBQLの割合が非常に小さい場合，BQLを除外して解析を行ったとしても，解析結果に大きなバイアスは生じない．しかし，データ全体におけるBQLの割合が大きい場合，除外してしまうと低濃度域の偏ったデータのみ除外することになり，バイアスが生じる恐れがある．特に，薬物動態解析において，BQLを除外することで消失相の見誤りにつながる可能性がある場合，もしくは薬力学解析において，薬効の見誤りにつながる可能性がある場合には，M1ではなくM3を適用する方が望ましいと考えられる．

3 コンパートメントモデル解析

到達目標

1. コンパートメントモデルの微分方程式が何を表しているかを理解する．
2. 代表的なコンパートメントモデルの式に慣れる．

クリニカルファーマコメトリクスにおける薬物動態解析にとって最も重要なコンパートメントモデルについて，本節で解説する．

コンパートメントモデルとは，生体を複数のコンパートメントに分けて考え，それぞれのコンパートメントにおける薬物量の時間的推移を計算するものである．

以下で用いられる記号を，まずまとめて記載しておく．

A_n：コンパートメント-nにおける薬物量

V_n：コンパートメント-nの分布容積

C_n：コンパートメント-nにおける薬物濃度．$Cn = A_n/V_n$で計算される．

CL：セントラルコンパートメントからの消失を表す全身クリアランス

Q_{ij}：コンパートメント-iとコンパートメント-jの間の移行クリアランス

k_a：吸収速度定数

k_e：セントラルコンパートメントからの消失速度定数

k_{ij}：コンパートメント-iからコンパートメント-jへの移行速度定数

D：投与量

R：点滴速度

T_{inf}：点滴時間．$R = D/T_{inf}$という関係がある．

t：投与後の経過時間

なお，本節において，バイオアベイラビリティ Fはすべて1であると仮定する．

A 物質量収支を表す微分方程式によるコンパートメントモデルの記述

コンパートメントモデルにおけるモデル化を行う際の最初の一歩は，各コンパートメントにおける薬物量の収支を微分方程式で記述することである．なお，薬物「量」の収支式であって，薬物「濃度」の収支ではないことにくれぐれも注意しよう．

また，以下では単回投与のみを考える．

静脈内瞬時投与した薬物の1-コンパートメントモデル（図2-12）を表す微分方程式は次のようになる．

$$\frac{dA_1}{dt} = -K_e \times A_1 \tag{27}$$

ここで，左辺は単位時間あたりのコンパートメント-1の薬物量（A_1）の変化率（増加率）を表している．その変化率が，その時点の薬物量A_1に比例すると仮定し，かつその比例定数が消失速度定数Keである，ということをこの微分方程式は表している．なお，投与後の体内薬物量は減少していくわけであるから，そのことを表すために右辺にマイナス記号がついている．このように，薬物量の変化率がその時点での薬物量に比例すると仮定するのが「1次消失の仮定」である．これは言い換えると「線形薬物動態の仮定」である．多くの場合に，このように変化量が薬物量に比例するという仮定は成り立つが，薬物代謝あるいは吸収が飽和する場合のように，比例しない場合も少なくない．その場合には飽和することを表現するMichaelis-Menten式などを用いることになり，そうなると「1次消失」とは言えなくなり，「非

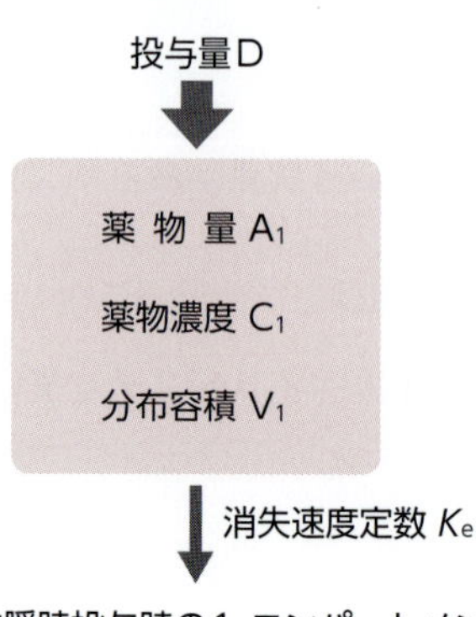

図2-12 静脈内瞬時投与時の1-コンパートメントモデル

線形」薬物動態のモデルとなる．

さて，前述の微分方程式は，ある時点での薬物の変化量をモデル化した式であるが，実はこれだけでは薬物投与後の推移をすべて表現したことにはならない．これに加えて，初期条件といわれる条件の指定が必要である．すなわち，投与時点($t=0$)における薬物量を指定する必要がある．静脈内瞬時投与の場合，

$t=0$のとき，$A_1=D$

が初期条件となる．すなわち，投与した瞬間において，コンパートメント-1に投与量全量(D)が存在する，という条件である．

さらに，薬物濃度は分布容積を用いて，

$$C_1=\frac{A_1}{V_1} \tag{28}$$

で計算できる．

次に，経口投与の例を挙げよう(図2-13)．経口投与の場合，薬物はまず腸管コンパートメントに投与されると考える．この腸管コンパートメントのことをgと表すと，微分方程式は，

$$\frac{dA_g}{dt}=-K_a\times A_g \tag{29}$$

$$\frac{dA_1}{dt}=K_a\times A_g-K_e\times A_1 \tag{30}$$

となる．腸管コンパートメントgおよびコンパートメント-1それぞれについて微分

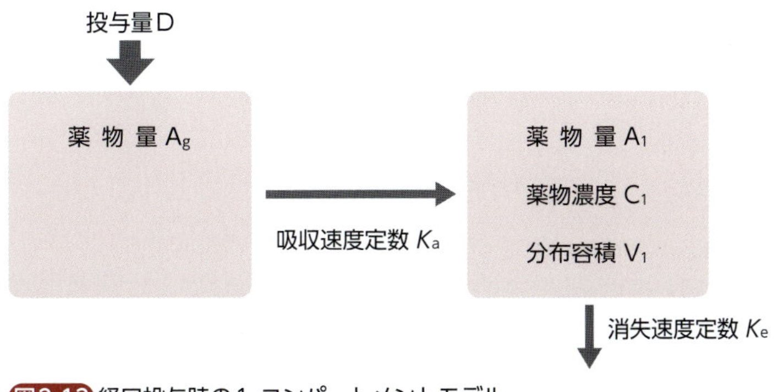

図2-13 経口投与時の1-コンパートメントモデル

方程式が1本ずつ必要であり，合計2本の連立微分方程式で経口投与後の薬物収支は表されている．この場合，初期条件は，

$t=0$のとき，$A_g=D$，かつ，$A_1=0$

である．すなわち，投与時点で腸管コンパートメントに投与量の全量が存在し，かつ，吸収はまだ起こっていないので，コンパートメント-1の薬物量は0である．

次は，点滴投与である（図2-14）．1-コンパートメントモデルで考える．点滴時間をT_{inf}とする．点滴中（$t \leqq T_{inf}$）と点滴終了後（$t > Tinf$）で微分方程式の形が少し変わる．

$$t \leqq T_{inf}のとき,\ \frac{dA_1}{dt}=R-K_e \times A_1 \tag{31}$$

$$t > T_{inf}のとき,\ \frac{dA_1}{dt}=-K_e \times A_1 \tag{32}$$

点滴による薬物投与はR（点滴速度）という「0次速度」で行われると仮定している．初期条件は，

$t=0$のとき，$A_1=0$

である．すなわち，点滴を開始した瞬間には，体内には薬物はまだ存在しない．

最後に，2-コンパートメントモデルの例を挙げよう（図2-15）．静脈内瞬時投与で考える．

$$\frac{dA_1}{dt}=-(K_e \times K_{12})A_1+K_{21}A_2 \tag{33}$$

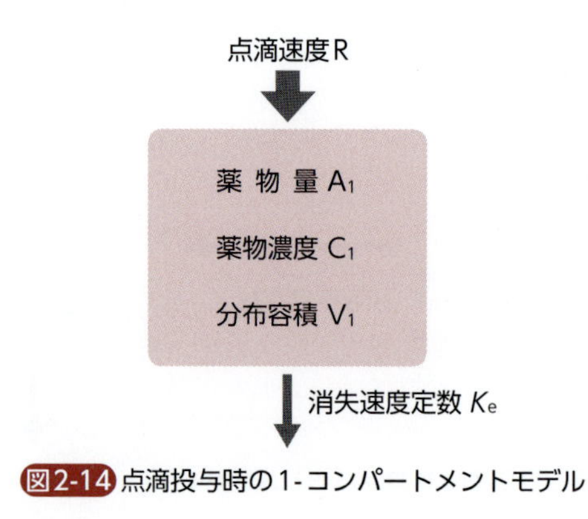

図2-14 点滴投与時の1-コンパートメントモデル

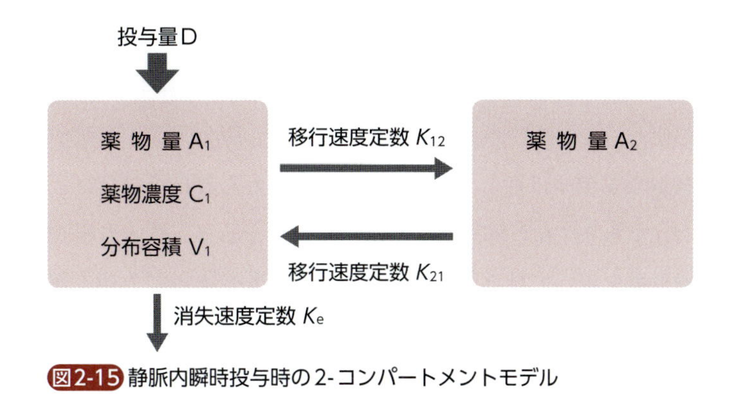

図2-15 静脈内瞬時投与時の2-コンパートメントモデル

$$\frac{dA_2}{dt} = K_{12}A_1 - K_{21}A_2 \quad (34)$$

ここで，K_{12}はコンパートメント-1からコンパートメント-2への移行速度定数，K_{21}は逆にコンパートメント-2からコンパートメント-1への移行速度定数である．

初期条件は，

$t=0$のとき，$A_1=D$，かつ，$A_2=0$

である．すなわち，薬物はコンパートメント-1に瞬時投与されるため，コンパートメント-2の初期量は0となる．

B ラプラス変換・逆変換

さて，前項において種々のコンパートメントモデルを表す微分方程式を紹介した．クリニカルファーマコメトリクスにおいてコンパートメントモデルを用いる際には，この微分方程式を用いて薬物濃度を計算する必要がある．方法は大きく分けて2種類ある．

一つは，微分方程式のまま，コンピュータソフトウェアを用いて計算する（「数値計算する」という）方法である．もう一つは，何らかの計算をして微分方程式を「解き」，濃度を直接表す式を導いた上で，計算する方法である．こちらは「解析解を求める」方法という．

本項ではこの後者の方法について述べる．前者の数値計算方法に関しては，クリニカルファーマコメトリクスの専用ソフトウェアであればその計算用ライブラリが備えられているのでそれを用いればよい．

計算時間について言うと，前者（微分方程式のまま数値計算する方法）の方が必ず長くなる．しかし，今の時代のコンピュータならば，微分方程式が数十本も連立されたような複雑なモデルは別として，その違いはほとんどわからない．しかし，「ちりも積もれば」であり，もし解析解がわかっているならば，微分方程式の数値計算ではなく，解析解を用いて計算する方がほんのわずかであっても速く進むわけであるからその方が望ましいであろう．また，微分方程式の数値計算を行う際には，モデルによっては，微細な数値計算誤差が蓄積して結果として大きな誤差を生んでしまうこともあるため，注意が必要である．もっとも，現状のクリニカルファーマコメトリクスで扱われるモデルのレベルであるならば，よほどのことがない限りその問題は発生しない．

さて，解析解を求める方法に話を戻そう．実は，微分方程式は必ず解析解を求められるとは限らない．例えば，前述した「非線形」の微分方程式に関してはどんなに数学が得意であっても，解析解は求めることができない．したがって，このモデルの場合には微分方程式の数値計算を行うほかない．一方，線形のコンパートメントモデルであるならば，必ず解析解を求める方法が存在する．それが本項で紹介するラプラス変換を用いる方法である．

ラプラス変換とは，数学上の定義を示すならば，ある関数 $f(t)$ に対して，

$$\tilde{f}(s)=\int_0^{\infty} f(t)e^{-st}dt \tag{35}$$

という計算をするものである．しかし，この積分を用いた定義式自体を覚える，あるいは，理解する必要もない．表2-5に示すラプラス変換に関連するいくつかの便利な公式を知っているだけでよい．

表2-5 ラプラス変換の公式

元の関数	ラプラス変換後の関数
$a \times e^{-kt}$ （a および k は定数）	$\dfrac{a}{s+k}$
定数 a	$\dfrac{a}{s}$
$\dfrac{dA(t)}{dt}$	$s\tilde{A}(s)-A(0)$

なお，$\tilde{A}$は，Aをラプラス変換した関数を表している．

C ボーラス(ワンショット)投与1-コンパートメントPKモデルでの例示

前述のラプラス変換の公式を用いて，最も単純な，静脈内瞬時投与後1-コンパートメントモデルの微分方程式を解いてみよう．微分方程式，および初期条件は

$$\frac{dA_1}{dt} = -K_e \times A_1 \quad (27)$$

$t=0$のとき，$A_1=D$

であった．この微分方程式の両辺をラプラス変換すると，

$$s\tilde{A}_1 - D = -K_e \times \tilde{A}_1 \quad (36)$$

となる．移項してまとめると，

$$(s+k_e)\tilde{A}_1 = D \quad (37)$$

$$\tilde{A}_1 = \frac{D}{s+K_e} \quad (38)$$

となる．ここで，ラプラス変換の公式を逆に使うと，右辺の逆ラプラス変換は

$$D \times e^{-K_e \times t}$$

となることがわかるであろう．すなわち，

$$A_1 = D \times e^{-K_e \times t} \quad (39)$$

$$\therefore C_1 = \frac{A_1}{V_1} = \frac{D}{V_1} \times e^{-K_e \times t} \quad (40)$$

という1-コンパートメントモデル式が導かれる．

「ラプラス変換を用いて微分方程式の解析解を求める」というと，たいそうな数学的計算のように聞こえるかもしれない．しかし，前述したように，していることは実は単に公式の適用と四則演算にすぎない．ルールとパターンさえ覚えれば，他の線形の微分方程式も同様に解析で解くことができる．

しかし，実は今の時代に，微分方程式を解析者自らがラプラス変換で解く必要もほとんどない．代表的なコンパートメントモデルはNONMEM®などの専用ソフト

ウェアならばライブラリとして搭載されているので，わざわざ自分で解析的に解いてからプログラムを記述する必要もない．もしライブラリに搭載されていない(やや複雑な)線形コンパートメントモデルを用いる必要があるならば，それを紙とペンを使ってラプラス変換で解いた上でプログラムを書くよりも，微分方程式をそのままプログラムに記述し数値計算してしまう方が，トータルの時間は短いであろう．

D 点滴および経口投与 1-,2-コンパートメント PK モデル

代表的なコンパートメントモデルに関し，微分方程式を解いた解析解を以下に示す．

❶ 経口投与後の 1-コンパートメントモデル

$$C_1=\frac{A_1}{V_1}\frac{K_a}{K_a-K_e}\left(e^{-K_e\times t}-e^{-K_a\times t}\right) \tag{41}$$

ただし，$K_e=CL/V_1$ である．

❷ 点滴投与時の 1-コンパートメントモデル

点滴中 ($T \leqq T_{inf}$)

$$C_1=\frac{R}{CL}\times\left(1-e^{-K_e\times t}\right) \tag{42}$$

点滴終了後 ($T > T_{inf}$)

$$C_1=\frac{R}{CL}\left(e^{-K_e\times(t-T_{inf})}-e^{-K_e\times t}\right) \tag{43}$$

❸ 静脈内瞬時投与後の 2-コンパートメントモデル

$$C_1=\frac{D}{V_1}\left(\frac{\alpha-K_{21}}{\alpha-\beta}e^{-\alpha t}+\frac{K_{21}-\beta}{\alpha-\beta}e^{-\beta t}\right) \tag{44}$$

ただし

$$\alpha=\frac{K_e+K_{12}+K_{21}+\sqrt{(K_e+K_{12}+K_{21})^2-4K_e\times K_{21}}}{2}$$

$$\beta=\frac{K_e+K_{12}+K_{21}-\sqrt{(K_e+K_{12}+K_{21})^2-4K_e\times K_{21}}}{2}$$

なお，

$$K_e = \frac{CL}{V_1}$$

$$K_{12} = \frac{Q_{12}}{V_1}$$

$$K_{21} = \frac{Q_{12}}{V_2}$$

である．ここで，K_e，K_{12}，K_{21}のような速度定数，すなわち，コンパートメント間の移行を表す速度定数をミクロ定数という．一方，ミクロ定数から換算して得られるα，βのことはマクロ定数という．マクロ定数はコンパートメントそのものと直接の対応関係はない．しかし，薬物濃度が二相性の消失を示すとき，その初期相および最終相の消失半減期に対応するのはα，βの方である．

4 ベイズ解析

到達目標

1. TDMにおいて用いられるベイズ法がどういう計算をしているのかを理解する.
2. ベイズ法を用いてパラメータを計算する際の特長, 注意点を理解する.

A クリニカルファーマコメトリクスにおけるベイズ

本節ではTDMでの解析に用いられる「ベイズ法」について述べる. さて, ここで鉤括弧つきで「ベイズ法」と記載したのには理由がある.

近年, 計算機の進歩およびMCMC (Markov Chain Monte Carlo)法という計算アルゴリズムの発展のおかげで統計解析にベイズ解析が用いられることが多くなってきた. ファーマコメトリクス分野においてもMCMC法によるベイズ解析が行われる例がみられ, 本書では述べないが, NONMEM®でMCMC法の解析を実施することも可能である.

本節で述べる「ベイズ法」は, このMCMC法などで実施される(本格的な)ベイズ解析とは理論的には関係がない.

ベイズ解析の本質とは, あらゆるパラメータが分布をもつと仮定し, その分布(事前分布という)とデータとを用いた計算によって事後分布を計算することにある. このような枠組みで計算することによって, 極めて多種多様で複雑な数理モデルをデータにあてはめることが可能になってきたのだ.

TDMでの「ベイズ解析」でもこの考え方を応用する. すなわち, あるパラメータ(例えば, クリアランス)が何らかの分布をもつと仮定する. なお, 個人のクリアランスは母集団全体でみると個体間変動という分布がある, という意味ではない. 「クリアランスの母集団平均値」という一見定数のように思えるパラメータに分布を想定するのである. 上記の本格的なベイズ解析の場合にはこの分布として事前分布を考えたのであったが, TDMでの解析においてはその代わりに, そのパラメータの個体間変動分布を援用する. すなわち, 母集団解析によって算出された個体間変動をそのパラメータの「事前分布」とみなして解析することで患者個人のパラメータを算出する.

ただし，あくまでも注意しておくが，このTDMで用いられている「ベイズ解析」が間違いというわけではまったくない．あくまでも，統計学でいうところのベイズ解析とは少々異なる計算をしていることを心にとどめておいていただきたい.

B ベイズ解析の理論および特徴

データ数が十分にあるならば，「回帰分析」の項(p.53)で述べたように，通常の方法でパラメータを推定すればよい．「十分にある」とはどういう意味であろうか．それは，パラメータの個数よりもデータ数が多いならば，という条件になる．例えば，直線をデータにあてはめる場合を考える．このとき推定するパラメータは傾きと切片の 2個である(誤差の標準偏差は今は無視して考える)．したがって，データが3個以上存在するならば, 通常の回帰分析の方法でパラメータを求めることができる．あるいは，点滴投与後の1-コンパートメントモデルならばパラメータはクリアランスと分布容積の2個であるから，同様に薬物濃度データが3点以上存在すればフィッティングすることが可能である.

このことを極端な例で図解してみよう．図2-16は2点のデータ(●)に対して直線または2次曲線をあてはめた例である．前述のように，データ数は，あてはめる式のパラメータ数よりも多くなければならない．しかし，2点のデータに直線(パラメータも2個)をあてはめると誤差なく完全にあてはまってしまうのである．得られるデータに誤差がまったくないならばこれでもよいのかもしれないが，通常はこ

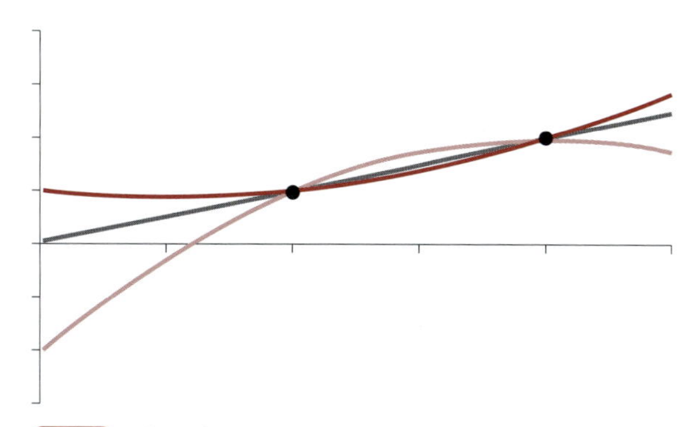

図2-16 2点のデータに直線と2次曲線をあてはめた例

れではデータ解析をする意味がまったくない．さらによくないのは2次曲線をあてはめた場合である．2次曲線の式は

$$y = a + bx + cx^2 \tag{45}$$

であるから，パラメータは3個である．この式をわずか2個のデータにあてはめるとどうなるか．それは，答えが複数(無数)存在するという結果になる．この2点のデータを通るような2次曲線は無数に存在するのだ．図2-16ではその内の2本を示したにすぎない．これもまったくデータ解析の意味がない．この例からもわかるように，データが2点しかないならば，パラメータを2個以上もつモデルをあてはめることはナンセンスである．つまり，パラメータが1個しかない式しか使えないことになる．例えば，原点を通る直線，あるいは，コンパートメントモデルでいうならば，(分布容積を文献値なりに固定した上で)クリアランスのみを求めることに相当する．ましてや，データが1点しかないならば，パラメータ0個のモデルしか使えない，すなわち，どのようなモデルも使えないことになる．

しかし，TDMのデータ解析の現場では個々の患者あたりのデータ数は少ないことがまれではない．データが1点しかない場合も多いであろう．そのような状況においてその患者の薬物動態パラメータを算出するための工夫が本節で紹介する「ベイズ法」である．

この「ベイズ法」では，事前分布の代用として，母集団解析で求めた個体間変動分布を用いる．その上で，

$$\text{パラメータの事後分布} = \frac{\text{尤度} \times \text{事前分布}}{\text{周辺分布}}$$
$$\propto \text{尤度} \times \text{事前分布}$$

というベイズの定理を応用し，パラメータの(事後)分布を計算する．ここで，“∝”は比例関係を表す記号である．ベイズ法を用いて計算したいのが患者個人の薬物動態パラメータの事後分布である．その計算に尤度と事前分布が用いられる．尤度は前述のとおりデータの確率分布に関係している．すなわち，薬物動態パラメータがある値のときに，その濃度が得られる確率に相当する．一方，母集団パラメータの情報は事前分布として用いられる．したがって，この式の意味するところを「翻訳」して述べるならば，

$$\text{個人のパラメータ} \propto \text{コンパートメントモデル} \times \text{母集団パラメータの分布}$$

という関係式で計算していると解釈できる．

具体的な式を簡略化して示す．まず，通常の回帰分析では上述のように

$$\sum(C_{obs}-C_{pred})^2 \rightarrow minimize$$

という最小二乗法（あるいは最尤法）の計算を行って最適なパラメータを計算していた．ここでC_{obs}は薬物濃度実測値，C_{pred}はコンパートメントモデルによる薬物濃度予測値であり，単回瞬時静脈内投与後の1-コンパートメントモデルならば

$$C_{pred}=\frac{D}{V}exp\left(-\frac{CL}{V}t\right) \tag{46}$$

であり，上記の二乗和が最小になるように，この式に含まれる2個の未知パラメータ（CL，V）の値を変化させて最適値を計算しているわけである．

一方，「ベイズ法」の場合にはこの式に少し追加して，

$$\sum(C_{obs}-C_{pred})^2+\sum(P_i-P_{pop})^2 \rightarrow minimize$$

$$\sum\left(\frac{C_{obs}-C_{pred}}{\sigma\times C_{pred}}\right)^2+\sum\left(\frac{P_i-P_{pop}}{\omega\times P_{pop}}\right)^2 \rightarrow minimize$$

という計算を行う．上の式は誤差がすべて一定誤差の場合，下の式はすべて比例誤差モデルの場合である．ここでPiは薬物動態パラメータ（CL, Vなど）の個人の値（これを求めたい）であり，P_{pop}は母集団平均値である．また，σは個体内変動の標準偏差，ωは個体間変動の標準偏差である．このように，P_{pop}としては本来「事前分布」を用いるのであるが，TDMの解析ではその代用として母集団解析結果の値を用いる．加えて，C_{pred}はP_{pop}ではなくP_iで計算する，すなわち，C_{pred}は（母集団平均濃度ではなく）その患者の個別予測濃度である．C_{pred}をC_{obs}に近づけるためには，その計算に用いるパラメータP_iをできるだけ個人の値にすればよい．ところが，そうするとP_iとP_{pop}の解離が大きくなるため，式の2項目の二乗和が大きくなってしまう．逆に，P_iをP_{pop}に近づけるとC_{pred}がC_{obs}の値から離れてしまうため，最初の項が大きくなる．このようにして，P_iの値をうまく調節することで，P_{pop}からあまり遠く離れた値ではなく，かつC_{pred}がC_{obs}にできるだけ近くなるようなパラメータを算出することができる（図2-17）．

データ数が多いならば，相対的に最初の項の寄与が大きくなるから，そちらをより小さくするようなパラメータが算出されてくる．すなわち，データが多いならば，

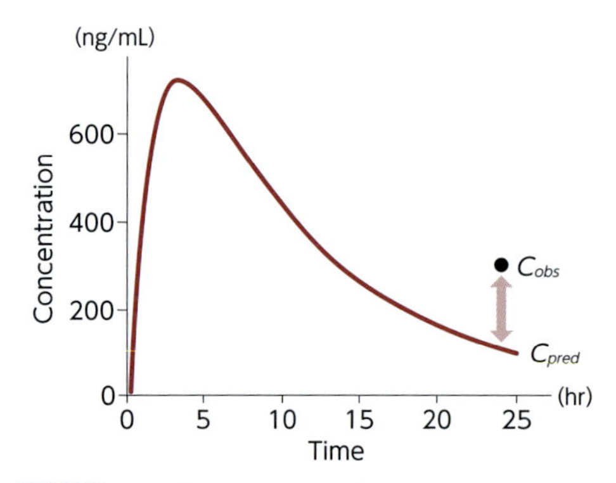

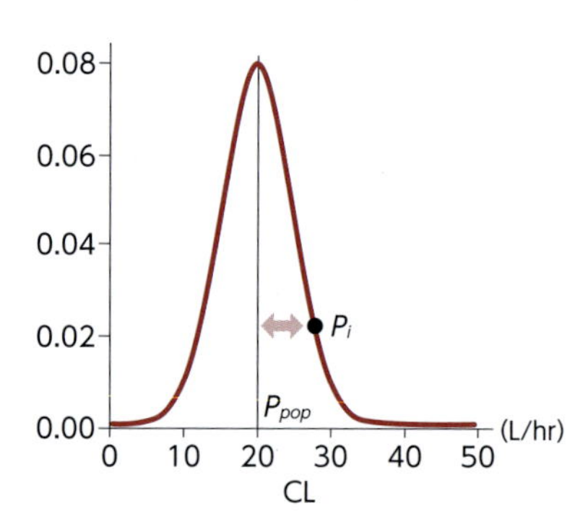

図2-17 ベイズ解析におけるパラメータ推定の原理

C_{pred}をC_{obs}に近づけるためには，P_iはP_{pop}から離れる．P_iをP_{pop}に近い値にすると，C_{obs}はC_{pred}から離れる．

個人の濃度データをより反映したパラメータが推定される．逆に，データ数が少ないならば，最初の項の寄与が相対的に小さくなるため，2番目の項を小さくする，すなわち，P_iをP_{pop}に近づけるようなパラメータ値が求まってくる．

このように式を工夫して計算することで，かつ，「事前分布」としての母集団パラメータを援用することで，データ数がパラメータ数より少なくても個人のパラメータ計算が可能となっている．

ただし，この「ベイズ法」を用いれば，データが少なくともパラメータが計算できる．とはいうものの，前述のとおり，データに情報がない(あるいは，少ない)場合，そのパラメータの値は母集団パラメータの値に近い値として求まってくるにすぎない．例えば，トラフ付近の薬物濃度データしかないときに分布容積を計算する，あるいは，吸収相のデータがないのに吸収のパラメータを計算する，という類いの無茶である．実は，「ベイズ法」を用いれば，このような場合であっても計算結果は得られる．しかも，そこに何の「計算エラー」も発生しない．ただし，得られるパラメータ値は大抵の場合，母集団平均値そのままの値である．したがって，ベイズ解析で求めたパラメータを「その患者の薬物動態パラメータ」として扱ってはならない．あくまでも，血中濃度をシミュレーションするための便宜的なパラメータと認識すべきである．

得られた計算結果をどのように用いるか，どの程度まで信じて(どの程度の誤差があると考えて)実務に供するか，それはまさにクリニカルファーマコメトリクスに携わる研究者，医療従事者のリテラシーが問われるところである．

参考文献

1. Pedersen AB, et al. Missing data and multiple imputation in clinical epidemiological research. Clin Epidemiol, 9 : 157-166, 2017.
2. Beal SL. Ways to fit a PK model with some data below the quantification limit. J Pharmacokinet and Pharmacodyn, 28 : 481-504, 2001.

第3章

PKの計算原理の理解およびExcel®を用いた演習

1 0次反応および1次反応モデル

到達目標

1. 0次および1次消失速度過程について理解する.
2. 医薬品の消失過程を添付文書の情報から推定できる.

薬物動態を理解するためには, 投与された薬物がどのように体内から消失していくのか(消失過程)を考えることが重要となる. 薬物の消失過程は,「1次消失速度過程(first order elimination)」と「0次消失速度過程(zero order elimination)」によって説明ができる. 多くの薬物は,「1次消失速度過程」に適合するため,「1次消失速度過程」により説明することが可能である. ここでは,「0次消失速度過程」,「1次消失速度過程」について基本的な説明を示す.

A 0次消失速度過程

0次消失速度過程とは,「血中の薬物濃度に関係なく, 一定の速度で薬物が消失していく過程」のことを意味する. 常に一定量の薬物しか排泄できないと考える. そのため0次消失速度過程を示す薬物は, 投与すればするほど体内に蓄積し消失するまで時間を要す.

0次消失速度過程の速度式は以下のとおりであり, 図3-1に示すように濃度(C)は時間(t)に依存している.

$$-\frac{dC}{dt}=R \tag{1}$$

$$-dC=Rdt \tag{2}$$

$$dC=-Rdt \tag{3}$$

ここで両辺を積分すると

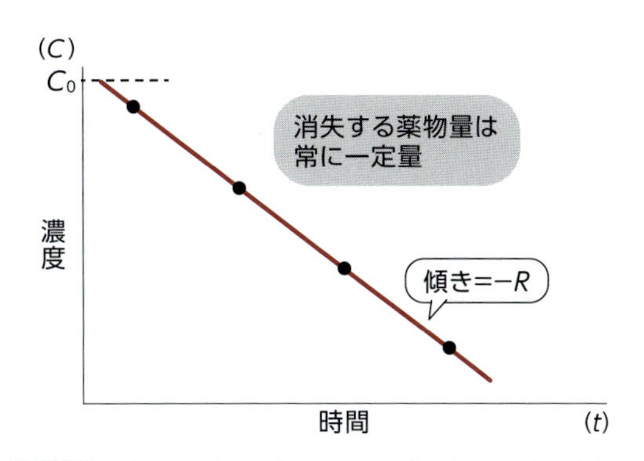

図3-1 0次消失速度過程における濃度(C)と時間(t)の関係

$$\int_{C_0}^{C} dC = -R\int_0^t dt \quad (4)$$

$$C - C_0 = -Rt \quad (5)$$

$$C = -Rt + C_0 \quad (6)$$

C_0：初期濃度，C：時間tにおける濃度，t：時間，R：0次消失速度

0次消失速度過程に適合する薬物では，薬物の消失速度は濃度に関係なく，常に一定の速度で一定量の薬物が排泄される(図3-2a).

フェニトインを大量に投与した場合，図3-2bに示すように，最初は代謝酵素が飽和するため0次的に消失していくが，代謝酵素が飽和しなくなった時点より1次消失速度過程となる.

B 1次消失速度過程

「血中の薬物濃度に比例して薬物が体内から消失していく過程」を意味する．血液中の薬物濃度が高い場合，消失する薬物量も増加し血中濃度が低下する．1次消失速度過程の速度式は以下のとおりであり，図3-3に示すように濃度(C)が高いときは消失する薬物量が多く，時間に伴って消失する薬剤は少なくなっていく.

$$-\frac{dC}{dt} = K_e C \quad (7)$$

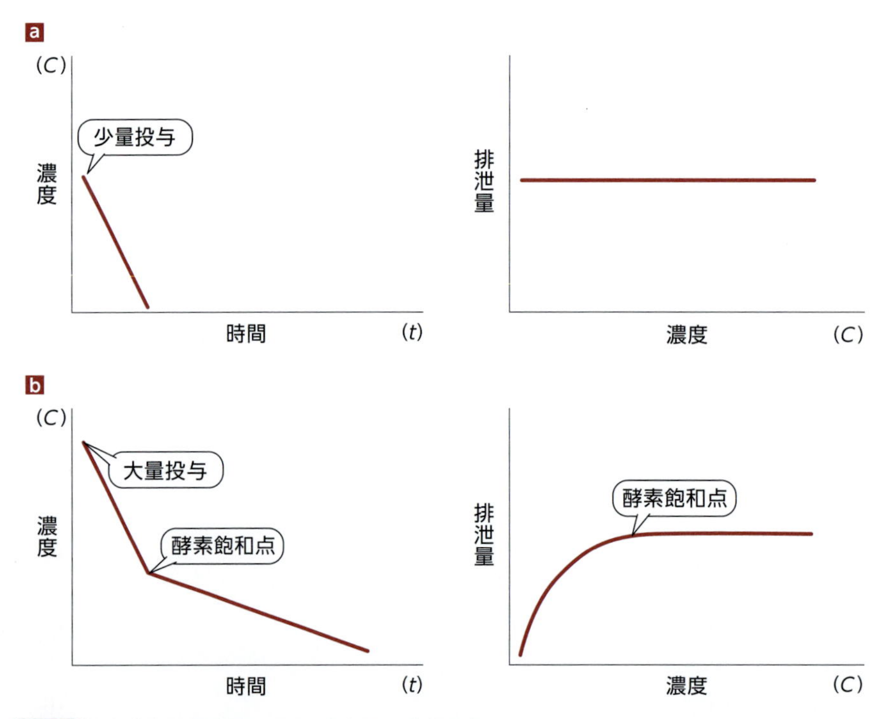

図3-2 0次消失速度過程における投与量と飽和現象

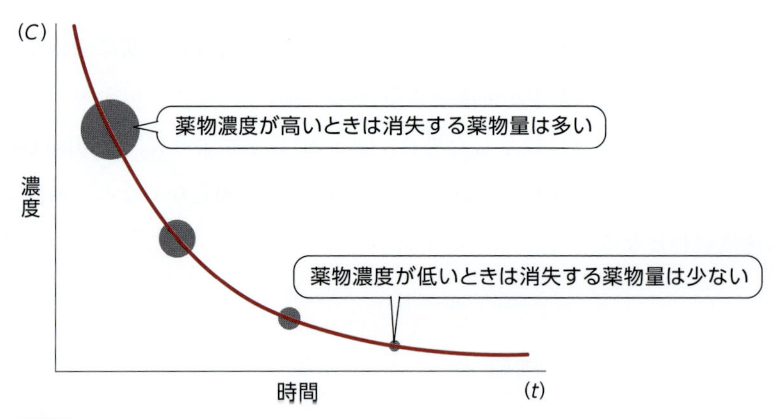

図3-3 1次消失速度過程における濃度(C)と時間(t)の関係

$$-dC = K_eCdt \quad (8)$$

$$dC = -K_eCdt \quad (9)$$

$$\frac{1}{C}dC = -K_edt \quad (10)$$

ここで両辺を積分すると

$$\int_{C_0}^{C}\frac{1}{C}dC = \int_{0}^{t} -K_edt \quad (11)$$

$$lnC - lnC_0 = -K_et \quad (12)$$

$$lnC = -K_et + lnC_0 \quad (13)$$

$$C = -C_0 \cdot exp(-K_et) \quad (14)$$

C_0：初期濃度，C：時間 t における濃度，t：時間，K_e：速度定数

C 0次および1次消失速度過程

薬物消失速度と血中濃度の関係を図3-4に示す．1次消失過程では，血中濃度が高いと消失速度は大きくなる(濃度依存)．また，0次消失過程では血中濃度が上昇しても，消失速度は一定であり濃度依存ではない．

図3-5は0次消失過程と1次消失過程における血中濃度の経時的な推移の比較で

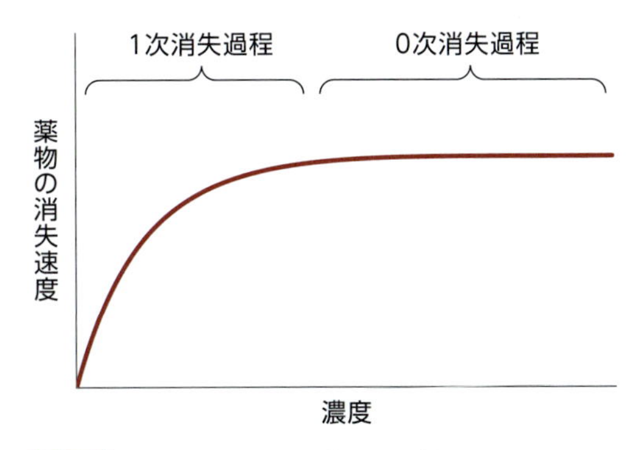

図3-4 薬物の消失速度と濃度の関係

a

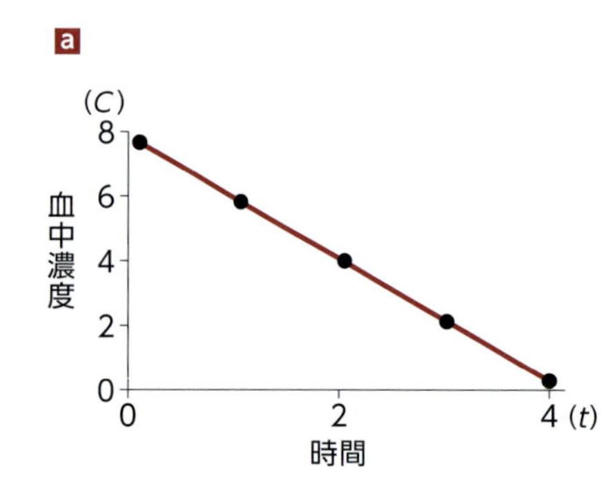

0次消失速度過程

時間 (t：hr)	血中濃度 (C：μg/mL)	消失速度 (△C/△t)
0	8	2(μg/mL)/hr
1	6	
2	4	
3	2	
4	0	

b

1次消失速度過程

時間 (t：hr)	血中濃度 (C：μg/mL)	消失速度 (△C/△t)
0	8	(8μg/mL−4μg/mL)/1hr=4
1	4	(4μg/mL−2μg/mL)/1hr=2
2	2	(2μg/mL−1μg/mL)/1hr=1
3	1	(8μg/mL−4μg/mL)/1hr=0.5
4	0.5	

図3-5 0次消失過程と1次消失過程の消失速度の違い

ある．0次消失速度過程では，薬物濃度が高くても低くても消失速度は2μg/mL/hrと常に一定であり，血中濃度に非依存的な消失を示す(図3-5a)．これに対し，1次消失過程では薬物濃度が低下すると消失速度(傾き)も小さくなり，血中濃度に依存した消失を示す(濃度依存，図3-5b)．

D 添付文書に記載の薬物動態で知る消失過程

添付文書に「薬物動態」が記載されている．ここでは，AT_1(アンジオテンシンⅡタイプ1)受容体拮抗薬のオルメサルタンOD錠とテルミサルタン錠を単回投与したときの薬物動態を比較してみる．

表3-1にオルメサルタンOD錠の添付文書に記載されている薬物動態を示す．投与量が5mgのときのC_{max}は152ng/mLであり，10mgのときのC_{max}は277ng/mLである．投与量が倍になるとC_{max}は約1.8倍になっている．また，投与量を20mgにするとC_{max}は481ng/mLとなり，投与量が10mgのときの約1.7倍となっている．さ

表3-1 オルメサルタンOD錠の薬物動態

投与量(mg)	C_{max} (ng/mL)	T_{max} (hr)	$t_{1/2}$ (hr)	AUC (ng·hr/mL)
5	152±31	1.8±0.4	8.7±1.2	892±191
10	277±46	1.7±0.5	10.2±1.8	1,576±244
20	481±117	2.2±0.4	11.0±3.8	2,903±915
40	1,006±152	1.7±0.5	10.6±4.7	5,807±1,142

1日最大投与量は40mgまで

(オルメテック®OD錠添付文書，2017年6月改訂(第22版)より引用)

らに，投与量が40mgではC_{max}が1,006ng/mLであり，投与量が20mgの時の約2.1倍となっている．すなわち，投与量を倍に増やすと，T_{max}や$t_{1/2}$はおおよそ同じ値であるけれども，濃度は約2倍になっており，1次反応モデルに近似した消失速度過程を示している．

0次消失速度過程，1次消失速度過程を添付文書の薬物動態の値だけで明確に分類することはできないが，薬剤の薬物動態の特徴を把握する重要な要素となる．これが，1次消失速度過程を示す薬剤の特徴となる．

薬物の血中濃度と投与量を考えたとき，比例関係(直線的なグラフになる)を示す薬物は線形薬物である．多くの薬物は線形薬物にあてはまる．これらの血中濃度は，投与された薬物量に比例して上昇する．このことは，投与する薬物量を2倍にしたら，薬物の血中濃度も2倍になり，3倍にすると血中濃度も3倍になることを意味する．表3-1の投与量とC_{max}の関係をグラフに直すと，図3-6のようになる．オルメサルタンOD錠は，1日最大投与量の40mgまでの範囲では，投与量に比例して，C_{max}も上昇することがわかる．したがって，オルメサルタンOD錠は線形薬物に該当すると言える．

E 非線形薬物

線形薬物が「薬物の投与量と血中濃度が比例関係にある」のに対し，投与量と血中濃度が比例関係にない薬物のことを非線形薬物という．例えば，少ない投与量の範囲では線形過程を示すが，一定量を超えると急激に血中濃度が上昇する薬物のことである．バルプロ酸などの，投与量を増やしても血中濃度が上昇しない薬物も非線

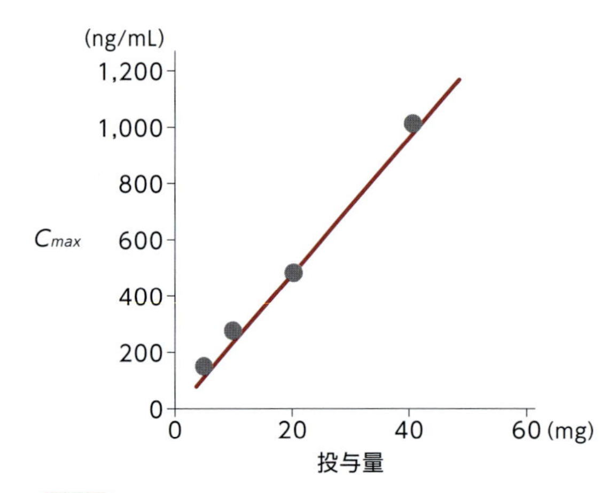

図3-6 オルメサルタンOD錠の投与量とC_{max}の関係

表3-2 テルミサルタン錠の薬物動態

投与量(mg)	C_{max} (ng/mL)	T_{max} (hr)	$t_{1/2}$ (hr)	AUC (ng·hr/mL)
20	33.84±17.37	6.9±6.2	24.0±11.0	424.65±232.25
40	78.52±32.72	4.6±1.7	20.3±12.1	807.41±334.76
80	365.81±253.08	3.6±1.2	20.9±10.6	2,304.54±1,522.85

(ミカルディス®錠添付文書，2015年4月改訂(第16版)より引用)

形薬物に区別される．テルミサルタン錠の添付文書に記載されている薬物動態を表3-2に示す．テルミサルタン錠は20mgから40mgの範囲では投与量とC_{max}は比例関係にある．しかし，40mgから一日最大投与量の80mgに増量する過程で，比例関係から逸して急激にC_{max}が増大することがわかる．すなわち，テルミサルタン錠は非線形を示す薬剤と言える．

2 薬物クリアランス（腎排泄・肝代謝）

到達目標

・腎排泄性および肝代謝性薬剤の違いを理解する．

薬物を投与すると吸収過程を経て，体細胞（すなわち，全身作用）に移行することで効果を発揮する．体内を循環して作用部位，代謝部位，排泄部位に到達するには，薬物が多数の細胞膜を通過することとなる．例えば，多くの経口薬物では，胃，腸，肝臓，および毛細血管の細胞膜を通過し血流に入る．そして標的となる細胞まで循環し，血管の細胞膜を透過し，目的細胞上の受容体と結合し薬効（治療効果）を示す．その後，再び血流により肝臓へ循環し，肝細胞の薬物代謝酵素により代謝物となる．ほとんどの薬物は代謝物または変化しないまま尿中に排泄される．また，薬物の未変化体もしくは代謝物が胆汁中に排泄され，糞便中で排泄される．薬物によっては，胆汁中に排泄された薬物が小腸で再吸収され，再び肝臓で代謝され（腸肝再循環），最終的に尿中に排泄される（図3-7）．すなわち，薬物は，吸収，分布，代謝（生体内変換），および排泄のプロセスをたどることとなる．これらのプロセスは，薬物血中濃度，薬効，薬物の作用発現（作用時間のピークおよび持続時間，薬物半減期）および副作用などの臨床治療における重要な側面をもつことになる．

代謝は，薬物が体内で不活性化，または生体変換されることを言う．多くの場合，吸収された薬物は一つ以上の不活性代謝産物に変化し，その後，排泄される．薬物によっては，代謝産物が薬効を示すものもあり，さらに代謝されて排泄されるまで作用を示し続ける．

脂質二重層は，隙間なく並んだリン脂質が疎水性部分を内側に，親水性部分を外側に向けた二重の層である．細胞膜の表面は親水性をもち，内部は脂肪酸に満ちて細胞の内外を遮断する障壁の役目をもつ．このため，脂溶性（疎水性）薬物は細胞内液に移行しやすい．しかし，主要な排泄器官である腎臓は，水溶性薬物のみ排泄することができる．そこで，脂溶性薬物を水溶性代謝産物に変化させることが代謝の主な機能となる．肝臓での薬物代謝またはクリアランスは，薬物の活性を終息させ，

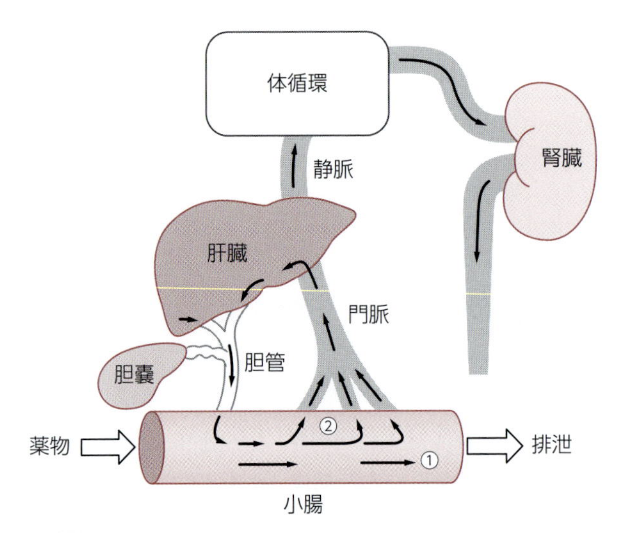

図3-7 薬物クリアランス(肝代謝・腎排泄)の概要
(①排泄，②再吸収)

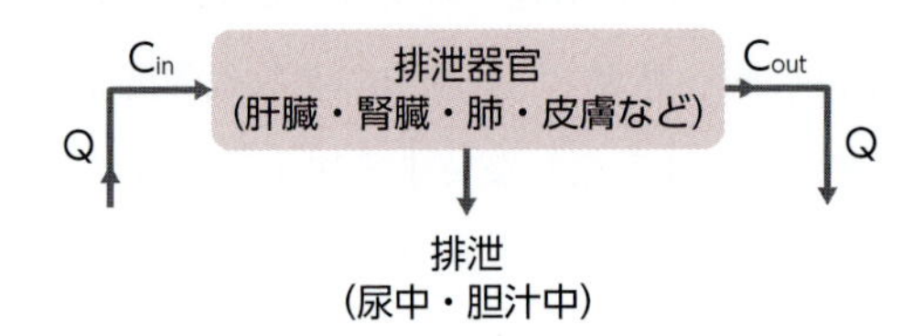

図3-8 全身クリアランスの概念図
Q：各器官を流れる血流量(mL/min)，C_{in}：各排泄器官に入る薬物濃度，
C_{out}：各排泄器官から流出される薬物濃度

投与した薬物を身体から排除するための主要なメカニズムとなる．排泄を阻害する因子，特に重度の腎疾患は，多くの薬物の蓄積をもたらし，投与量を減らさなければ重篤な副作用を引き起こす可能性がある．

体内には肝臓，腎臓や肺および皮膚など，薬物を排泄する器官が存在する(図3-8)．各器官での薬物除去率(E)は，式(15)で計算できる．

$$E=\frac{C_{in}-C_{out}}{C_{in}} \qquad (15)$$

C_{in}：各排泄器官に入る薬物濃度，C_{out}：各排泄器官から流出する薬物濃度

また，式(16)により除去率と血流量(Q)から各排泄器官の薬物クリアランス(CL_{organ})が求められる．

$$CL_{organ} = Q \times E \tag{16}$$

Q：各器官を流れる血流量（mL/min）

A 薬物のCLと排泄

CLの定義は，腎臓や肝臓および肺で排泄や代謝によって，単位時間あたりに薬物を取り除くことができる血液量（血漿）のことである．したがって，単位は血液量（volume）/時間（t）であり，一般的にmL/minが用いられている．腎排泄性の薬剤Aを例にすると，薬剤Aの血中濃度と腎臓でろ過される血液量の関係は式（17）によって表される．

$$\text{時間あたりの排泄量} = \text{クリアランス} \times \text{薬剤Aの血中濃度} \tag{17}$$

式（14）において，時間あたりの排泄量はmass/time，クリアランスは時間あたりの血流量なのでvolume/time，薬剤Aの血中濃度はmass/volumeで表すことができる．したがって式（17）は式（18）のように表すことができる．

$$\frac{\text{mass}}{\text{time}} = \frac{\cancel{\text{volume}}}{\text{time}} \times \frac{\text{mass}}{\cancel{\text{volume}}} = \frac{\text{mass}}{\text{time}} \tag{18}$$

mass：質量（mg），volume：容積（L），time：時間（hr）

B クレアチニンクリアランス（creatinine clearance：CLcr）と糸球体ろ過速度（GFR）の違い

イヌリンは，腎臓の糸球体でろ過されるが，尿細管での分泌はされない．糸球体でのイヌリンのクリアランスをGFRという．クレアチニンは，腎臓の糸球体でろ過されるが，さらに尿細管に直接分泌される（尿細管分泌）．そのためGFRと比較した場合，CLcrの方が尿細管分泌の分だけ排泄量が大きくなる（図3-9）．

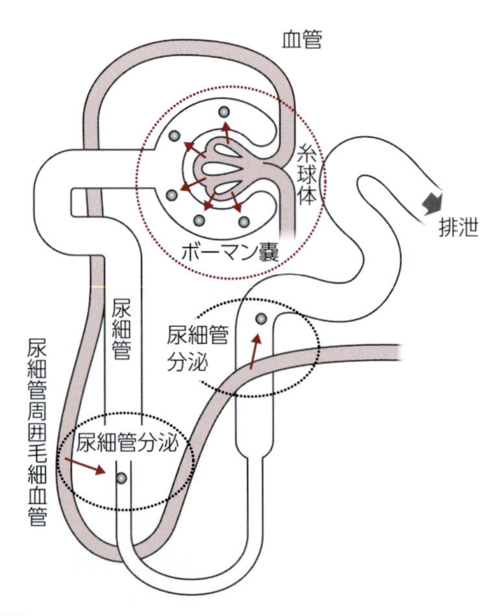

図3-9 eGFRとCLcrの違い

イヌリンは糸球体でろ過されるが，尿細管分泌はされない．一方，クレアチニンは糸球体でろ過されるが，尿細管分泌もされる．

3 分布容積の概念

到達目標

・分布容積と組織移行性の関係を理解する.

分布容積(volume of distribution：*Vd*)とは薬物が投与されたとき，瞬時に血液(血漿)中と等しい濃度で，細胞内などの組織に分布すると仮定したときの容積(L)を意味する．分布容積が大きいと，血液(血管)以外の組織にも分布していることとなる．さらに，組織に移行しやすい薬物では，薬物の血中濃度は低い値を示す．

また，人体の約70%は水分であるため，体を水の容器として考えることができる．*Vd*が4L以下の薬物は血漿または血液中全血の液状成分(血漿，血清)に分布していると考えられる．*Vd*が4～7Lである薬物の場合，全血(液状・有形成分)に分布していると考えられる．*Vd*が42Lより大きい場合，薬物は体内のすべての組織，特に脂肪組織に分布していると考えられる．

クロルプロマジンなどの薬物では，*Vd*が1,000L程度となる．これは，薬物の大部分が組織内にあり，循環中の血漿中にほとんど存在しないことを意味する．*Vd*が大きければ大きいほど，薬物が組織に存在している割合が大きくなる．逆に*Vd*が小さいほど，薬物が血液循環系に存在する割合が大きい．薬物の組織への分布は主に血液循環に依存している．薬物は，心臓，肝臓，および腎臓などの大きな血液供給を受ける臓器に急速に移行する．筋肉，脂肪および皮膚への移行はそれより遅い．

例題

薬物Aを1,000mg静注投与し，投与直後に濃度測定を行った結果，血中濃度は20μg/mLだった．この薬剤Aの*Vd*は何Lか．

解答

投与直後の血中濃度は20μg/mLだったので，1Lあたりに溶解している薬物Aの量は，20mg/Lとなる．1,000mg投与したので，1,000mg÷20mg/L＝50Lとなる．

*Vd*と薬物の投与量および血中薬物濃度の関係は式(19)のとおりになる．

$$Vd = \frac{D_{iv}}{C_0} \tag{19}$$

Vd：分布容積，D_{iv}：薬物の投与量(静注投与時)，C_0：血中薬物濃度

ここまでは生体を一つの箱と考える1-コンパートメントモデルを念頭に説明した．一方，いくつかの薬物の体内動態は2-コンパートメントモデルによって説明ができる(図3-10)．例えば，薬物を急速静注すると，瞬時に中央コンパートメント(V_1)に一様に分布する．その後，徐々に末梢コンパートメントに分布し，さらにV_1に再分布するとともに，徐々に体外に排出されるモデルである．1-コンパートメントモデルと比較すると，薬物がV_1から排出されると同時にV_2へも分布するため，投与初期では血中濃度が急速に減り，その後はV_2から薬物が再分布するため血中濃度が緩やかに低下する．このモデルで検討する場合，*Vd*の値が必要となる．*Vd*の値は式(19)により計算できる．しかし，血中濃度測定のための採血のタイミングが問題となる．ワンショットの静脈内投与でさえ，数十秒から数分の時間が経過する．したがって，式(19)によって計算される*Vd*は，コンパートメント全体に均等かつ即時に分配されるという仮定の上で成立する．そこで，簡単な例を基に*Vd*を求める方法について説明を加える．

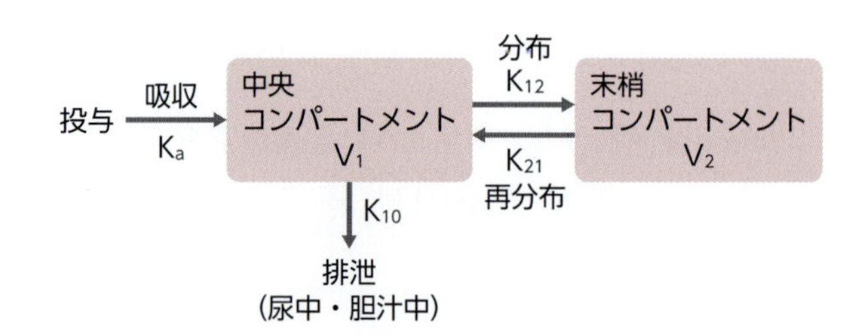

図3-10 2-コンパートメントモデルの概念図

K_a：吸収速度定数，K_{12}：V_1からV_2への薬物移行を表す速度定数，K_{21}：V_2からV_1への薬物移行を表す速度定数，K_{10}：消失速度定数

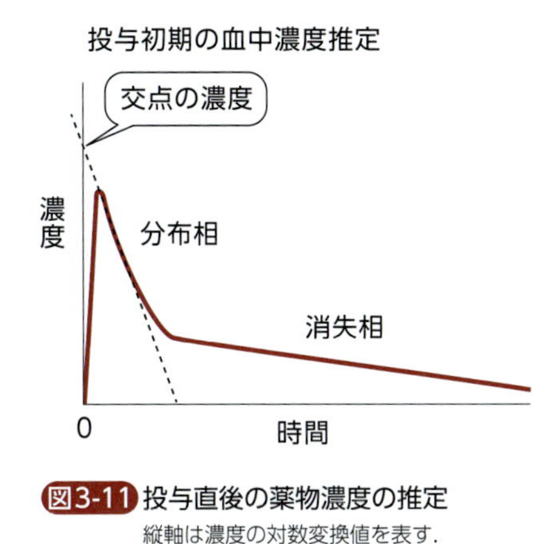

図3-11 投与直後の薬物濃度の推定
縦軸は濃度の対数変換値を表す.

中央コンパートメントの分布容積を推定する場合，薬物を静脈内投与した直後の血中濃度推移の傾きで直線を外挿し，時間ゼロまで延長することによって，これを計算することが可能である(図3-11)．この方法では，薬物の投与初期(薬物の分布相)の分布容積(V_1)を推定することとなる．推定されたV_1は，急速に分布している中央コンパートメントの容積を示す. この容積は薬物とのタンパク結合に依存する. 特にタンパク結合率が高い薬物の場合，非タンパク結合(フリー)薬物はより大きいV_1を示すこととなる.

4 消失速度定数と消失半減期

到達目標

1. 消失速度定数の計算ができる.
2. 消失半減期を基に体内の薬物量とクリアランスされた薬物の量の計算ができる.
3. バイオアベイラビリティについて理解できる.

多くの薬物の消失過程は1次消失速度過程で説明でき，薬物の消失速度はある時点における体内の薬物量に比例する．また，体内からの薬物の消失を考えるとき，消失速度定数(K_e)を求める必要がある．体内からの消失速度が速い薬物，遅い薬物があるためK_eは薬物によって異なる．

A 消失速度定数

薬物の消失速度は体内の薬物量に比例するので，薬物の消失速度は式(20)で表すことができる．

$$-\frac{dx}{dt}=K_e\times x \tag{20}$$

K_e：消失速度定数，x：体内の薬物量

また，消失速度は式(21)で示すことができる．

$$-\frac{dx}{dt}=CL_{tot}\times Conc \tag{21}$$

CL_{tot}：全身クリアランス

式(20)と式(21)より，

$$K_e\times x=CL_{tot}\times Conc \tag{22}$$

$$\therefore CL_{tot}=K_e\times\frac{x}{Conc} \tag{23}$$

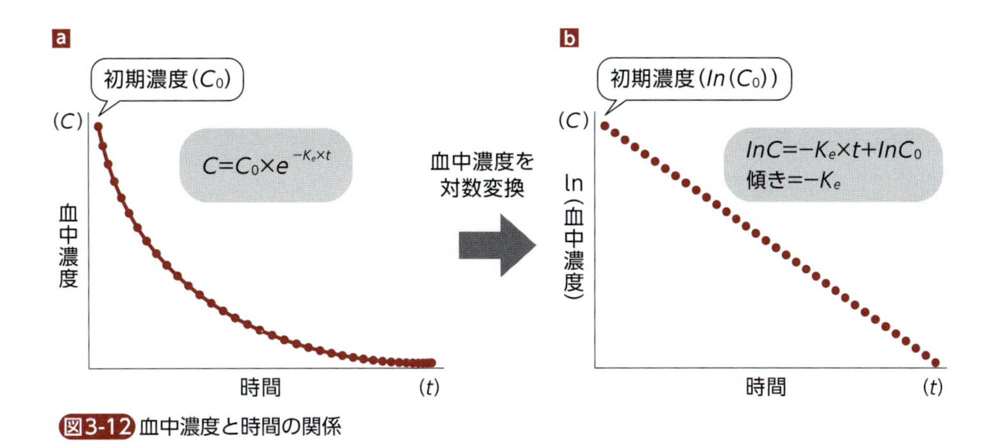

図3-12 血中濃度と時間の関係

さらに，投与直後を考えると，$x=D_{iv}$，$Conc=C_0$なので，$x/Conc=Vd$となる．よって，式(19)より，

$$CL_{tot}=K_e\times Vd \tag{24}$$

$$K_e=\frac{CL_{tot}}{Vd} \tag{25}$$

したがって，式(25)に示すとおり，K_eはCLとVdの関係式として表すことができる．一次速度で消失する薬物を静注した場合，血中濃度の消失推移は7.1.Bに示したように，式(26)で表すことができる．投与直後の血中濃度は一番高い値(C_0)を示す．この濃度から，経時的に濃度が減少していく(図3-12a)．

$$Conc=C_0\times exp(-K_e\cdot t) \tag{26}$$

また，式(26)の両辺の対数をとると式(13)となり，図3-12bに示すように，直線的に濃度が低下するグラフを得ることができる．ここで，時間(t)における血中濃度(C)から直線の傾きK_eを算出する．

図3-13aは急速静脈投与例である．このグラフの濃度推移のY軸を対数変換(常用対数)すると，図3-13bとなる．この直線は，$y=-ax+b$と同様の一次関数式となっている．すなわち，濃度Cは，

$$lnC=-K_e\times t+lnC_0 \tag{27}$$

で表すことができる．

この直線の傾きが消失速度定数(K_e)である．

消失速度定数は，対数に変換した任意の2点の血中濃度およびその濃度が得られた時間から求めることができる．

$$K_e(/\mathrm{hr}) = -1 \times \frac{(lnC - lnC')}{t - t'} \tag{28}$$

例えば，図3-14の血中濃度20mg/Lから10mg/Lへの変化時間は6時間である．す

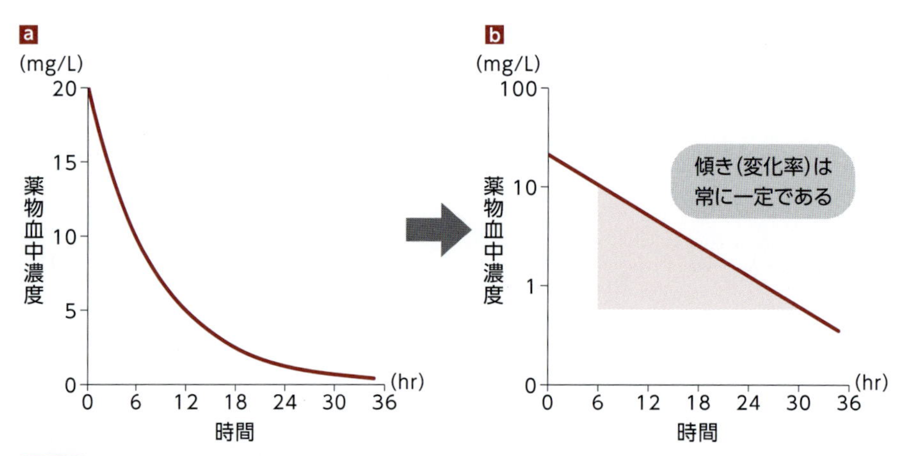

図3-13 急速静脈投与時の薬物血中濃度

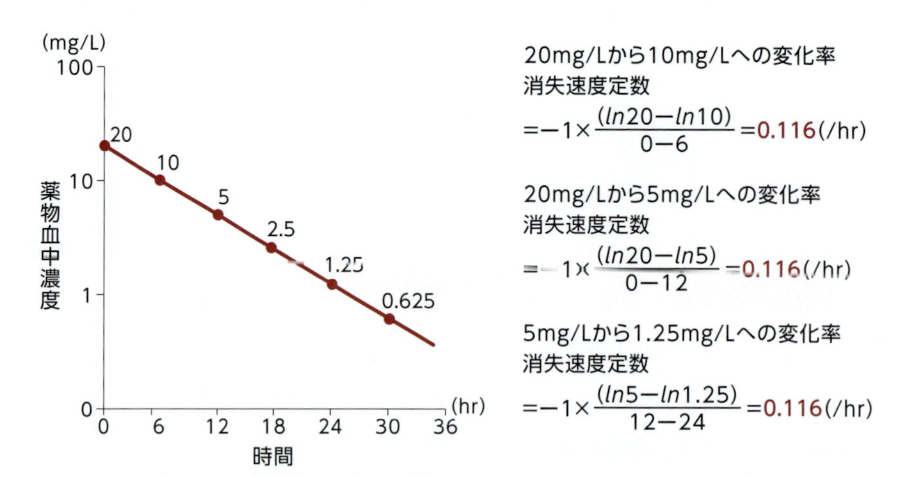

図3-14 急速静脈投与時の薬物血中濃度(対数変換)

常用対数で縦軸をとっているが，計算は自然対数で行っていることに注意する．
$ln20 = 2.996$，$ln10 = 2.303$，$ln5 = 1.610$，$ln2.5 = 0.916$で計算した．

なわち自然対数をとった濃度を引き算し，経過時間で除すると消失速度定数が求まる．図3-14には，20mg/L→10mg/L，20mg/L→5mg/L，および5mg/L→1.25mg/Lから消失速度定数を求めた場合を示したが，傾きK_eはすべて一定の値となる．

B 消失半減期

薬物の消失半減期($t_{1/2}$)は，薬物血中濃度が50%（半分）になるまでの時間のことである．薬物血中濃度は式(13)で計算でき，消失半減期($t_{1/2}$)のときの濃度は，$C=1/2\times C_0$で表せる．これを式(13)に代入すると式(29，30)となる．

$$ln\frac{1}{2}C_0=-K_e\cdot t_{1/2}+lnC_0 \tag{29}$$

$$t_{1/2}=\frac{ln2}{K_e}=\frac{0.693}{K_e} \tag{30}$$

半減期が短い薬物は，体内から早く排泄される薬剤であり，長い薬剤は排泄されるまでに時間が必要となる(表3-3)．

式(26)および式(30)を用いて，半減期の5倍の時間における血中濃度を考えてみたい．式(29)よりK_eを求めると，

$$K_e=\frac{0.693}{t_{1/2}} \tag{31}$$

式(26)の時間(t)に半減期($t_{1/2}$)の5倍の時間($5\times t_{1/2}$)と，式(30)を代入すると，

$$C=C_0\times exp\left\{-\frac{0.693}{t_{1/2}}\times(5\times t_{1/2})\right\} \tag{32}$$

表3-3 初期濃度20mg/Lで半減期6時間の薬物の投与後の推移

濃度 (mg/L)	経過時間 (hr)	半減期 (hr)	0時間からの濃度比	初期体内薬物量からの消失率 (%)
20	0	—	1	0
10	6	6	1/2	50
5	12	6	1/4	75
2.5	18	6	1/8	87.5
1.25	24	6	1/16	93.8
0.625	30	6	1/32	96.9

$$C = C_0 \times exp\,(0.693 \times 5) \tag{33}$$

$$C = C_0 \times 0.03125 \tag{34}$$

したがって，半減期($t_{1/2}$)の5倍の時間($5 \times t_{1/2}$)経過した時点で，投与された薬物の初期濃度の96.9%は排泄されていることが推定できる．逆に，投与中止後も半減期の約5倍程度の時間を経過するまで，体内に残存していると考えることもできる．

例題

薬物Aを1,000mg静注した場合の体内動態を考える．ここでは，薬物Aの分布容積(Vd)は50L，クリアランス(CL)は5.776L/hrとする．薬物Aの消失速度定数と半減期を求めよ．

解答

式(24)より薬物Aの消失速度定数は，

$$K_e = 5.776\text{L/hr} \div 50\text{L}$$
$$= 0.116\text{/hr}$$

式(30)より薬物Aの半減期は，

$$t_{1/2} = 0.693 \div 0{,}116\text{/hr}$$
$$= 6\text{hr}$$

となる．

図3-15aを確認いただきたい．投与された直後の体内の薬物量は1,000mg(血中濃度としては20mg/L)あるが，1半減期(6時間)経過すると初期濃度の1/2の10mg/Lに減少する．その後，10→5→2.5→1.25→と6時間ごとに前値の1/2の濃度に減少する．半減期(6時間)の5倍を経過した30時間後には，式(32)より

$$C = 20\text{mg/L x } 0.03125$$
$$= 0.625\text{mg/L}$$

血中濃度は0.625mg/Lまで低下することが理解できる．ここで，図3-15bを確認いただきたい．時間の経過とともに体内の薬物量は減少するが，消失速度定数は0.116/hrで一定のままである．これが，薬物Aが1次消失速度過程をとるということの意味である．

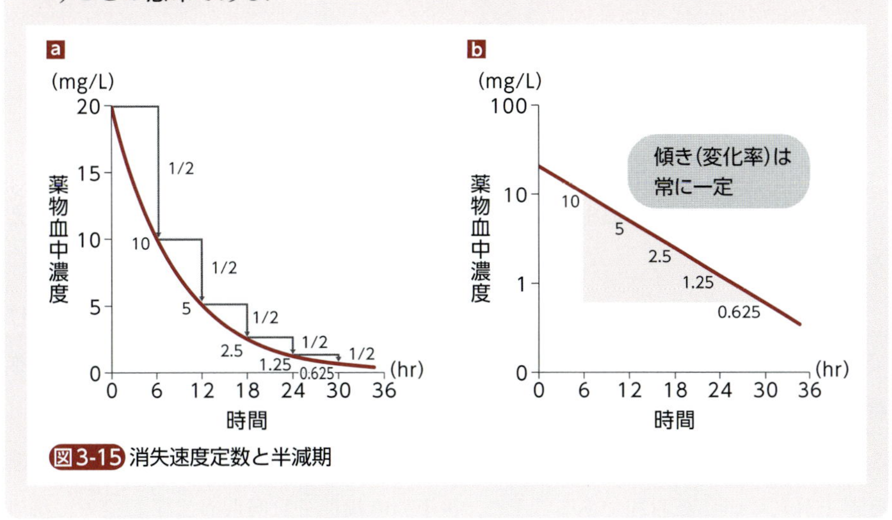

図3-15 消失速度定数と半減期

C バイオアベイラビリティ

血管外投与，例えば経口投与された薬物量がすべて全身循環血中に到達するとは限らない．そこで，血管外に投与された薬物量と全身循環血中に到達した薬物量を関連づける定数(F，fractionの意)が，PKパラメータとして必要になる．バイオアベイラビリティ(F)は比率であり，0から1までの値をとる．よって，

$$\text{全身循環血中に到達した薬物量} = F \times \text{血管外に投与された薬物量}(D)$$

の式が成り立つ．

5 経口投与と吸収速度定数

到達目標

・経口投与による吸収過程と吸収速度定数について理解する．

経口投与された薬物の血中濃度の推移を考える場合，吸収過程と消失過程を考える必要がある．

薬物を経口投与した場合，静脈注射とは異なり薬物が瞬間的に血液中に入るわけではない．消化管などで吸収されて徐々に血液中に入っていくため，血中濃度の推移グラフは，図3-16に示すとおり緩やかな曲線となる．

曲線で示した血中濃度推移のグラフの前半部分は，薬物が徐々に吸収され血中濃度が上昇していく吸収相である．また，後半の直線部分は吸収が完了し徐々に排泄されていく排泄相(消失相)を示す．

経口投与した場合の1-コンパートメントモデル式を示す．

$$C_p=\frac{Dose\cdot F\cdot K_a}{Vd(K_a-K_e)}\{exp(-K_e\cdot t)-exp(-K_a\cdot t)\} \quad (35)$$

$\dfrac{Dose\cdot F\cdot K_a}{Vd(K_a-K_e)}=\mathrm{A}$とし，式(35)を変形すると式(36)で表せる．

$$C_p=\mathrm{A}\cdot exp(-K_e\cdot t)-\mathrm{A}\cdot exp(-K_a\cdot t) \quad (36)$$

ここで，K_aは吸収速度定数である．$exp(-K_e\cdot t)$は消失相，$exp(-K_a\cdot t)$は吸収相に対応している．さらに，徐放性製剤ではない通常の経口投与製剤では，吸収の方が消失よりも速い．つまり，$K_a>K_e$である．したがって，吸収相を過ぎて十分な時間が経過した場合，$exp(-K_a\cdot t)$のほうが$exp(-K_e\cdot t)$よりも先に0になり，消失相での推移を表す式に近似できることになる．

$$C_p=A\cdot exp(-K_e\cdot t)-A\cdot exp(-K_a\cdot t)\approx A\cdot exp(-K_e\cdot t) \quad (37)$$

図3-16に消失速度定数(K_e)と吸収速度定数(K_a)の比によってどのように濃度(C)

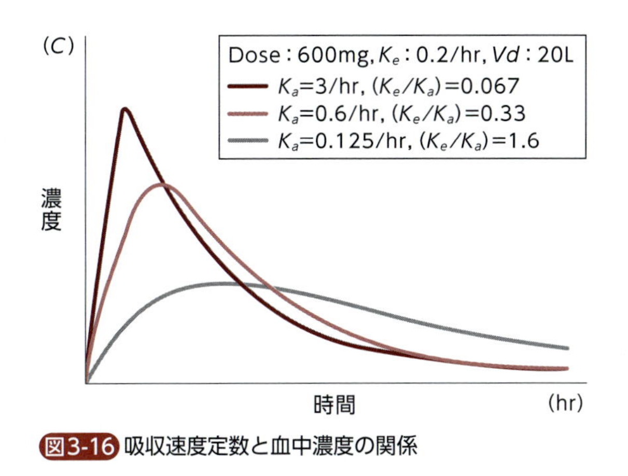

図3-16 吸収速度定数と血中濃度の関係

が変化するかを示す．K_eがK_aより十分に小さい場合，消失薬物速度が小さく，吸収される薬物速度が大きくなるのでC_{max}が高くなる．また，K_eがK_aより十分に大きい場合，消失薬物速度が大きく，吸収される薬物速度が小さくなるのでC_{max}が低くなる．

6 薬物濃度の考え方

到達目標

1. 薬物濃度と平衡関係について，血中・作用部位に分けて説明できる．
2. タンパク結合率(タンパク遊離形と結合形)とタンパク結合率の変化について，結合するタンパクの性状および病態変化を合わせて説明できる．

A 薬物濃度(血中・作用部位)と平衡関係

薬物血中濃度は，薬物治療によって得られる成果(治療効果)を検証するために，かつ治療の状況を把握する指標の一つとして，最も臨床で利用されている．

薬物治療において，医薬品は決められた投与量，決められたタイミング，決められた投与経路によって体内に入る．私たちは，薬物の投与量を知ることはできるが，実際に患者に投与された薬物が，今この瞬間，体内に何mg存在しているのかを知ることはできない．私たちが体内の薬物量について得られる情報は，薬物濃度だけであり，血液中には何mg，肝臓には何mg，腎臓に何mg，各組織に何mg，そして，それらの総和として，体内に何mgの薬剤が存在しているということを，正確に述べることは，現在の科学では不可能である．

くり返しになるが，PK，薬物血中濃度およびPDの関係性を深く理解しておかなければ，本書で躓(つまづ)くことにもなりかねない．詳しくは，後述する第4章の図4-1(p.129)および以下の過程を確認していただきたい．

投与量(dose, mg) → 薬物血中濃度(mg/L) → 効果･副作用(effect･side effect)

ここで，投与された薬物がどの程度体内に吸収され，循環血液中に存在するのかを調べることが重要となり，無論，薬理効果を発現するときの作用部位における薬物濃度を把握しなければならない．体内の薬物濃度について一言で述べたいが，薬物濃度の中には，薬物血中濃度および組織中の濃度が含まれている．私たちが最も知りたい薬物濃度は，本来，治療のターゲットとしている作用部位・組織中における薬物濃度である．しかし，作用部位はもとより，組織中の薬物濃度を測定しようとしても多くの場合において，測定用の患者検体(サンプル)を得られない．作用部位における細胞中の濃度として可視化したいが，特別の手技と実験設備を用いることができない限り，測定できない．そこで，薬物血中濃度から組織中におけるおおよその薬物濃度を予測することにより，効果・副作用を評価している．実際には，サンプリングした薬物血中総濃度が作用部位・組織中濃度と平衡であると仮定して取り扱わざるを得ない．薬物は血液に溶けて，全身を循環し，細胞中に入るため，細胞外液から膜を通過して細胞内液中に移行する．したがって，投与した量と効果の間には全身循環薬物血中濃度(いわゆる血中濃度)と作用部位・組織中薬物濃度の関係に何段階もの動態過程が存在する．そこで作用部位の薬物濃度と比較的早く平衡に達すると考えることができる部位の濃度を指標として取り扱うことになる．ここでいう平衡とは，作用部位濃度と薬物血中濃度が同じ値(濃度)を示すわけではなく，あくまでも作用部位における薬物濃度と血中における薬物濃度のつり合いがとれ，一定の比を保っている状態のことである．

すなわち，作用部位での透過，分布という非常に多くの過程が存在するが，その解析は複雑なため，一般的に作用部位・組織中濃度は薬物血中濃度と平衡関係になっているとして本章を説明していく．

B タンパク結合率(タンパク遊離形とタンパク結合形)

体内に投与された薬物は，血中において，タンパクに結合しているタンパク結合形と，タンパクに結合していないタンパク遊離形の二状態で存在している(図3-17)．ここで，膜透過を行うのはタンパクと結合していないタンパク遊離形の薬物である．薬物のタンパク結合率を考慮しながら，定常状態では，作用部位と薬物血中遊離形濃度との間に平衡が成り立っていると仮定して，薬物血中遊離形濃度を投与設計の指標とする．そこで，薬物の血液中のタンパク遊離形分率(fraction of unbound：f_uB)，いわゆるタンパク結合率(百分率化したもの：単位(%))がPKパラメータとして重要となる．臨床では疾患によりf_uBが変動することがあり，PK/PDの関係性に変化をもたらすことがある．f_uBは，薬物血中総濃度(total concentration：C_t)に占める薬物血中タンパク遊離形濃度(unbound concentration：C_u)の割合である．タンパク遊離形分率として計算されるf_uBの値は0から1を示す．

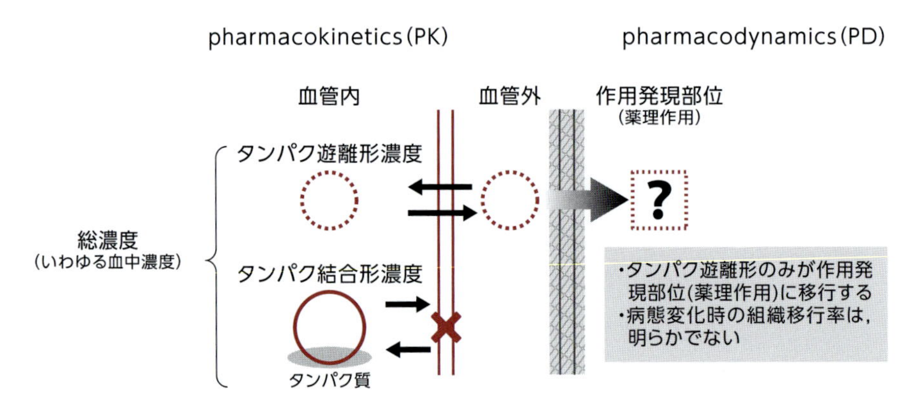

図3-17 タンパク遊離形濃度と作用発現との関係

$$f_u B = \frac{C_u}{C_t} \qquad (38)$$

その反面，タンパク結合率は，タンパクと結合している薬物の割合を評価したい．しかし，タンパク結合形濃度は測定できないという矛盾が生じる．そこで，式(38)を改変し，測定可能なタンパク遊離形と薬物血中総濃度を用いて，タンパク結合率を計算する．タンパク遊離形分率として計算される$f_u B$ (%)の値は0から100を示す．

$$f_u B\,(\%) = 100 - \frac{C_u}{C_t} \times 100 \qquad (39)$$

多くの場合において，薬剤は決まったタンパクの決まった位置に特異的に結合する．このような結合を特異的な結合と呼び，特異的ではない結合を非特異的な結合と呼ぶ．特異的な結合では，薬剤は決まった位置にしか結合できないため，薬剤が結合し，タンパクにおける結合可能部位がなくなると，薬剤はそれ以上タンパクに結合できなくなる，すなわち飽和する．一方，非特異的な結合では，薬剤はどこへでも結合するため，飽和は起こらない．そこで，特異的な結合と非特異的な結合を分け，体内におけるタンパク結合形の総薬物濃度は，これら2つの結合の和であると考えてみることにする．特異的な結合は，図3-18で表される．

$[D]$はタンパクと結合していない薬剤(タンパク遊離形)，$[P]$は薬剤が結合していないタンパク，$[DP]$は薬剤とタンパクの複合体(タンパク結合形)を表している．K_1およびK_2は，タンパクへの結合または遊離における速度定数でありK_1/K_2を，結合定数K_Aとする．結合定数K_Aの逆数，すなわち，$1/K_A$を解離定数K_Dと呼ぶ．薬剤

$$[D]+[P] \underset{K_2}{\overset{K_1}{\rightleftarrows}} [DP]$$

図3-18 薬物とタンパク結合との関係
タンパクなどの高分子に対する薬物の結合は可逆的であり，質量保存の法則に従う．

が結合可能な総タンパク量は，薬剤が結合していないタンパク[P]と薬剤が結合しているタンパク[DP]の和で表され，この総タンパク量は，薬剤がタンパクに結合する最大結合能(B_{max})を表している．ここで，K_DおよびB_{max}を用いて，タンパク結合形の薬物濃度を求める関数を導出してみる．K_Dは，[D]，[P]および[DP]を用いて，以下のように表される．

$$K_D=\frac{[D]\,[P]}{[DP]} \tag{40}$$

B_{max}は，[P]と[DP]の和であるから，

$$B_{max}=[P]+[DP] \tag{41}$$

と表され，[P]は，

$$[P]=B_{max}-[DP] \tag{42}$$

と表される．式(42)を式(40)に代入し，整理すると，

$$[DP]=\frac{B_{max}\times[D]}{K_D+[D]} \tag{43}$$

が得られる．[DP]および[D]は，タンパク結合形濃度およびタンパク遊離形濃度を表していることから，薬物血中タンパク結合形濃度(bound concentration：C_b)およびC_uで書き換えると，

$$C_b=\frac{B_{max}\times C_u}{K_D+C_u} \tag{44}$$

と表される．非特異的な結合では，タンパク遊離形の薬剤が多ければ多いほど，ある傾き($SLOPE$)に比例してタンパク結合形の薬剤も多くなる．したがって，C_bは，

$$C_b = SLOPE \times C_u \tag{45}$$

で表される．体内におけるタンパク結合形の総薬物濃度($C_{b\,total}$)は，特異的な結合と非特異的な結合の和であると考えていることから，式(44)および式(45)を用いて，

$$C_{b\,total} = \frac{B_{max} \times C_u}{K_D + C_u} + SLOPE \times C_u \tag{46}$$

と表される．ここで，式(44)および式(46)までの数式をまとめて，わかりやすくグラフ化したものが図3-19となる．すなわち，C_tは，式(46)のC_bとC_uの和で表される．

$$C_t = C_b + C_u \tag{47}$$

C タンパク結合変化に及ぼす変動要因

血中のタンパク遊離形(非結合形)薬物濃度の方がより密接に薬理作用と関係しているが，血中の薬物総濃度が投与計画の指標として用いられることが多い．これは，薬物投与後，作用部位のタンパク遊離形濃度を測定することが困難であることに起因している．血中における遊離形濃度の測定には限外ろ過法などの複雑な操作が必要であり，総濃度の方がはるかに容易に測定できることに起因する．限外ろ過法とは，タンパク質を含む薬物溶液を，限外ろ過膜を用いて遠心分離し，薬物の血清もしくは血漿中のタンパク結合を測定する方法である．限外ろ過後，ろ過膜上部には

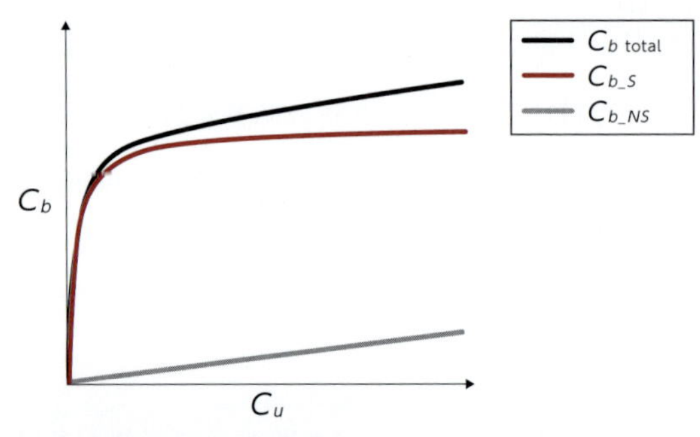

図3-19 特異的および非特異的なタンパク結合

$C_{b\,total} = C_{b\_S} + C_{b\_NS}$
C_b：タンパク結合形の薬物濃度，C_u：タンパク遊離形の薬物濃度
$C_{b\,total}$：タンパク結合形の総薬物濃度，C_{b_S}：特異的な結合によるタンパク結合形濃度(specific)，
C_{b_NS}：非特異的な結合によるタンパク結合形濃度(non-specific)

タンパクが残渣し，ろ過膜を通して，タンパク遊離形薬物がろ液として分離される．一部の薬物においては，血中のタンパク遊離形濃度と総濃度の割合が，患者間で大きなばらつきを生じるものもあれば，基礎疾患や他の薬物との相互作用で変化することもある(表3-4)．特に，タンパク結合率が極めて高い薬物については，血中のタンパク結合の変化が生じる可能性を考慮し，薬物血中総濃度の測定値を適切に解釈しなければならない．このような場合，本来であれば，タンパク遊離形濃度を治療薬物モニタリング(TDM)すべきである．したがって，タンパク結合の変化が薬理作用(PD)に及ぼす影響を予測することも重要となる[1]．

ヒトの血液中(血漿中)には50種類以上のタンパク質が存在していることが知られている．このうち，ほとんどの薬物は，3種類のタンパクのいずれかと結合する．これら薬物のタンパク質の特徴を表3-5に示す．

また，タンパク質と薬物の結合は，血液中のみで発現する機構ではなく，組織中においても薬物はタンパク質，DNA，リン脂質などと結合していることを付言する．ここで，薬物治療施行時に特にモニタリングが重要となる「アルブミン」と「α1-酸性糖タンパク」の2つの薬物結合タンパクについて詳述する．

アルブミンは，肝臓で生合成される分子量約6万6,000のタンパク質である．血液の浸透圧の保持，pH緩衝作用，各組織へのアミノ酸供給，抗酸化作用に加え，脂肪酸，ビリルビン，無機イオン，薬物などと結合する機能を有し，薬物のタンパク結合を担う主要なタンパク質である．アルブミンに結合した低分子化合物は臓器に取り込まれないため，代謝・排泄されることなく血中を循環する．

表3-4 タンパク結合に変化を及ぼす主な要因

生理学的状態	病態
新生児・乳児 高齢者 妊娠 性別 民族性(人種) 喫煙 肥満 栄養状態 アルブミンまたはα1-酸性糖タンパクの日内変動	腎疾患 肝疾患 心疾患 重度熱傷 がん 外科手術 糖尿病 甲状腺疾患 後天性免疫不全症候群(AIDS)

(文献2より引用，一部改変)

表3-5 薬物と結合する代表的なタンパク質の性状

	アルブミン	α1-酸性糖タンパク	グロブリン
分子量	6万6,000	4万	
正常値	4.0～5.0g/dL	50～100mg/dL	
生合成	肝臓	肝臓	肝臓，リンパ球
血漿タンパクとして占める割合	50～60%	0.2～0.4% (急性炎症時には5～50倍に増大する)	3.5%
代表的な結合薬物	酸性および中性薬物 ・ワルファリン ・ベンゾジアゼピン類 ・ジギトキシン など	塩基性薬物 ・リドカイン ・プロプラノロール ・イミプラミン など	・コレステロール ・脂溶性ビタミン ・副腎皮質ホルモン など

α1-酸性糖タンパクが塩基性薬物と結合するのに対し，アルブミンは酸性薬物と強く結合する．臨床検査では肝機能の指標とされている．健常人の基準値は約4～5g/dLで，肝障害，腎不全，ネフローゼ症候群，低栄養状態，妊娠により低下する．新生児や乳児患者などでみられる重篤な低アルブミン血症時には酸性薬物の結合低下が顕著になることが認められている．

α1-酸性糖タンパクは，血漿中に50～100mg/dL存在する分子量約4万のタンパク質であり，外傷，外科手術，熱傷，心筋梗塞，腫瘍疾患，炎症性疾患(リウマチ，クローン病など)，感染症時などに増大する．アルブミンと同様に，血漿中で薬物と結合する性質をもつタンパク質の一つであるが，アルブミンが酸性薬物との結合性が高いのに対し，α1-酸性糖タンパクは，塩基性薬物と強く結合する特徴がある．

慢性腎不全および尿毒症などの腎疾患を有する患者では，一般的にアルブミンと結合する薬物のタンパク結合率低下が多くみられる．中でも，ネフローゼ症候群は糸球体性の大量のタンパク尿による低アルブミン血症の結果，浮腫が出現する腎疾患群である[2)]．

成人のネフローゼ症候群の診断基準として，①タンパク尿3.5g/日以上が持続する，②血清アルブミン値3.0g/dL以下，③浮腫，④脂質異常症が設定され，血漿タンパク質への影響が大きい．ネフローゼ症候群は，薬物のタンパク結合率の低下要因が，低アルブミン血症とほぼ断定される病態であるため，ネフローゼ症候群患者では，アルブミンと結合する薬物のタンパク結合率の低下に注意が必要となる．一方，肝疾患は病態が多岐にわたるため，肝疾患時における薬物のタンパク結合の変化を予測することは難しい．肝疾患における薬物のタンパク結合率の低下には，肝機能低下によるアルブミンとα1-酸性糖タンパクの生成・合成速度の低下による血漿タンパク質の減少が大きく関与する[1]．

D アルブミンとタンパク結合率

生体内に投与された薬物の一部は，血液中に常在するタンパクと結合し，複合体を形成する．先述のとおり，タンパクに結合する多くの薬物は，血液(血漿)中のアルブミンと結合する．ここで，組織へ移行し，薬効を発揮することができるのは，タンパクと結合していない遊離形の薬剤のみであることから，投与された薬物の何割がタンパクと結合するか，すなわちタンパク結合率を知ることは，薬効・副作用を評価する上で重要である．そこで，血清アルブミン値の変動とタンパク結合率の変動について考察してみる．血清アルブミンの正常値は，4.0～5.0g/dLであるとされている(**表3-5**)．ここでは，一例として，血清アルブミン値が4.5g/dLのときのモル濃度と薬剤のモル濃度を比較してみる．モル濃度は，mol/Lと表され，1mol中には，6×10^{23}個の分子が含まれている．1molあたりの分子の質量が分子量(g/mol)であり，分子の種類ごとに固有の値をとる．すなわち，モル濃度を比較することで，間接的に分子の数を比較することが可能である．アルブミンの分子量は66,000g/molである．次に，タンパク結合率が極めて高い薬物と低い薬物を例にとり，血清アルブミン値と比較してみる．例に挙げる薬物は，臨床で代表的な抗菌薬であるテイコプラニン(TEIC)とドリペネム(DRPM)である．テイコプラニンのタンパク結合率は90％以上[3]，一方でドリペネムのタンパク結合率は10％未満であることが知られている[4,5]．患者Aの血清アルブミンが正常値である4.5g/dL (45g/L)と仮定すると，アルブミン(Alb)のモル濃度(mol/L)は，

$$\mathrm{Alb(mol/L)} = \frac{45\,(\mathrm{g/L})}{66{,}000\,(\mathrm{g/mol})} = 6.82 \times 10^{-4} \qquad (48)$$

で表され，アルブミンのモル濃度は，0.682×10^{-3}mol/Lと求められる．テイコプラニン(TEIC)の分子量は1,565g/mol，タンパク結合率は90％とする．投与設計には，最低薬物血中濃度(ここでは総濃度とする)を用いており，10mg/L (＝0.01g/L)

と設定する．このとき，タンパクに結合するテイコプラニン(TEIC)のモル濃度は，

$$\mathrm{TEIC\,(mol/L)} = \frac{0.01\,(\mathrm{g/L}) \times 0.9}{1565\,(\mathrm{g/mol})} = 5.75 \times 10^{-6} \tag{49}$$

で表される．すなわち，正常値のアルブミン(Alb)と投与設計で使用する最低薬物血中濃度を示すテイコプラニン(TEIC)のモル濃度を比較すると，テイコプラニンは，アルブミンの約1/1,000しか血液中に存在していない．同様に，血清アルブミンが正常値である4.5g/dL (45g/L)とし，ドリペネム(DRPM)の分子量は439g/mol，タンパク結合率は10%とする．文献値から[4]，最低薬物血中濃度(ここでは総濃度とする)を1mg/L(=0.001g/L)と設定する．このとき，タンパクに結合するドリペネム(DRPM)のモル濃度は，

$$\mathrm{DRPM\,(mol/L)} = \frac{0.001\,(\mathrm{g/L}) \times 0.1}{439\,(\mathrm{g/mol})} = 2.28 \times 10^{-7} \tag{50}$$

で表される．すなわち，テイコプラニン(TEIC)と同じく，アルブミン(Alb)に対しては，非常に低いモル濃度しか血液中に存在してないことがわかる．ここで，臨床でよく眼前にする血清アルブミン3.0～5.0g/dL (30～50g/L，Alb正常値は4.0～5.0g/dL)におけるモル濃度の一覧を表3-6に示す．このように，血清アルブミン値が4.0g/dL以下の低値においても，薬物に対して血液(血漿・血清)中におけるアルブミンは，十分量存在している．

無論，これら計算式より算出される値とタンパクと薬物の親和性は直接関連しないかもしれない．また，実際に，血清アルブミン値の低下によって，タンパク遊離形濃度が上昇する薬物は多く報告されている[1]．しかし，これらの報告のほとんどは，表3-4 (p.107)に示すようなタンパク結合に変化を及ぼす要因を合併または有

表3-6 血清アルブミン3.0～5.0mg/dLにおけるモル濃度換算値

血清アルブミン値(g/dL)	血清アルブミンのモル濃度(mmol/L)
5.0	0.758
4.5	0.682
4.0	0.606
3.5	0.530
3.0	0.455

するものである．したがって，血清アルブミン値のみにとらわれて投与設計してはいけない．通常，血清アルブミン値が低下している状況では，腎疾患および肝疾患による薬物の排泄・代謝能の低下も想定される．これらの要因によって，体内の薬物総濃度，遊離形濃度の上昇に起因している可能性も存在するからである．薬物治療において，タンパク遊離形の薬物血中濃度が判明しない場合でも，薬物血中総濃度を適切に解釈することができるように強く望む．薬物血中濃度をモニタリング可能かどうかに関係なく，血液(血漿)中のタンパク結合の変化が，患者の薬物に対する反応性および薬効(効果・副作用)のPDに及ぼす影響を，薬物治療に携わる臨床家は考慮することが重要となる．もし，誤った解釈をすると治療の転帰に何らかの深刻な影響を与えるかもしれない．薬物治療に携わる臨床家は，重要な責務を担っていることを理解していただきたい．臨床検査において，血中の「アルブミン」および「α1-酸性糖タンパク」が低下したことだけに着目せず，腎疾患および肝疾患，その他，種々の要因および病態がタンパク結合に及ぼすことを加味して，総合的に投与設計を評価すべきである．

7 AUCとクリアランス

到達目標

・投与量とAUCとクリアランスの関係について理解する.

AUC (area under the blood concentration-time curve)は血中薬物濃度時間曲線下面積を指す.AUC領域(面積)は,薬物が投与された後,体内に吸収された実際の薬物量が反映され,単位はmg·hr/Lで示す(図3-20).投与された薬物が,どのくらいの血中濃度でどのくらいの時間にわたり血中を循環したのかをAUCによって把握することができる.AUCは投与された薬物量と体内からの排泄に依存した値を示す.数式で示すと,式(51)のようになる.すなわち,AUCは投与量に正比例し,クリアランスに反比例する.

$$AUC = \frac{D_{iv}}{CL_{tot}} = \frac{F \cdot D_{po}}{CL_{tot}} \tag{51}$$

AUC:血中濃度時間曲線下面積,D_{iv}:投与量(急速静脈内投与時),CL_{tot}:全身クリアランス
F:バイオアベイラビリティ,D_{po}:投与量(経口投与時)

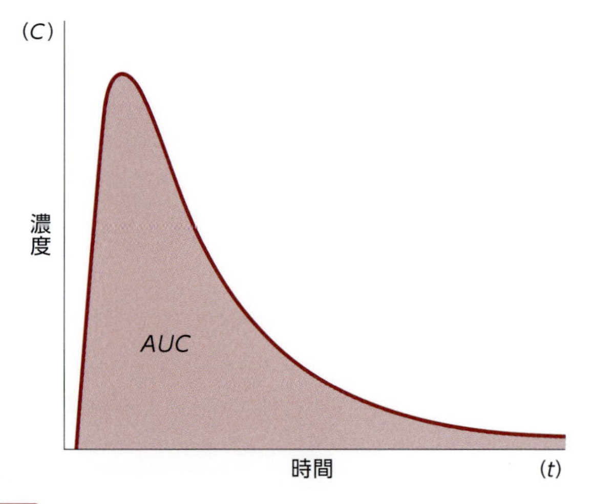

図3-20 AUC (area under the blood concentration-time curve)

また，クリアランスが大きい薬物の場合，血中濃度は急速に低下し，体循環にとどまる時間が短く，AUCも小さな値となる．

静脈内瞬時投与後の薬物の血中濃度は，式(26)で示される．

$$Conc = C_0 \times exp(-K_e \cdot t) \tag{26}$$

また，

$$C_0 = \text{初期濃度} = \frac{Dose}{Vd} \tag{52}$$

AUCは血中濃度時間曲線の(無限大時間までの)面積と定義されるので，

$$\begin{aligned} AUC &= \int_0^\infty Conc\, dt \\ &= \int_0^\infty \frac{Dose}{Vd} \times exp(-K_e \cdot t)\, dt \\ &= \frac{Dose}{Vd} \frac{1}{K_e} \end{aligned} \tag{53}$$

となる．ここで，式(26)より

$$CL = Vd \times K_e \tag{54}$$

であるから，

$$AUC = \frac{Dose}{CL} \tag{55}$$

$$CL = \frac{Dose}{AUC} \tag{56}$$

となる．

8 定常状態の概念

到達目標

1. 消失半減期が短い薬物と長い薬物の血中濃度推移について理解する.
2. 半減期と定常状態到達時間の関係を理解する.

定常状態とは，薬物がくり返し投与され，「体内に吸収される薬物の量」と「体内から消失する薬物の量」が等しくなり，薬物の血中濃度が一定になった状態を意味する．薬物によっては定常状態に早く到達するものもあれば，なかなか到達しないものもある．これらの違いは各薬物の消失半減期($t_{1/2}$)により推測することができる．

A 重ね合わせの原理

重ね合わせの原理は，薬物が投与され体内に分布する過程が線形であり，かつ，排泄が1次消失過程を示す薬物で利用できる．複数回投与された薬剤の血中濃度は，各投与量から血中濃度を推定し合計することで計算できる．

(例)分布容積が10Lで消失速度定数が0.2時間$^{-1}$の薬物を，初回投与で300mgを投与した．24時間後の血中濃度(C_p^1)を求めると，

$$C_p^1 = \frac{300\text{mg}}{10\text{L}} \cdot exp(-0.2\text{hr}^{-1} \times 24\text{hr}) = 0.25\text{mg/L}$$

となる．次に，2回目の投薬として，初回投与から6時間経過した時点で150mgを投与した．初回投与から24時間後の薬物の濃度(C_p^2)を求めると，

$$C_p^2 = \frac{150\text{mg}}{10\text{L}} \cdot exp(-0.2\text{hr}^{-1} \times (24\text{hr} - 6\text{hr})) = 0.41\text{mg/L}$$

となる．さらに，3回目の投薬として，初回投与から18時間経過した時点で200mgを投与した．初回投与から24時間後の薬物の濃度(C_p^3)を求めると，

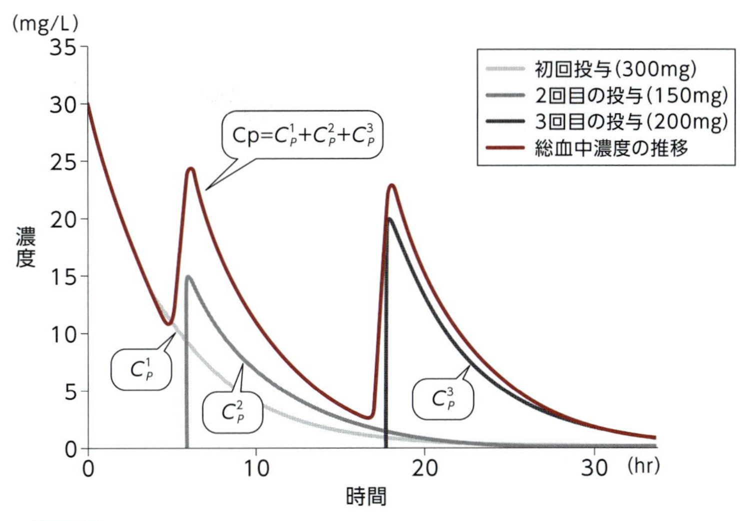

図3-21 反復投与の重ね合わせの概要図

$$C_P^3 = \frac{200\text{mg}}{10\text{L}} \cdot exp(-0.2\text{hr}^{-1} \times (24\text{hr} - 18\text{hr})) = 6.02\text{mg/L}$$

となる．したがって，初回投与から24時間後の血中濃度(Cp)は，これら3つの血中濃度の合計で，6.68mg/Lとなる(図3-21).

$$\text{Cp} = C_P^1 + C_P^2 + C_P^3 = 6.68\text{mg/L}$$

B 消失半減期が短い薬物

表3-7にロキソプロフェン錠60mgの薬物動態を示す．

この薬物動態よりC_{max}はおおよそ6.5μg/mL，T_{max}は0.5hrであり，$t_{1/2}$は1.23hrであることがわかる．$t_{1/2}$は薬物濃度が半分の濃度になるまでの時間であるため，ロキソプロフェン錠60mgの体内動態は表3-8のようになると推定できる．この血中濃度推移を図3-22に示す．6時間以降は，薬物濃度はほとんど0になった状況であることが理解できる．すなわち，C_{max}から$t_{1/2(1)}$が経過した場合，薬物血中濃度は50%になる($t_{1/2}$のカッコ内の数字は，半減期の回数)．さらに，$t_{1/2(2)}$経過すると25%，$t_{1/2(3)}$経過すると12.5%，そして，$t_{1/2(4)}$経過すると6.25%まで血中濃度が下がる．「4 消失速度定数と消失半減期」(p.94)で説明したように，半減期($t_{1/2}$)の5倍の時間

表3-7 ロキソプロフェン錠60mgの薬物動態

	判定パラメータ		参考パラメータ	
	$AUC_{0\to6}$ (μg·hr/mL)	C_{max} (μg/mL)	T_{max} (hr)	$t_{1/2}$ (hr)
ロキソプロフェンナトリウム錠60mg	10.15±1.90	6.49±1.74	0.49±0.15	1.23±0.16
標準製剤（錠剤，60mg）	10.14±1.82	6.84±1.28	0.45±0.10	1.24±0.15

（日医工株式会社：ロキソプロフェンナトリウム錠「日医工」添付文書，2018年1月改訂（第5版）より引用）

表3-8 ロキソプロフェン錠60mgの血中濃度推移

	時間 (hr)	濃度 (μg/mL)	
	0.00	0.00	
T_{max}	0.50	6.50	C_{max}
+1.23hr	1.73	3.25	$t_{1/2(1)}$
+1.23hr	2.96	1.63	$t_{1/2(2)}$
+1.23hr	4.19	0.81	$t_{1/2(3)}$
+1.23hr	5.42	0.41	$t_{1/2(4)}$
+1.23hr	6.65	0.20	$t_{1/2(5)}$

$t_{1/2}$のカッコ内の数字は，半減期の回数

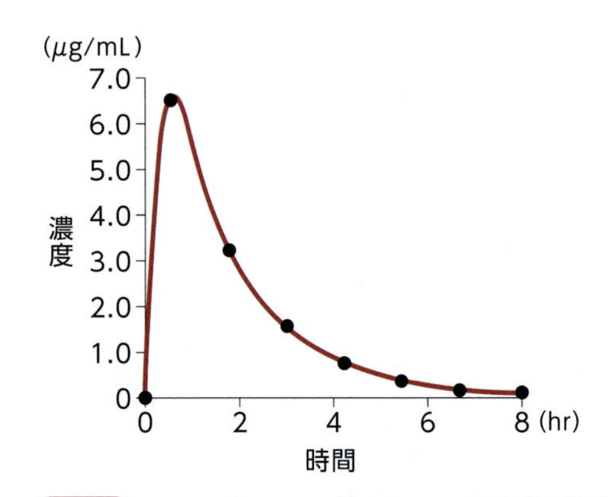

図3-22 ロキソプロフェン錠60mgの血中濃度推移

$(5\times t_{1/2})$経過後では，投与された薬物の初期濃度の96.9%は排泄されていることが推定される．すなわち，ロキソプロフェン錠の$t_{1/2}$は1.23時間であり，5倍の時間（1.23hr×5=6.15hr）が経過したとき96.9%はすでに排泄されていることが推定できる．このような半減期が短い薬物を8時間ごとに1日3回投与した場合の血中濃度の推移は，**図3-23**のような推移を示す．このような薬物は投与間隔以内に体内から消失し，蓄積が起こらない．

C 消失半減期が長い薬物

表3-9にカルバマゼピン錠200mgの薬物動態を示す．

この薬物動態よりC_{max}は3.40μg/mL，T_{max}は3.7hr，$t_{1/2}$は46hrであることがわかる．カルバマゼピン錠200mgの体内動態は**表3-10**，血中濃度推移は**図3-24**のようになると推定できる．

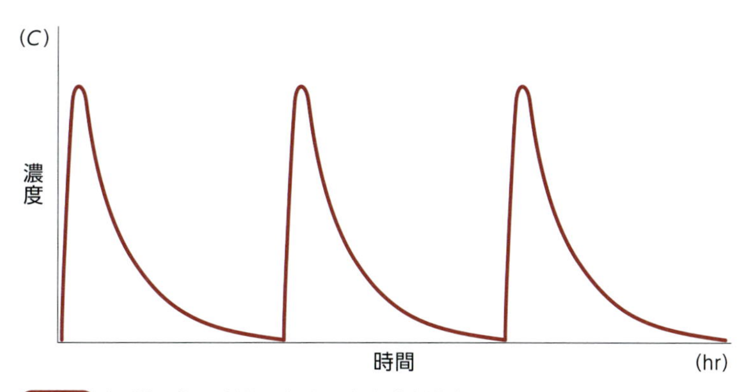

図3-23 半減期が短い薬物の場合の血中濃度推移

表3-9 カルバマゼピン錠200mgの薬物動態

	判定パラメータ		参考パラメータ	
	$AUC_{0\to6}$ (μg·hr/mL)	C_{max} (μg/mL)	T_{max} (hr)	$t_{1/2}$ (hr)
カルバマゼピン錠200mg	146.07±20.65	3.40±0.49	3.68±1.80	45.83±9.28
標準製剤(錠剤，200mg)	148.05±17.45	3.32±0.35	4.21±1.87	47.23±10.32

(協和薬品工業株式会社：カルバマゼピン錠「アメル」添付文書，2015年4月改訂(第16版)より引用)

表3-10 カルバマゼピン錠200mgの血中濃度推移

	時間	濃度	
	0.00	0.00	
T_{max}	3.7	3.4	C_{max}
+46hr	49.7	1.7	$t_{1/2(1)}$
+46hr	95.7	0.85	$t_{1/2(2)}$
+46hr	141.7	0.425	$t_{1/2(3)}$
+46hr	187.7	0.2125	$t_{1/2(4)}$
+46hr	233.7	0.10625	$t_{1/2(5)}$

$t_{1/2}$のカッコ内の数字は，半減期の回数

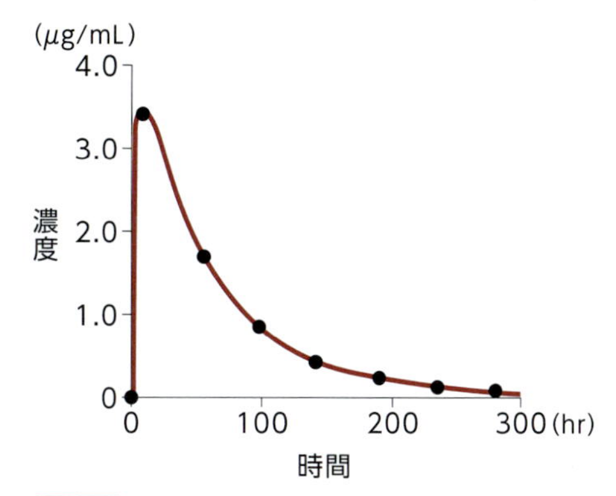

図3-24 カルバマゼピン錠200mgの血中濃度推移

カルバマゼピン錠の$t_{1/2}$は46hrであり，5倍の時間(46hr×5＝230hr)が経過したとき96.9%が排泄されることが推定できる．しかし，カルバマゼピンは通常，200～400mgを1日1～2回(12時間または24時間ごと)に分割投与されるため，体内からすべてが消失する前に次の投与がなされることになる．その結果，薬物は

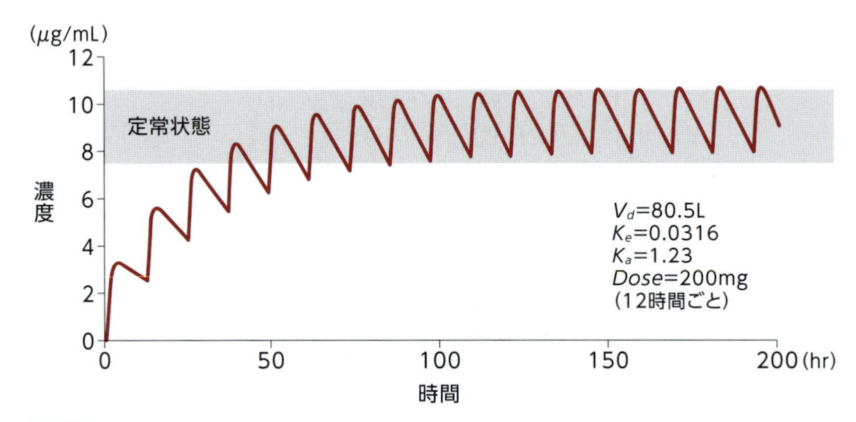

図3-25 カルバマゼピンの連続投与での血中濃度推移

体内に蓄積し，血中濃度は投与ごとに徐々に高くなる．ただし，永遠に高くなり続けるわけではなく，いつかは「体内に吸収される薬物の量」と「体内から消失する薬物の量」とが等しくなる．この状態を定常状態と言う(図3-25)．

D 蓄積比(accumulation ratio, R)

薬物の蓄積を表すパラメータとして蓄積比(R)が用いられている．蓄積比(R)は「定常状態の血中濃度/初回投与後の血中濃度」と定義されている．すなわち，定常状態の最高血中濃度または最低血中濃度と，初回投与後の最高血中濃度または最低血中濃度の比で表せる．

初回投与後の最高血中濃度(C^1_{max})および最低血中濃度(C^1_{min})は式(57)および(58)で表される．

$$C^1_{max} = \frac{Dose}{Vd} \tag{57}$$

$$C^1_{min} = C^1_{max} \cdot exp(-K_e \cdot \tau) = C_0 \cdot exp(-K_e \cdot \tau) \tag{58}$$

Dose：投与量，*Vd*：分布容積
K_e：消失速度定数，τ：投与間隔，C_0：初期濃度

したがって，蓄積比(R)は，

$$R=\frac{C_{min}^{ss}}{C_{min}^{1}}=\frac{C_{max}^{ss}}{C_{max}^{1}}=\frac{1}{1-exp(-K_e\cdot\tau)} \tag{59}$$

C_{min}^{ss}：定常状態での最低血中濃度，C_{max}^{ss}：定常状態での最高血中濃度

と表すことができる．

9 表計算ソフトウェア「Excel®」を用いたPKの理解

到達目標

1. 薬物動態パラメータを四則演算から計算できる.
2. 薬物動態パラメータを用いて、薬物血中濃度のシミュレーション(重ね合わせ)ができる.

本章で基本的なPK解析の考え方について説明を行った. ここからは, 表計算ソフトウェア「Excel®」を用いて, さらに理解を深めていく.

演習用Excelファイル「演習用_薬物動態パラメータの四則演算」「演習用_経口1コンパートメントPKモデル」および「演習用_点滴静注1コンパートメントPKモデル」を参照していただきたい*.

A 薬物動態パラメータの四則演算

＊演習用Excelファイル「演習用_薬物動態パラメータの四則演算」の【シート名：薬物動態パラメータの四則演算】を参照.

例題

1次速度で消失する薬物Aを300mg経口投与し, 経時的に採血を行い薬物Aの血中濃度を測定した. その結果を, 表3-11に示す. このデータより薬物Aの動態パラメータを四則演算により求める. ただし, 薬物Aのバイオアベイラビリティ(F)は1と仮定する.

この対数値と時間をプロットすると図3-26になる. 4～24時間までがほぼ直線的なので, 式(28)を用いて, この間で消失速度定数を計算すると,

＊本項で用いられる演習用ファイルは, 南山堂ホームページの本書紹介サイト(http://www.nanzando.com/books/72381.php)よりダウンロードできます(ID：NZD_CPMx　PASS：n@T3i=K2019/).

表3-11 採血データ

Time	Conc
(hr)	(μg/mL)
0	0.00
0.25	2.04
0.5	3.69
1	6.07
1.5	7.52
2	8.31
4	8.07
8	4.36
12	2.02
24	0.19

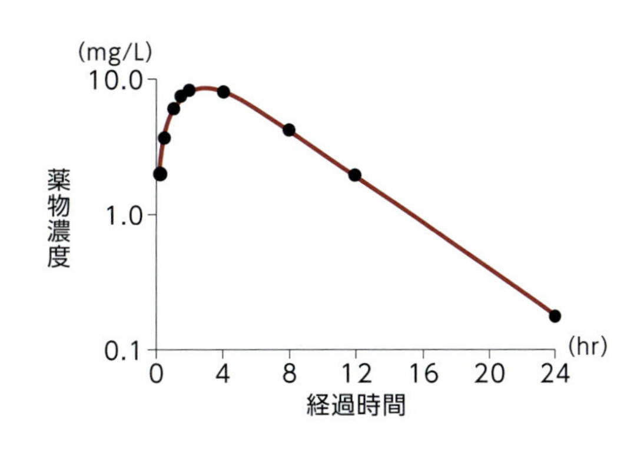

図3-26 血中濃度の推移

血中濃度値は変換せず，縦軸だけ常用対数に変換している．

$$K_e(/\text{hr}) = -1 \times \frac{ln8.07 - ln0.19}{4 - 24} = 0.187$$

となる．

[半減期($t_{1/2}$)]

$K_e = 0.187/\text{hr}$ なので，

$$t_{1/2} = \frac{0.693}{K_e} = \frac{0.693}{0.187} = 3.7\text{hr}$$

となる．

[AUC]（台形法を用いた計算）

各測定時間でのAUCを計算していく（表3-12）．

$$AUC_{0-0.25} = \frac{0 + 2.04}{2} \times (0.25 - 0) = 0.26$$

$$AUC_{0.25-0.5} = \frac{2.04 + 3.69}{2} \times (0.5 - 0.25) = 0.72$$

計算をくり返す．

$$AUC_{12-24} = \frac{0.19 + 2.02}{2} \times (24 - 12) = 13.28$$

表3-12 *AUC*値の計算結果

Time (hr)	Conc (mg/L)	*AUC* (μg·hr/L)
0	0.00	**0.00**
0.25	2.04	**0.26**
0.5	3.69	**0.72**
1	6.07	**2.44**
1.5	7.52	**3.40**
2	8.31	**3.96**
4	8.07	**16.38**
8	4.36	**24.86**
12	2.02	**12.77**
24	0.19	**13.28**
合計		**78.06**

AUC_{0-24}は，24時間までの各AUCの合計となり，$AUC_{0-24}=78.06\mu g\cdot hr/mL$となる．

24時間経過したところで，体内には0.19μg/mLの薬物が残存している．この分のAUCは次のように計算できる．

$$AUC_{24-\infty}=\int_{24}^{\infty} Conc\ dt$$

$$=\int_{24}^{\infty}\frac{Dose}{Vd}\ exp(-K_e\cdot t)\,dt$$

$$=\frac{Conc(t=24)}{K_e}$$

$$=\frac{0.19}{0.187}=1.01$$

したがって

$$AUC_{0-\infty}=AUC_{0-24}+AUC_{24-\infty}=78.06+1.01=79.07\mu g\cdot hr/mL$$

となる．

[クリアランス(CL/F)]

クリアランスは

$$CL/F = \frac{Dose}{AUC_{0-\infty}} = \frac{300\text{mg}}{79.07\text{mg·hr/L}} = 3.79\text{L/hr}$$

[分布容積(Vd/F)]

$$Vd/F = \frac{CL}{K_e} = \frac{3.79}{0.187} = 20.2\text{L}$$

B 経口1-コンパートメントPKモデルのシミュレーション

＊演習用Excelファイル「演習用_経口1コンパートメントPKモデル」を参照.

【シート名：VPA単回投与】

はじめに，VPA（バルプロ酸ナトリウム）の薬物血中濃度シミュレーションを行う．本剤は経口剤であるため，式(60)のように経口1-コンパートメントモデル式を使用する．

$$Conc = \frac{Dose \cdot F \cdot K_a}{Vd(K_a - K_e)} \{exp(-K_e \cdot t) - exp(-K_a \cdot t)\} \quad (60)$$

本症例は，成人男性，投与量は1回400 mgと仮定し，PKパラメータはデパケン®錠の添付文書を参考に，著者が各パラメータ値を設定したものを利用する．

ここで，式(60)をExcel入力用の演算式に変換すると

```
=((Dose＊F＊Ka)/(V＊(Ka−Ke))＊(EXP(−Ke＊t)−EXP(−Ka＊t)))    (61)
```

として表される．各PKパラメータの数値は，名前の定義(Dose, F, Ka, Ke, CL, V)機能を設定しているため，薬物濃度のセルの演算式中に数値を入力せずとも，薬物濃度の値が計算されているセルを選択すると，常に式(61)がfxの数式バーに表示される．名前の定義機能を利用すると，選択されたセルまたはセル範囲の絶対参照(例えばA1)が既定値として設定される．バルプロ酸ナトリウムを1回400mg投与した際の最高血中濃度は約28.9mg/L，最高血中濃度到達時間は投与後2時間前後となる．また，前述のように，徐放性製剤ではない通常の経口投与製剤では，吸収の方が消失よりも速い．ここで設定した薬物動態パラメータも$K_a > K_e$であるが，

これをK_a<K_eに変更して，バルプロ酸ナトリウム血中濃度の動態がどのように変わるのかを確認していただきたい.

【シート名：VPA反復投与(重ね合わせ)】

バルプロ酸ナトリウム1回400mgを12時間間隔で10回投薬した場合，5,6回の投与でほぼ定常状態に達している．また，10回投与後の最低血中濃度は，47.0mg/Lである．ここでは，リンク貼り付け機能を利用している．すなわち，【シート名：VPA単回投与】のD14からD254までの薬物濃度の値を本シートの列CからLまでの濃度に該当するセルに「リンク貼り付け」している(リンク貼り付けの機能は，標準ツールバーの「貼り付け」ボタンの▼をクリックしてから，形式を選択して貼り付けを選択し「リンク貼り付け」を選択する).

このリンク貼り付け機能を利用することで，【シート名：VPA単回投与】の投与量を変化させたときも，そのときの薬物濃度が【シート名：VPA反復投与(重ね合わせ)】における薬物濃度に反映される．この機能を利用して，【シート名：VPA単回投与】のF, Ka, Ke, CL, VのPKパラメータは固定したまま，適応範囲内で投与量(Dose)を増減させて，反復投与時のバルプロ酸ナトリウム血中濃度の動態がどのように変わるのか確認していただきたい.

C 点滴静注1-コンパートメントPKモデルのシミュレーション

*演習用Excelシート「演習用_点滴静注1コンパートメントPKモデル」参照.

【シート名：VCM単回投与】

次に，VCM (バンコマイシン)の薬物血中濃度シミュレーションを行う．本剤は点滴静注で患者に投与するため，点滴1-コンパートメントモデル式を使用する．ここで，点滴時間はT_{inf}(hr)，経過時間をt(hr)と仮定すると，点滴静注は，①点滴静注開始から点滴終了時($t \leqq T_{inf}$)と，②点滴静注終了後($t > T_{inf}$)と2つの式に区別できる．すなわち，式(62)および式(63)のように2つの式を利用して点滴静注薬の血中濃度シミュレーションを行う.

①点滴静注開始から点滴終了時($t \leqq T_{inf}$)

$$Conc = \frac{(Dose/T_{inf})}{CL}(1 - exp(-K_e \cdot t) \qquad (62)$$

②点滴静注終了後($t>T_{inf}$)

$$Conc=\frac{(Dose/T_{inf})}{CL}(1-exp(-K_e \cdot T_{inf}))\cdot exp(-K_e \cdot (t-T_{inf})) \quad (63)$$

本症例は小児，投与量は1回250mgと仮定し，PKパラメータはバンコマイシン塩酸塩点滴静注用の添付文書を参考に著者が各パラメータ値を設定したものを利用する．ここで，式(62)および式(63)をExcel入力用の演算式に変換すると

①点滴静注開始から点滴終了時($t \leqq T_{inf}$)

=(Dose/Tinf/CL)*(1−EXP(−Ke*t)) (64)

②点滴静注終了後($t>T_{inf}$)

=(Dose/Tinf/CL)*(1−EXP(−Ke*Tinf))*EXP(−Ke*(t−Tinf)) (65)

として表される．各PKパラメータの数値は，名前の定義(Dose, Tinf, Ke, CL, V)機能を設定しているため，薬物濃度のセルの演算式中に数値を入力せずとも，薬物濃度の値が計算されているセルを選択すると，常に式(61)がfxの数式バーに表示される．くり返しとなるが，名前の定義機能を利用すると，選択されたセルまたはセル範囲の絶対参照(例えばA1)が既定値として設定される．バンコマイシン1回400mgを1時間点滴した際の最高血中濃度は，点滴終了直後の約28.4mg/Lとなる．本シートのT_{inf}は1時間で固定し，K_eは，CL/Vで計算しているため，薬物動態パラメータであるCLもしくはVの値を適宜変更して，バンコマイシンの血中濃度の動態がどのように変わるのかを確認していただきたい．

【シート名：VCM反復投与(重ね合わせ)】

バンコマイシン1回250 mgを1時間かけて点滴静注し，12時間間隔で10回投薬した場合，初回投与からほぼ定常状態に達している．これは消失半減期が短いことが理由である．また，10回投与後の最低血中濃度は，2.2mg/Lである．ここでも，B. 経口1-コンパートメントPKモデルのシミュレーション「演習用_経口1コンパートメントPKモデル」で前述のとおり，リンク貼り付け機能を利用している．このリンク貼り付け機能を利用することで，【シート名：VCM単回投与】の投与量を変化させたときも，そのときの薬物濃度が【シート名：VCM反復投与(重ね合わせ)】における薬物濃度に反映される．この機能を利用して，【シート名：VCM単回投与】の

Ke, CL, VのPKパラメータは固定したままで適応範囲内で投与量(Dose)を増減させて，反復投与時のバンコマイシン血中濃度の動態がどのように変わるのか確認していただきたい．なお，投与間隔は演習のために12時間間隔で固定しているが，実臨床では1日2～4回に分けて投与される．

引用文献

1. 篠崎公一ほか監訳：薬物動態学と薬力学の臨床応用－TDMの正しい理解のために－，pp75-109，メディカル・サイエンス・インターナショナル，2009．
2. 松尾清一ほか：ネフローゼ症候群診療指針．日本腎臓学会誌，53：78-122，2011．
3. Wilson AP : Clinical pharmacokinetics of teicoplanin. Clin Pharmacokinet, 39 : 167-183, 2000.
4. Ikawa K, et al : Pharmacokinetic-pharmacodynamic target attainment analysis of doripenem in infected patients. Int J Antimicrob Agents, 33 : 276-279, 2009.
5. Matsuo Y, et al : Population pharmacokinetics of doripenem in Japanese subjects and Monte-Carlo simulation for patients with renal impairment. J Infect Chemother, 21 : 123-129, 2015.

参考文献

- Yamamoto M, et al : Population pharmacokinetic analysis of vancomycin in patients with gram-positive infections and the influence of infectious disease type. J Clin Pharm Ther, 34 : 473-483, 2009.
- Cockcroft DW, et al : Prediction of creatinine clearance from serum creatinine. Nephron, 16 : 31-41, 1976.
- Ishiguro N, et al : Predominant contribution of OATP1B3 to the hepatic uptake of telmisartan, an angiotensin II receptor antagonist, in humans. Drug Metab Dispos, 34 : 1109-1115, 2006.
- Brunner HR, et al : Clinical efficacy of olmesartan medoxomil. J Hypertens Suppl, 21 : S43-46, 2003.
- Michael E. Winter : Basic clinical pharmacokinetics (edition 5), Lippincott Williams & Wilkins, 2009.
- 秋澤忠男ほか：腎機能別薬剤投与量 POCKET BOOK，じほう，2017．
- 平田純生ほか：透析患者への投薬ガイドブック(改訂3版)，じほう，2017．
- 第一三共株式会社：オルメテック®OD錠添付文書，2017年6月改訂(第22版)．
- アステラス製薬株式会社：ミカルディス®錠 添付文書，2015年4月改訂(第16版)．
- 共和薬品工業株式会社：カルバマゼピン錠「アメル」添付文書，2015年4月改訂(第16版)．
- 日医工株式会社：ロキソプロフェンナトリウム錠「日医工」添付文書，2018年1月改訂(第5版)．
- 高久史麿ほか：臨床検査データブック 2017-2018，医学書院，2017．
- 日本腎臓学会：エビデンスに基づくCKD診療ガイドライン2013，2013．Available at : 〈https://www.jsn.or.jp/guideline/ckdevidence2013.php〉

第 4 章

PK/PDの計算原理の理解
およびExcel®を用いた演習

1 薬動力学の概念 —薬物動態学(PK)と薬動力学(PD)の結びつきを理解する—

到達目標

1. Pharmacodynamics(PD)の効果指標として，真のエンドポイント，サロゲートマーカー，バイオマーカーの意味・解釈と違いを説明できる．
2. 年齢，体重，性別，人種，腎および肝機能などのPD変動要因を説明できる．

A PK/PD解析の概略

薬物動態学(pharmacokinetics：PK) ≠ 薬物血中濃度 (1)

読者の中には，「PKは薬物血中濃度」と理解されている方も多いと思うが，決してそうではない[式(1)]．もし，この考えを有したまま本章を精読すると，混乱を覚えるであろう．そこで，最初にPK/PD(pharmacodynamics，薬動力学)と薬物血中濃度の関係性をここで整理しておきたい．日本薬学会の薬学用語解説(http://www.pharm.or.jp/dictionary/wiki.cgi)に準拠し，筆者はPKとPDを以下のように考えている(表4-1)．

PKが主に薬物の用法・用量と薬物血中濃度との関係を定量的かつ理論的に取り扱うのに対し，PDは主に薬物血中濃度と薬効の関係を扱う．ここで，より簡潔にPKとPDの関係を理解してもらうため，図4-1を確認してもらいたい．すなわち，薬物血中濃度というものは，PKとPDを橋渡しするものであり，PK⇔薬物血中濃度⇔PDの関係として記述できる．

PK解析では，薬物投与後の薬物血中濃度の時間推移が取り扱われる．投与された薬物は，生体内に吸収され，血流に乗り生体内を巡り，組織に分布し，最終的には，肝臓や腎臓において代謝・排泄されることにより，生体内から消失する．薬物の体内における一連の動きを，すべて把握することができれば理想的だが，私たちが知りうるのは，断片的な血中または組織中濃度のみである．これらの断片的な情報から，生体内における薬物の動態を表現するために，コンパートメントモデル解析や

表4-1 PKとPDの概念

薬物動態学（pharmacokinetics：PK）
投与された薬物がどのように吸収され，体内の組織に分布し，小腸や肝臓中の酵素により代謝され，糞便や尿中に排泄されるのかを解析する． 吸収（Absorption） 分布（Distribution） 代謝（Metabolism） 排泄（Excretion） これらの頭文字を取り，総称してADMEという． また，ADMEを説明するためにクリアランス，分布容積，消失速度定数などのPKパラメータを利用して速度過程を記述し，薬物血中濃度を予測する．
薬動力学（pharmacodynamics：PD）
組織に分布して作用部位に到達した薬物が，生体の機能を修飾し薬理作用を発現する時間的変化を解析する． これらを説明するために，E_{max}，EC_{50}，SLOPEなどのPDパラメータを利用して作用反応過程を記述し，薬理効果および疾患の進行を予測する．

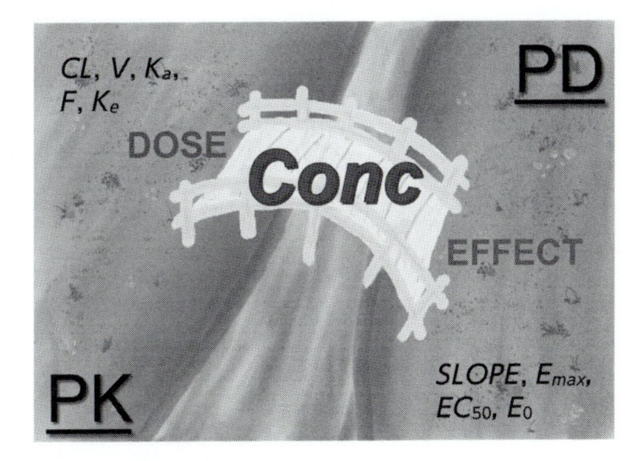

図4-1 PK/PDと薬物血中濃度の関係

Conc：薬物血中濃度（実測，予測），DOSE：投与量，EFFECT（SIDE EFFECT）：効果および副作用
PK：薬物動態学（CL：クリアランス，V：分布容積，K_a：吸収速度定数，F：バイオアベイラビリティ，K_e：消失速度定数）
PD：薬動力学［$SLOPE$：係数（傾き），E_{max}：最大効果，EC_{50}：E_{max}の50%を示す薬物濃度，E_0：初期値（切片）］
PD用語の意味については後述する．

モーメント解析など，さまざまなPK解析の手法が存在する．

コンパートメントモデル解析では，生体内における薬物の動態を表現するために，生体内をいくつかのコンパートメント（箱）の集まりであると考え，生体内における薬物の「動き」を，コンパートメント間の薬剤の移行として表す．それぞれのコンパートメントにおける薬物量の経時的な変化を，数値または数式として表現することで，本来目で見ることのできない生体内における薬物の動態を目に見える情報として得ることができる．また，PK解析によって，クリアランス，分布容積，吸収速度定数，消失速度定数のPKパラメータが得られる．3章で詳述したように，このPKパラメータを用いることで薬物血中濃度を予測することが可能となる．

PD解析においては，薬物投与後に期待する効果(effect)，期待に反する副作用(side effect)を評価する．効果を最大限に発揮し，副作用を最小限に抑えた治療が理想であり，投与設計を行う上での目標である．薬物の効果や副作用は体内に存在する薬物の曝露量(体内薬物量)や投与のタイミング・方法などと極めて密接に関係する[1]．

これらを踏まえて，PK，PD，薬物血中濃度を別の視点から考えてみる．ある疾患の治療のため，患者に薬剤を投与した場合に，私たちが把握することができるのは，実際に投与した薬物投与量(Dose)と，投与の経過から観察される効果および副作用，患者の容態，または臨床検査値のみである(図4-1)．加えて，前述したように，体内に投与された薬物は，循環血液中に移行後，速やかに各作用組織に送達されるため，体内に残存する薬物を「薬物量」として把握することはできない．そこで，生体内における薬物量を表現するために，薬物血中濃度という換算値を利用している．しかし，薬物血中濃度を自施設で測定，または外部業者に委託し測定している場合は別として，緻密な計画と充実した測定環境を有する大規模な研究教育施設でなければ，わが国で上市されている医薬品のほとんどは薬物血中濃度を実測することができない．そこで，多くの臨床家または臨床業務に携わる薬剤師は，既知の母集団平均値または患者個別に推定されたPKパラメータを用いて薬物血中濃度を予測する．図4-1で示している「Conc」は実測の薬物血中濃度，または予測された薬物血中濃度を表している．この薬物血中濃度が効果および副作用の発現，すなわちPDに結びつくのである．したがって，薬物血中濃度を予測するために，PKを理解することが重要であることを再確認していただき，本章のテーマであるPDの理解にステップアップしていただきたい．

B PDとクリニカルファーマコメトリクス

薬理学においては，薬の薬効(効果・副作用)は，作用部位に存在する薬物によって発現し，また発現する作用の強度は，薬物量に依存すると考えられている．したがって，薬物血中濃度の時間変化が作用部位の薬物量の変化にいかに対応しているのかを把握することが重要となる．臨床薬理学においては，疾病・疾患を治療するために合理的に薬剤を適正に使用する方法を理解することに重きを置いている．この合理的薬物治療を完遂する方法の一つにクリニカルファーマコメトリクスが挙げられる．クリニカルファーマコメトリクスに含まれるPK(吸収・代謝・消失・排泄）およびPD（効果・副作用，治療期間，作用部位・受容体，バイオマーカーの生成・阻害など)から，個人および特定疾患または特殊病態を有する母集団(肝・腎障害，年齢，性別，薬物代謝酵素・遺伝的多型など)における薬物濃度から薬物投与後の効果の時間経過を詳細に記述するための強力かつ有用な科学的方法論を提供している(図4-2)．したがって，クリニカルファーマコメトリクスによる母集団薬物動態のアプローチは，薬剤の作用・メカニズムを記述し，最終的に患者治療の経過を予測することに適用できる．

C PDの効果指標

PK/PD解析を実施する際に，実際に何を(どの効果・どの副作用）PDの指標として選択するかを考えなければならない．薬物治療で本来求めたいアウトカムは，生存率，死亡率の低下，疾患の発症率の低下，QOLの向上，副作用の低減などであり，これらの評価項目は，真のエンドポイント(true endpoint)と呼ばれる．しかし，こ

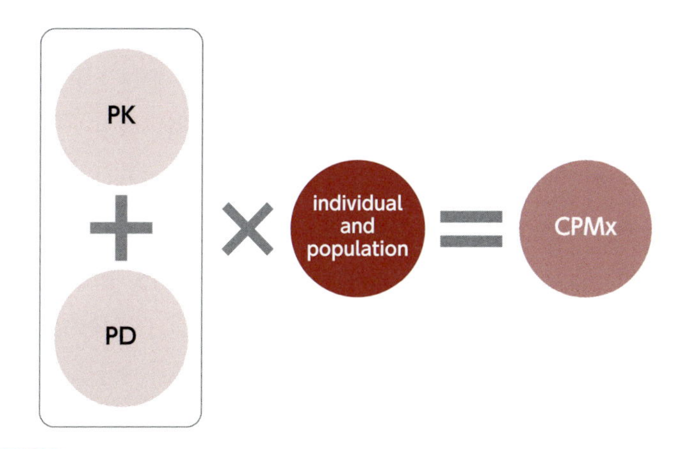

図4-2 クリニカルファーマコメトリクスとPK/PDとの関係性

PK：吸収・代謝・消失・排泄など
PD：効果・副作用，治療期間，作用部位・受容体，バイオマーカーの生成・阻害など
Individual and population：個人および母集団における肝・腎障害，年齢，性別，薬物代謝酵素・遺伝的多型など
CPMx：clinical pharmacometrics，クリニカルファーマコメトリクス

れらのエンドポイントは患者背景・基礎疾患の有無および重症度によっても異なるため，薬物投与によって得られる生体の薬剤反応性とはつながらないように感じる場合もある．このように，真のエンドポイントを設定することが難しい場合には，サロゲートマーカー（surrogate marker：代替指標）として，客観的な判断材料として汎用されている定量的なバイオマーカー（biomarker：生物学的指標）を用いることが多い．一般には，血糖値，血清脂質値，腫瘍サイズ，血圧などの生理学的臨床検査値が短期間で評価できるサロゲートエンドポイントとして採用される．ここからは，真のエンドポイント，サロゲートマーカー，バイオマーカーの意味・解釈と違いについて整理する．

合併症，心血管イベント，死亡の発生といった臨床的な真のエンドポイント（true endpoint）は最も重要である．しかし，生命科学研究において，薬剤による治療介入が，合併症，死亡という転帰に及ぼす効果を判定するためには，膨大な症例数，人的・物的費用および何十年にも及ぶ長期間を要し，医療経済的コストと治療手段の進歩が遅延するというデメリットが存在する．そこで，真のエンドポイントとの代替となるサロゲートエンドポイントを設定して，治療手段を判定することが最善の策となる．個々の患者の病態を鋭敏に反映し，包括的に疾患イベントのリスクを定量化することが可能な指標をサロゲートマーカーとして用いれば，治療介入の効果判定が小規模，低費用，短期間で実施可能となることが期待される[2]．

サロゲートマーカーとは「真のエンドポイントとの科学的な関係が証明されているようなバイオマーカー」である．例えば，心不全であれば，真のエンドポイントは，「心不全による死」であるが，サロゲートマーカーとして，脳性ナトリウム利尿ペプチド（BNP）が用いられる．日常診療では，基本的に，血圧，コレステロール値，血糖値などがサロゲートマーカーとして用いられる．これらのサロゲートマーカーの多くは医薬品開発試験，臨床試験，疫学研究を経て確立されているものである[3]．

バイオマーカーとは「生体内で起こる通常の生物学的変化，治療介入における薬理学的反応を定量的に把握するために，生体情報を測定し，客観的に，数値化・定量化した指標」である[4]．広義には日常診療で用いられるバイタルサインや，生化学検査，血液検査，腫瘍マーカーなどの各種臨床検査値や画像診断データなどが含まれる．その一方，がん治療のエンドポイントは，無論のこと，生存期間，無増悪生存期間（progression-free survival：PFS）で評価するが，「患者選択目的」として，組織，タンパク，遺伝子を調査し，最適な治療を実施するためにバイオマーカーを確認することも多い(表4-2).

従来型医療と現行型医療，加えて，エンドポイント，サロゲートマーカーおよびバイオマーカーの概念を図4-3に示す．現在，個別化医療の目的は，個々の患者に対する治療効果の最大化と副作用の最小化に主眼が置かれている．従来型医療は，一般的な診療情報(問診，身体所見，臨床検査など)に基づき病名が確定すると，その病名に応じた医薬品が投与される．この場合，患者の特性はほとんど考慮されないため，エンドポイントとして有効の場合もあれば，無効の場合もあり，時に副作用が出現することもある．その反面，個別化医療は，一般的な診療情報に加えて患

表4-2 効果指標の例

効果指標	脂質異常症治療(高LDLコレステロール血症)	がん治療(乳癌)
エンドポイント	心血管イベントの低下	生存期間
サロゲートマーカー	LDLコレステロール値	無増悪生存期間(progression-free survival：PFS) 奏効率(腫瘍縮小)
バイオマーカー	LDLコレステロール値，HDLコレステロール値，中性脂肪，体重，AST，SLT，血圧，血糖値など	HER2，Ki67，ER，PgR，CA-125，CA15-3，CEA，NCC-ST-439など
備考		がん治療では，治療介入前または再発時に「患者選択」目的のためにバイオマーカーが利用されることも多い

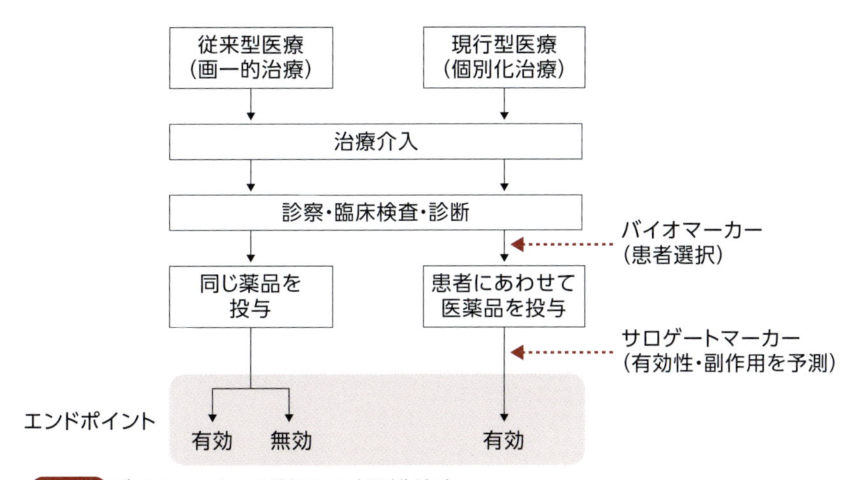

図4-3 バイオマーカーを利用した個別化治療

表4-3 PDの変動要因

・妊娠・出産・成長による生理機能の変化 ・加齢・老化による生理機能の低下 ・病態の進行による生理機能の変化 ・薬剤耐性の獲得 ・薬剤併用薬による薬理作用の変化

(文献5より引用，一部改変)

者の遺伝的背景・生理的状態・疾患の状態をバイオマーカーによって把握し，患者個々に適切な治療法を設定しようとする医療である．本来，患者の疾患の状態は患者個々に十人十色，千差万別であり，従来型医療における同じ病名で同じ薬を使用しても患者によって効果(副作用)が異なることが知られていた．近年，生命科学研究の著しい進展により，多くの疾患分野において個別化医療が一部実現されている．特に本章で理解すべきPK/PD解析では，PDの指標としてサロゲートマーカーが利用され，薬物血中濃度との相関性を検討することになる．

D PDの変動要因

PKパラメータが，年齢，体重，性別，人種，腎および肝機能の低下などの影響を受けるのと同じように，PDパラメータも変動する場合がある．本来，PDパラメータは薬剤に固有のパラメータである．しかし，PKパラメータが大きく変動しなくても，PD解析においては，効果，副作用が変動することが報告されている[6]．また，効果および副作用などのPDは生理機能および生体の恒常性の影響を受けやすいため，PKモデルに比べると，PDモデルでは多くの要因を考慮しなければならない(表4-3)．PK/PD解析時には，PKパラメータのみならずPDパラメータも変動することを理解しておくことが重要だと考える．連続変数や離散変数で説明できる変動要因は，母集団薬物動態解析においては，「共変量」という言葉で代替されている．共変量に関する記述は5章以降に詳述する．

2 PDモデルの種類

到達目標

1. PDモデルの種類として，線形モデルおよび(シグモイド) E_{max}モデルの違いを説明できる．
2. PDモデルに必要なPDパラメータの意味と違いについて理解し，降圧薬および昇圧薬投与例におけるそれぞれの薬理効果の意味を説明できる．

PK解析では，生体内における薬物量の経時的な変化を，数値や数式として可視化することが目的であった．PD解析では，薬物の効果および副作用の経時的な変化を把握することが目標となる．前節で，薬物の効果・副作用は，生体内の薬物量と密に関係していると述べた．すなわち，薬物濃度と薬物の効果・副作用の関係を，数式として記述することにより，効果・副作用の経時的な変化を表現することが可能になる．ただし，効果・副作用と結びつく薬物濃度は，薬剤や作用部位・機序により，血中の薬物濃度のこともあれば，作用部位(組織中)の薬物濃度のこともある．もし，読者がクリニカルファーマコメトリクスに興味をもち，実際に，母集団PK/PD解析モデルを構築しようとする場合(筆者は，初学者が母集団PK/PD解析モデルを構築するためには，薬物動態の専門家の指導のもと，一定の修練が必要だと感じているが)，薬物の作用発現メカニズムが既知であれば，それに基づいたPDモデルを構築する．しかし，PDモデルの構築に際しては，複雑に絡み合った諸要因および薬理作用を数学的に記述することが必須となる．そこで本節以降，できる限り，読者の理解が深まるように，数式を噛み砕いて説明するとともに，本章の最後に既報の文献値を利用し，表計算ソフトExcel®を利用して，理論的かつ視覚的にPK/PDを理解できることを目的とする．

線形モデルおよび(シグモイド) E_{max}モデル

3章で詳述したが，PKは，経口投与または静注投与で使用する数式が異なり，それを1-コンパートメントモデル，2-コンパートメントモデルまたはマルチコンパートメントモデルにあてはめていく．PDも同じように，複数の数式やモデルが存在する．ここからは，実際に数式を記述しながら，PD解析に関する理解を深めていきたい．また，これまでは，PDを薬物投与後に期待する効果，期待に反する副作用と説明してきたが，ここからは効果・副作用をまとめて，「薬理効果」と表現する．薬物濃度と薬理効果との関係で，最もイメージが喚起されるのは，図4-4のように薬物濃度が上昇(低下)するほど，直線的に薬理効果も上昇(減少)する状態である．このように，薬物濃度と薬理効果が線形関係にある状態を線形モデルと呼ぶ．特に，薬物動態関連の授業では，比例モデルといわれることもある．比例とは$y=ax$であり，$y/x=a$は常に一定である．線形とは$y=ax+b$の一次関数で表されるものである．薬理効果をE，ベースライン(薬物投与前)の薬理効果をE_0，係数(傾き)を$SLOPE$，薬物血中濃度をCとすると，線形モデルは式(1)で表される．

$$E=E_0+SLOPE\times C \tag{1}$$

次に式(1)を確認しながら，図4-4を見てもらいたい．薬物を投与する前，すなわち薬物濃度が0mg/Lのときに，薬理効果E_0の値は0ではない．薬理効果と漠然と記述しているため，わかりづらいかもしれないが，体温，血圧，血糖値，白血球数などの生化学検査の検査値などのバイオマーカーを思い浮かべると，ベースラインの薬理効果E_0は，多くの場合において0ではないと納得できるのではないだろうか．この図4-4では薬理効果は薬物濃度と共に上昇しているため，さしずめ，浮腫に対する利尿薬の投与によって尿量が増加する薬理効果をイメージしていただきたい．重症な浮腫患者でも尿量は少なからず確保されている，すなわち，利尿薬投与前の

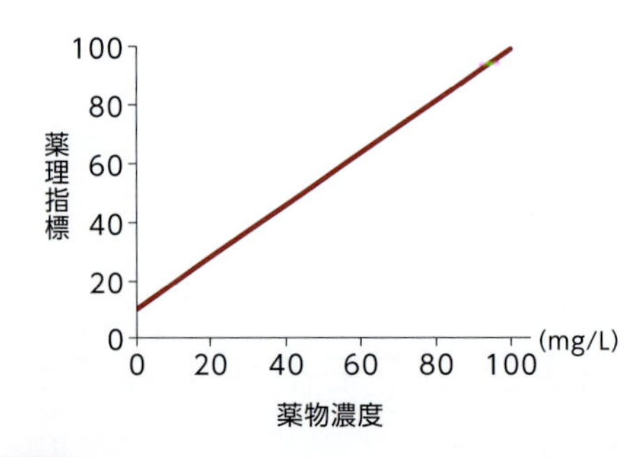

図4-4 線形モデルにおける薬物濃度と薬理指標の関係

薬理効果としての尿量は0ではない．係数(傾き)を$SLOPE$は，式(1)のように正の値だけではなく，負の値もとりうる．例えば糖尿病治療で血糖降下薬を服用し，その薬理効果(ここでは血糖値mg/dLそのもの)をEとして表すと，薬理効果が発揮されれば，Eは，投与前E_0を最大とした右肩下がりの動きをするはずであり，$SLOPE$は必然的に負の値となる．

一方で，大量の降圧薬を服用した場合，薬物濃度が中毒域に達するほど高濃度となれば，血圧は0mmHgまで低下するだろうか．無論，血圧は0mmHgまで低下することはない．薬理効果は通常，ある段階までは薬物濃度に従い増強されるが，どこかで頭打ちとなる．発揮される薬理効果には，限界(最大値)が存在し，限界に達するまでは薬物濃度に従い薬理効果が増強されるが，限界に達すると薬理効果は一定となる状態を，「$\mathrm{E_{max}}$モデル」と呼ぶ(図4-5)．薬理効果をE，ベースライン(薬物投与前)の薬理効果をE_0，投与された薬物自体の最大効果をE_{max}，最大の薬理効果(E_{max})の50%の効果を示すときの薬物濃度をEC_{50}，薬物血中濃度をCとすると$\mathrm{E_{max}}$モデルは式(2)で表される．

$$E = E_0 + \frac{E_{max} \times C}{EC_{50} + C} \tag{2}$$

ここで注意してほしいのは，“薬理効果の最大値＝E_{max}”では決してないことである．さらに薬理効果，E_0およびE_{max}の理解を深めるため，簡単な例を以下に示す．式(16)において，右辺後ろの項の分子・分母をCで割ると，

$$E = E_0 + \frac{E_{max}}{(EC_{50}/C) + 1} \tag{3}$$

が得られる．Cを無限大まで大きくすると，EC_{50}/Cは，0になる(数学の決まりとし

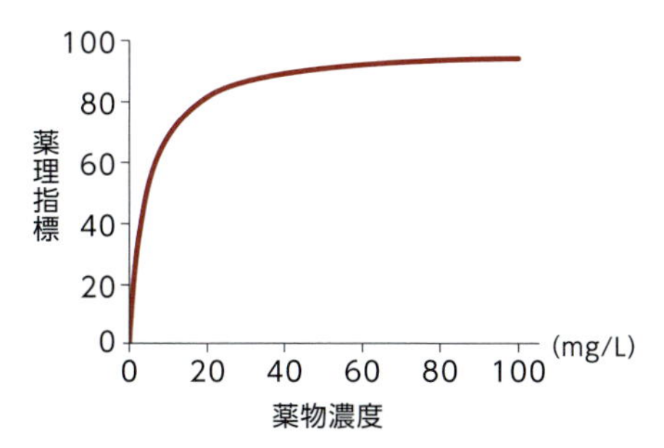

図4-5 (シグモイド) $\mathrm{E_{max}}$モデルにおける薬物濃度と薬理指標の関係

て，分母が無限大まで大きくなると，値は0に近づく）．したがって，分母には，1しか残らない状態となるため，

$$E = E_0 + E_{max} \tag{4}$$

式(4)が得られる．すなわち，薬物濃度が大きくなればなるほど，薬理効果は，E_0＋E_{max}の値に近づく．図4-5の縦軸である薬理効果の最大値は100であり，E_0は10である．したがって，薬物自体による最大効果E_{max}は，100−10＝90となる．低血圧患者に昇圧薬を投与する例をイメージしていただきたい．昇圧薬を投与する前のE_0である拡張期血圧は60mmHgであり，投与後の最高血圧は150mmHgまで上昇し頭打ちとなった．この場合の投与された薬物自体の最大効果であるE_{max}は，150mmHg−60mmHg＝90mmHgとなる．

次にシグモイド(Sigmoid) E_{max}モデルを式(5)に示す．式(2)のE_{max}モデルとの違いは，E_{max}モデルの中にシグモイド係数(γ)が含まれていることである．

$$E = E_0 + \frac{E_{max} \times C^{\gamma}}{EC_{50}{}^{\gamma} + C^{\gamma}} \tag{5}$$

シグモイド関数とは，縦軸の値が横軸の値の増加に伴い，単調に増加（または減少）し，変曲点を1点もつ関数のことを指し，シグモイド係数とは，シグモイド関数の形状を決める係数である．シグモイドE_{max}を理解するために，図4-5の横軸を対数軸に変換した図4-6を確認していただきたい．ここでは，E_0が10，E_{max}が90，EC_{50}が5mg/L，γが1である．薬物濃度の上昇に伴い，薬理効果は100まで上昇し，頭打ちとなる．EC_{50}は5mg/Lなので，赤丸で示した点が，最大の薬理効果の半分の点であり，シグモイド関数の変曲点でもある．E_{max}，EC_{50}およびγを変化させると，

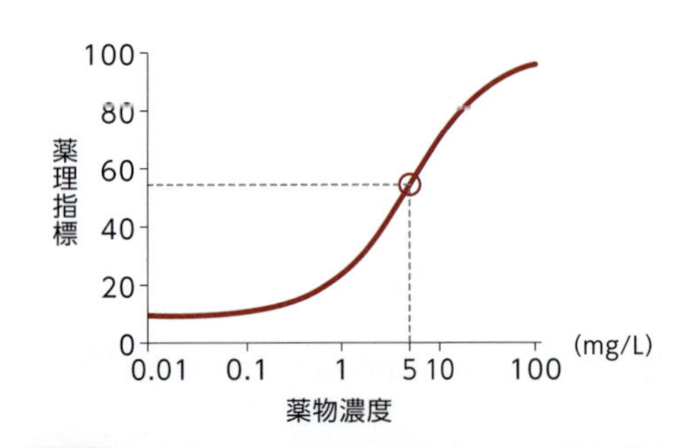

図4-6 (シグモイド) E_{max}モデルにおける薬物濃度と薬理指標の関係（片対数軸）

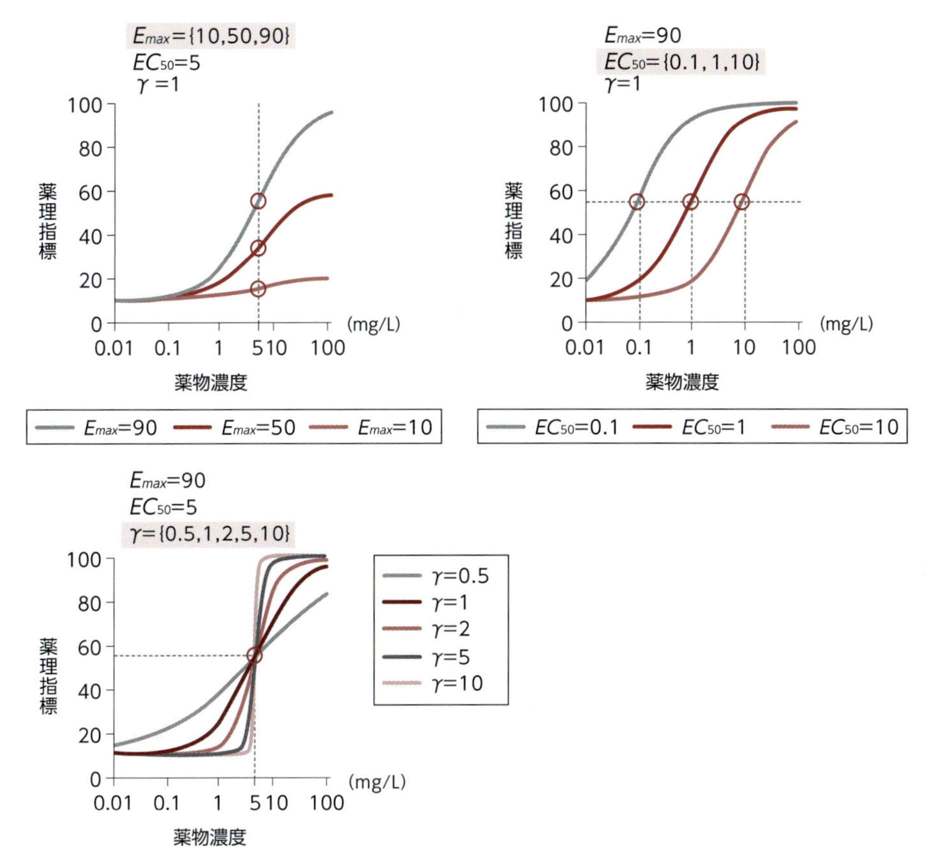

図4-7 シグモイドE_{max}モデルにおける各パラメータの変化に伴う薬理指標の変動

薬理効果がどのように変化するかを図4-7に示す．薬物濃度が等しいとき，E_{max}が大きいほど，薬理効果も大きくなる．E_{max}が等しければ，得られる最大の薬理効果は同等だが，EC_{50}が大きくなると，最大の薬理効果を得るために必要な薬物濃度は大きくなる．γが大きいほど，EC_{50}（変曲点）における薬理効果の立ち上がりが大きくなり，より速やかに最大の薬理効果に達する．すなわち，E_{max}およびγが大きく，EC_{50}が小さい薬物ほど，低濃度で速やかに薬理効果を発揮する．

ここで注意すべきことは，線形モデル，（シグモイド）E_{max}モデルのどちらを採用するかということは，薬剤の特性，観察している薬理現象および得られているデータにより変化するということである．本来，薬理効果が頭打ちとなる現象だとしても，例えば，図4-5において薬物濃度が40～80mg/Lの範囲におけるデータしか得られていないとすると，この範囲における薬理効果は，ほぼ薬物濃度に比例して直線的に変動しているため，線形モデルを適用することも可能である．

3 PD解析の種類

到達目標

1. PD解析の種類として，直接反応モデル解析，間接反応モデル解析，時間のずれを考慮した効果コンパートメントモデル解析およびExposure-Response解析を説明できる．
2. 前項目で述べたPDモデルの種類とPD解析の種類を組み合わせて，PD-薬動力学の概念を説明できる．

PDモデルの種類として，線形モデルおよび（シグモイド）E_{max}モデルの2種類を挙げた．次に，これらのモデルを，PD解析に応用してみることにする．

PD解析は，大きく分けて2種類に分類することができる（図4-8）．1つめは，経時的な薬物血中濃度の変動を予測できるPKモデルと同様に，経時的な薬理効果の変動を予測できるモデルを構築する方法である．具体的な例を挙げると，白血球および好中球減少などの汎血球減少を主訴とする骨髄抑制が副作用として発現する薬剤において，薬剤の投与を開始する前から投与中，投与終了後のすべての時点における汎血球数の変動が予測可能なモデルを構築するようなPD解析である．2つめは，最高血中濃度や最低血中濃度といった薬物濃度の指標と，薬理効果の指標との相関を統計学的に解析する手法である．この手法では，薬理効果の変動を経時的に予測することはできないが，有効性を得るためには薬物濃度が何mg/Lになるよう

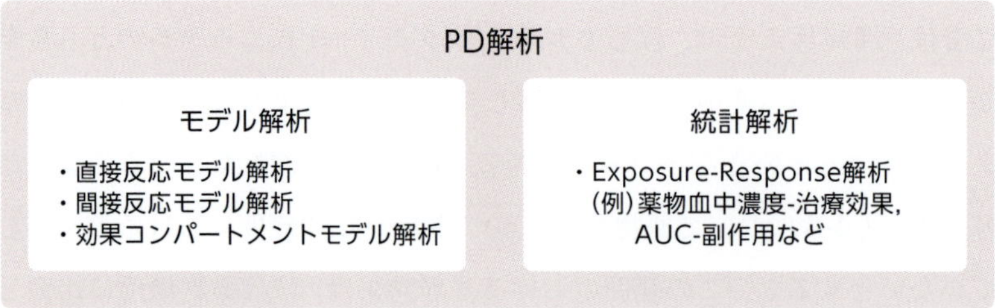

PD解析

モデル解析	統計解析
・直接反応モデル解析 ・間接反応モデル解析 ・効果コンパートメントモデル解析	・Exposure-Response解析 （例）薬物血中濃度-治療効果，AUC-副作用など

図4-8 PD解析の種類

に投与設計すればよいのか，副作用を回避できるのは薬物濃度が何mg/L以下のときかなど，治療有効域に関する情報や，何日間の投与であれば安全か，など適切な投与期間に関する情報を得ることが可能となるようなPD解析である．

すなわち，1つめの手法には，経時的な薬理効果の変動が得られるため，治療に関するより詳細な情報が得られるという利点があり，2つめの手法には，医師・薬剤師に対して，治療方針を決定する際に有用な，治療有効域や適切な投与期間というわかりやすい目安を提供することが可能であるという利点がある．

また，1つめの代表的なPD解析手法には，「直接反応モデル解析」「時間のずれを考慮した効果コンパートメントモデル解析」および「間接反応モデル解析」の3つの解析手法が含まれる．一方，2つめの代表的なPD解析手法には，統計解析を主たる目的とした「Exposure-Response解析」（用量または曝露–反応解析，ER解析と略される）が挙げられる．

初めに，本書の8章において，NONMEM®を利用して後述する「直接反応モデル解析」「時間のずれを考慮した効果コンパートメントモデル解析」および「間接反応モデル解析」の3つのPD解析について，基本的な考え方と，その理論を詳述する．

薬物を投与してから薬理効果がすぐに発現する場合と，実際に薬理効果が発現するまで，ある程度の時間を必要とする場合が存在する．薬物を投与後，薬物血中濃度依存的に速やかに薬理効果を発揮する薬物は，直接反応モデルで表される．

直接反応モデルでは，薬物血中濃度が直接的に効果発現に関与し，薬理効果が変動するため，薬物を投与した直後の薬物血中濃度が高値の際には，強い薬理効果が発揮され，薬物血中濃度の減少に伴い，薬理効果は減弱する．例えば，抗不整脈薬であるキニジンは，心筋細胞に直接働きかけ，薬物血中濃度依存的にナトリウムチャネルを阻害することで，QT間隔（心電図において心室が収縮し戻るまでの時間）を延長させる．薬物が生体内の物質（内因性物質）や，感染症における細菌・ウイルス，がん細胞などの生成や消失を促進・阻害することにより，間接的に薬理効果を発揮する場合は，間接反応モデルで表される．間接反応モデルでは，薬物血中濃度と薬理効果が直接相関せず，薬理効果が変動するまでに時間の差が生まれる．例えば，薬物が骨髄において，造血幹細胞から血球に分化する過程を阻害する，すなわち汎血球の生成を阻害することにより，間接的に汎血球減少を引き起こすような場合には，間接反応モデルで表される．

しかし，間接反応モデルでも説明できない時間的なずれが生じる場合もある．このようなずれが生じる原因としては，薬理効果を発揮する組織へ薬物が移行するまでに時間がかかる，作用部位で薬物が作用してから薬理効果を発揮するまでのシグナル伝達に時間がかかる，などが挙げられる．薬理効果を呈するまでの時間のずれを表現するために，作用部位を仮定した「効果コンパートメント」をモデルに組み込むことがある．この解析方法が，時間のずれを考慮した効果コンパートメントモデル解析である．

効果コンパートメントは，直接反応モデルと組み合わせて用いられることもあれば，間接反応モデルと組み合わせることもある．これら3つのモデルの概要を図4-9に示した．薬物濃度の推移は，点滴静脈投与の1-コンパートメントモデルを仮定した．

A 直接反応モデル解析

直接反応モデル解析は，薬物濃度と薬理効果の関係により，さらに，線形モデルと（シグモイド）E_{max}モデルに分けられる．直接反応モデル解析における薬物濃度，薬理効果および時間の関係を図4-10に図示した．薬物濃度の推移は，急速静脈内投与の1-コンパートメントモデルを仮定した．線形および（シグモイド）E_{max}モデ

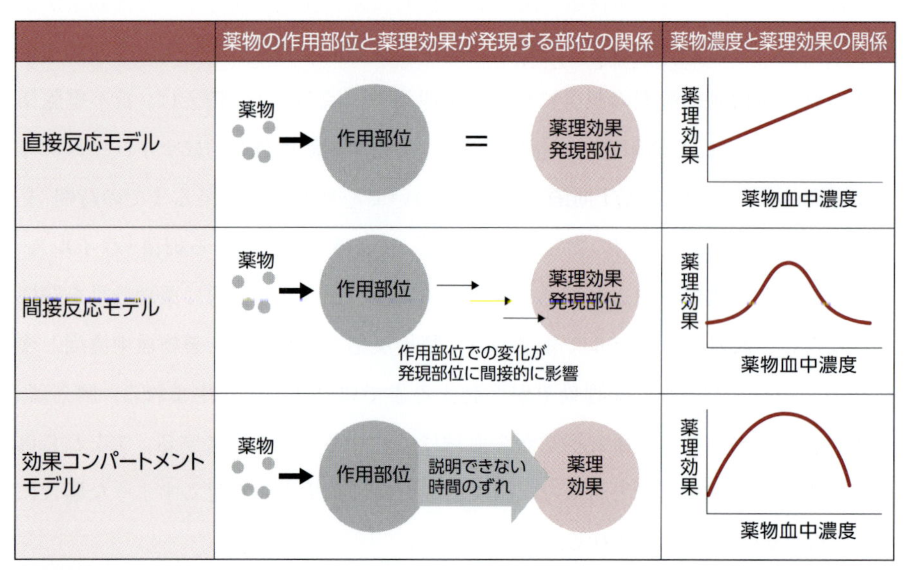

図4-9 直接反応モデル・間接反応モデルおよび効果コンパートメントモデルの概要

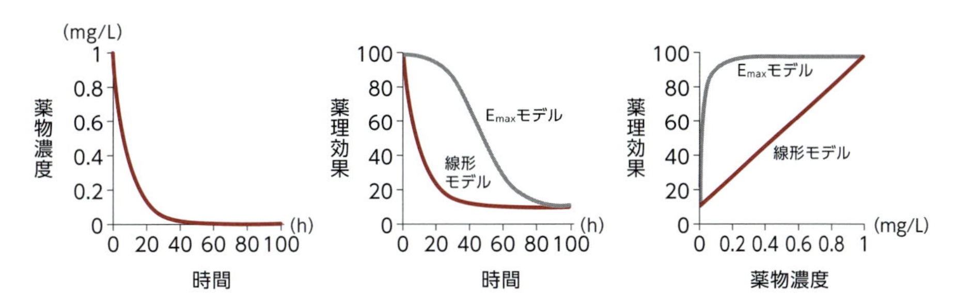

図4-10 直接反応モデル解析における薬物濃度，薬理効果および時間の関係

ルのいずれのモデルにおいても，直接反応モデル解析では，薬物濃度の増減に伴い，薬理効果は単調に増強される，または単調に減弱する．このとき，薬物血中濃度と作用部位の薬物濃度は瞬時に平衡状態となり，薬物が作用部位に到達すると，時間のロスなく，薬理効果がただちに発現すると仮定されている．すなわち，薬理効果は薬物濃度との関係式のみで記述することができる．直接反応モデル解析は，direct model解析と呼ばれる．薬理効果をE，ベースライン(薬物投与前)の薬理効果をE_0，係数(傾き)を$SLOPE$，薬物血中濃度をCとすると，直接反応モデル解析における線形モデルは，式(6)で表される．

$$E = E_0 + SLOPE \times C \tag{6}$$

同様に，薬理効果をE，ベースライン(薬物投与前)の薬理効果をE_0，投与された薬物自体の最大効果をE_{max}，最大の薬理効果(E_{max})の50%の効果を示すときの薬物濃度をEC_{50}，薬物血中濃度をCとすると，直接反応モデル解析における(シグモイド) $\mathrm{E_{max}}$モデルは式(7)で表される．

$$E = E_0 + \frac{E_{max} \times C^{\gamma}}{EC_{50}{}^{\gamma} + C^{\gamma}} \tag{7}$$

くり返しとなるが，線形・(シグモイド) $\mathrm{E_{max}}$モデルのいずれを選択するかは，前節で述べたとおり，薬剤の特性，観察している薬理現象および得られているデータに基づき，適宜判断する必要がある．解析前に，データの分布だけで判断することは困難なことも多いため，実際には，いずれのモデルについても検討を行い，解析結果から総合的に判断するのが望ましいと言える．

B 間接反応モデル解析

間接反応モデル解析も，薬物濃度と薬理効果の関係により，線形モデルと（シグモイド）E_{max}モデルに分けられる．しかし，本モデルの構造上，（シグモイド）E_{max}モデルで詳述した方が理解が深まると考え，本項では，（シグモイド）E_{max}による間接反応モデル解析について記載する．間接反応モデルは，薬剤の作用機序に応じて4つの基本的なモデルに分けられる．ここでは，それぞれをType 1～4として表す．Type 1～4の概要を図4-11に図示する．Rは，汎血球数，感染症における菌数およびウイルス数，がん細胞における細胞数やがんの腫瘍径など，観察したいサロゲートマーカー（バイオマーカー）を表している．関節反応モデル解析における薬物濃度，薬理効果および時間の関係を図4-12に図示した．薬物濃度の推移は，急速静脈内投与の1-コンパートメントモデルを仮定した．直接反応モデルでは，薬物濃度の増減に伴い，薬理効果が単調に増強，または単調に減弱したのに対し，間接反応モデルでは，時間経過とともに徐々に薬理効果が現れ，薬物濃度が時間とともに減少し

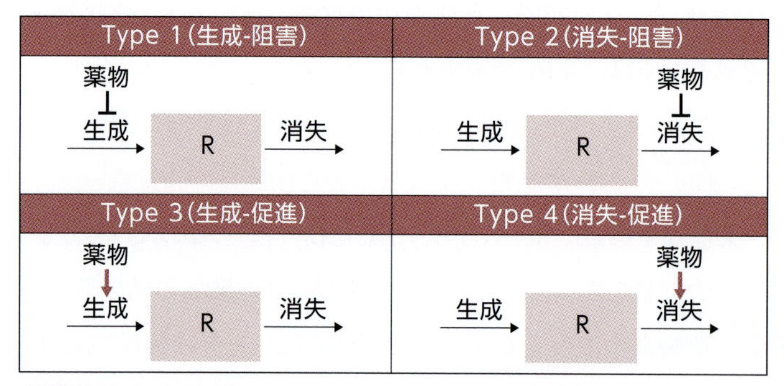

図4-11 間接反応モデルの4つのタイプ

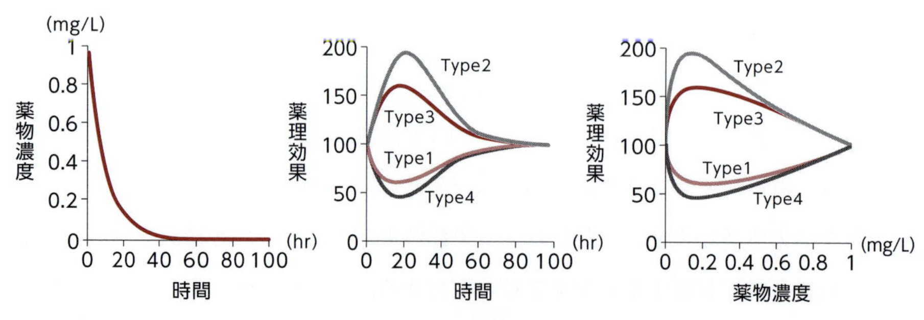

図4-12 関接反応モデル解析における薬物濃度，薬理効果および時間の関係

てくると，薬物による効果が薄れ，徐々に初期の状態に戻る．このとき，薬物血中濃度と作用部位の薬物濃度は瞬時に平衡状態となるが，薬理効果の発現には，時間の差が生じると仮定されている．これは，4つのタイプすべてにおいてあてはまる．一度薬理効果が発現し，その後初期の状態に戻ることから，間接反応モデル解析は，in direct model解析，またはturn over model解析とも呼ばれる．

次に，図4-11のType 1を例として，間接反応モデルにおける基本的な考え方と解析方法について記述する．直接反応モデルでは，観察している薬理効果は，薬物濃度によってのみ変動した．間接反応モデルでは，観察している薬理効果は，薬物濃度および観察している薬理効果自身にも依存して変動する．抗がん薬と白血球数を例にとって具体的に説明すると，健常時の白血球数は，白血球の生成と消失がバランスよくくり返されることにより，ほぼ一定の正常な値(定常値)に保たれている．抗がん薬の副作用である白血球減少は，抗がん薬がすでに成熟した白血球を破壊し，白血球の消失を促進するのではなく(Type 4)，白血球が成熟する前段階において，骨髄中の細胞分裂および分化の抑制を引き起こすことにより，白血球の成熟前過程において，間接的に白血球の生成を阻害し，白血球数を減少させる．すなわち，Type 1の間接反応モデルにあてはまる．このとき，白血球の消失は，常に一定ではなく，白血球の減少に伴い，消失する白血球数も減少する．したがって，白血球数は，抗がん薬の薬物濃度だけではなく，白血球自体によっても変動する．このような動きを説明するために，間接反応モデルは，微分方程式を用いる．

微分方程式とは，微小時間，すなわち，非常に短い時間における物質の動きを数式として表現したものである．具体的に，前述した白血球の動きを微分方程式によって記述する．白血球数をR個，白血球の生成速度をK_{in} (個/hr)と仮定し，消失する白血球数は現存する白血球数に依存して比例係数K_{out} (/hr)に従うとすると，$K_{out} \times R$個の白血球数が消失する．R，K_{in}およびK_{out}を用いて，微小時間あたりの白血球数の変動を微分方程式は式(8)で表される．

$$\frac{dR}{dt} = K_{in} - K_{out} \times R \qquad (8)$$

左辺のdR/dtは，微小時間あたりのRの変化量を表している．健常時，白血球数は，大きく変動せず，常に同じ値に保たれている．したがって，健常時における微小時間あたりの白血球数は一定であるため，変化量は0であり，$dR/dt = 0$となる．さらに，ここで，白血球数Rは常に一定であるため，R_0という定数で表し，$dR/dt = 0$お

および$R=R_0$を式(8)に代入すると，

$$0=K_{in}-K_{out}\times R_0 \tag{9}$$

で表され，計算式を整理するとK_{in}は$K_{out}\times R_0$で表すことができる．

$$K_{in}=K_{out}\times R_0 \tag{10}$$

式(10)を式(8)に代入すると，

$$\frac{dR}{dt}=K_{out}\times R_0-K_{out}\times R \tag{11}$$

として計算式が整理される．この式(11)が間接反応モデル解析の基本的な式となる．この例では，Rは白血球数だが，好中球数，血小板数，菌量・ウイルス量など観察したいさまざまなサロゲートマーカー（バイオマーカー）の観測値に置き換えることができる．また，この微分方程式中には，作用機序に応じて，Type 1～4のいずれを用いるかを選択し，薬剤による効果を組み込む．引き続き，白血球の例を用いて，薬剤の効果を微分方程式に組み込んでみる．抗がん薬は，骨髄抑制を引き起こすことにより，白血球の生成を阻害し，間接的に白血球数を減少させる．そこで，Type 1に従い，抗がん薬の効果を微分方程式に組み込む．抗がん薬による白血球生成の阻害効果を，簡単にPDIとする．Iはinhibition（阻害）を表し，逆に促進はS（stimulation）で表し，PDSとする．微分方程式における白血球の生成を表す部分（右辺の前の項）に，抗がん薬の効果PDIを乗じると，式(12)のように表される．

$$\frac{dR}{dt}=K_{out}\times R_0\times PDI-K_{out}\times R \tag{12}$$

薬剤の効果は，薬物濃度によって変動する．そこで次は，薬剤の効果PDIを，薬物濃度により変動するように（シグモイド）E_{max}モデルに基づき，式(13)として表される．

$$PDI=1-\frac{I_{max}\times C^{\gamma}}{IC_{50}{}^{\gamma}+C^{\gamma}} \tag{13}$$

ここで式(13)を詳述する．Cは薬物濃度を表している．薬物が投与されていない状態では，無論薬物濃度は存在しないため，薬物濃度は0となる．Cに0を代入すると，右辺の後ろの項は，0となり，$PDI=1$となる．薬剤が投与されていない状態では，PDIは1であり，式(12)に代入すると薬剤が投与されていないときの白血球数の動きを表す式(11)と等しくなる．逆に，薬剤の効果がどれだけ強くても，PDIが負の値をとることはない．I_{max}は，薬剤の最大効果を表している．I_{max}は，0から1の間の値($0 < I_{max} \leqq 1$)しかとることはない[7]．IC_{50}は，最大の薬理効果の半分の効果を示すときの薬物濃度であり，γは，シグモイド係数を表している．Type 1の間接反応モデル解析では，基本的に，薬剤の影響がない時(ベースライン)の白血球数R_0，白血球の消失速度定数K_{out} (/hr)，薬剤の最大効果I_{max}，薬理効果の半分の効果を示す時の薬物濃度IC_{50} (mg/L)およびシグモイド係数γをPDパラメータとして推定する．前章で示したクリアランス，分布容積などのPKパラメータと投与量から薬物血中濃度を予測することと同様に，ここで推定されたPDパラメータと予測薬物濃度を用いて，抗がん薬投与後の白血球数Rの経時的な変化を予測するのである．

Type 2は，Type 1と同様に式(11)および式(12)を用いるが，消失を阻害するモデルなので，式(11)の右辺の後ろの項にPDIを乗じ，式(13)として表される．

$$\frac{dR}{dt} = K_{out} \times R_0 - K_{out} \times R \times PDI \tag{13}$$

Type 3は，生成を促進するモデルなので，PDIではなく，PDSを用い，

$$PDS = 1 + \frac{S_{max} \times C^{\gamma}}{SC_{50}{}^{\gamma} + C^{\gamma}} \tag{14}$$

式(25)の右辺の生成を表す右辺の前の項にPDSを乗じ，式(15)として表される．

$$\frac{dR}{dt} = K_{out} \times R_0 \times PDS - K_{out} \times R \tag{15}$$

PDSは，薬剤による促進の程度を表しているため，式(14)の右辺の前の項と後ろの項の間の符号は正になる．S_{max}は，薬剤の最大効果を表しており，I_{max}の時とは異なり，数値が大きくなったとしてもPDSは，0にはならないため，0より大きい値となる($0 < S_{max}$)[7]．SC_{50}およびγは，薬理効果の半分の効果を示すときの薬物濃度およびシグモイド係数を表している．

Type 4は，消失を促進するモデルなので，式(11)の右辺の後ろの項にPDSを乗じ，式(16)として表される．

$$\frac{dR}{dt} = K_{out} \times R_0 - K_{out} \times R \times PDS \tag{16}$$

Type 1～4について，微分方程式も加えてまとめたものを，図4-13に示す．急速静脈内投与を仮定した場合には，図4-12のように，薬物濃度-薬理効果の関係は，

Type 1(生成-阻害)	Type 2(消失-阻害)
$\frac{dR}{dt}=K_{out}\times R_0\times PDI-K_{out}\times R$	$\frac{dR}{dt}=K_{out}\times R_0-K_{out}\times R\times PDI$
$PDI=1-\frac{I_{max}\times C^{\gamma}}{IC_{50}{}^{\gamma}+C^{\gamma}}$	
Type 3(生成-促進)	**Type 4(消失-促進)**
$\frac{dR}{dt}=K_{out}\times R_0\times PDS-K_{out}\times R$	$\frac{dR}{dt}=K_{out}\times R_0-K_{out}\times R\times PDS$
$PDS=1+\frac{S_{max}\times C^{\gamma}}{SC_{50}{}^{\gamma}+C^{\gamma}}$	

図4-13 間接反応モデルの4つのタイプと微分方程式

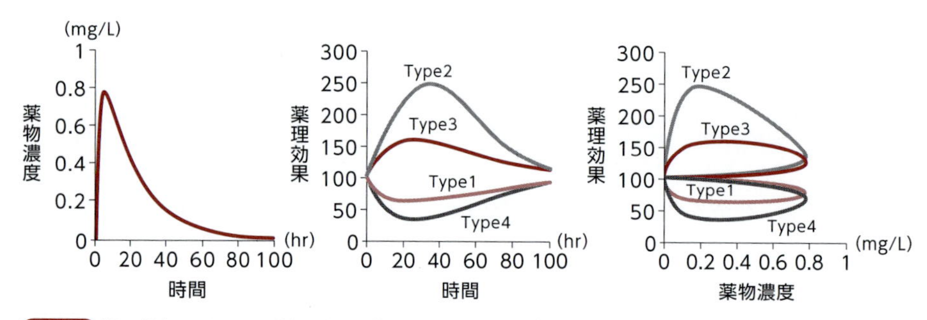

図4-14 経口投与における間接反応モデルの4つのタイプとヒステリシス

山型または谷型となったが，経口投与のように，薬物濃度の立ち上がりが存在する場合，図4-14のように，薬物濃度-薬理効果の関係は，ループ構造を示す．このループは，ヒステリシスループと呼ばれている．

C 時間のずれを考慮した効果コンパートメントモデル解析

ほとんどの場合において，われわれが得られる薬物濃度は，血中の薬物濃度のみであり，3.6.A「薬物濃度(血中・作用部位)と平衡関係」(p.102)で詳述したように，作用部位の薬物濃度推移と薬物血中濃度が平衡関係にあると仮定して解析を行っている．しかし，薬物濃度の推移と，薬理効果の発現には，時間的なずれが生じることがある．この時間のずれは，実際に薬物が作用する作用部位における薬物濃度の実測値を得ることができれば，直接反応モデルおよび間接反応モデルを応用し，作用部位濃度を組み込むことで，ある程度解決することが可能である．一方，作用部位の薬物濃度を観測できることはほとんどない．加えて，間接反応モデルでは説明しきれない時間のずれが生じることもある．例えば，薬物が血中から組織へ移行するのに時間がかかり，作用部位の濃度推移と血中濃度の推移にずれが生じ，薬物血中濃度の推移と薬理効果の発現に時間的なずれが生じる場合である．このような場合に，時間のずれを考慮した効果コンパートメントモデル解析を組み合わせる．このとき，薬物血中濃度と作用部位の薬物濃度は平衡状態にないと仮定されており，作用部位の薬物濃度により，サロゲートマーカー（バイオマーカー）の値が変化するモデル解析である．効果コンパートメントモデルとは，作用部位を仮定したコンパートメントを設けることにより，血中の薬物濃度推移と薬理効果の発現の時間的なずれを表現する手法である（図4-15）．

効果コンパートメントモデル解析は，効果コンパートメントモデルに直接反応モデル解析または間接反応モデル解析を組み込むことが解析の基本となる．ここでは，（シグモイド）E_{max}モデルを組み込んだ直接反応モデル解析と効果コンパートメントモデル解析を組み合わせて解析する方法を詳述する．初めに，効果コンパートメントにおける薬物量の変化を，微分方程式を用いて表す．図4-15を参考に，効果コンパートメントにおける微小時間あたりの変化をdXe/dt，中心および効果コンパートメントにおける薬物量をそれぞれ，X_1（mg）およびX_e（mg）とする．中心コンパートメントから効果コンパートメントへの移行する際の速度定数をK_{12}（/hr）とし，効果コンパートメントからの消失速度定数をK_{e0}（/hr）とすると，効果コンパートメントにおける薬物量の変化は，式(17)で表される．

$$\frac{dX_e}{dt} = K_{1e} \times X_1 - K_{e0} \times X_e \tag{17}$$

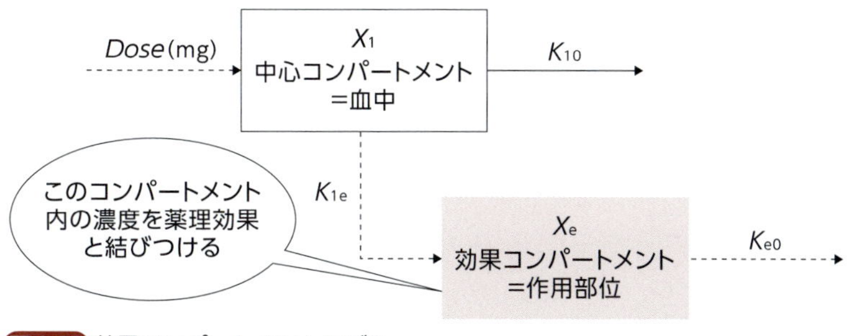

図4-15 効果コンパートメントモデル

ここからは，実際に解析を行う際に必要なテクニック的な内容になってしまうため，効果コンパートメントモデル解析については，ここまでの内容を理解していただきたい．効果コンパートメントは，あくまで薬効発現までの時間のずれを説明するためだけに仮定したコンパートメントであり，効果コンパートメントに実際に存在する薬物量および薬物濃度の観測値は知ることができない．この場合，パラメータの識別性（parameter identifiability）という問題が生じるため[8]，K_{1e}およびK_{e0}の2つのパラメータを同時に推定することはできない．また，効果コンパートメントにおける分布容積V_eも，同様の理由で推定することができない．そこで，効果コンパートメントからの消失速度定数K_{e0}は中心コンパートメントから効果コンパートメントへの移行定数K_{1e}と等しいと仮定し，薬物動態は薬物量ではなく薬物濃度で記述することでK_{1e}のみを推定させる．したがって，式(17)の微分方程式は，中心コンパートメントの薬物濃度をC_1，効果コンパートメントの薬物濃度をC_eとすると，式(18)のように書き換えられる．

$$\frac{dC_e}{dt} = K_{1e} \times C_1 - K_{1e} \times C_e \tag{18}$$

この効果コンパートメントの薬物濃度C_eを用いて，直接反応モデル解析または間接反応モデル解析における薬理効果Eを表現する．例として，（シグモイド）E_{max}モデルにおける薬理効果Eは，ベースライン（薬物投与前）の薬理効果をE_0，投与された薬物自体の最大効果をE_{max}，最大の薬理効果（E_{max}）の50%の効果を示すときの薬物濃度をEC_{50}，シグモイド係数をγ，薬物血中濃度をC_eとすると，薬理効果Eは，

$$E = E_0 + \frac{E_{max} \times C_e{}^{\gamma}}{EC_{50} + C_e{}^{\gamma}} \tag{19}$$

と表される．すなわち，直接反応モデル解析において，E_{max}モデルに効果コンパートメントモデルを組み込んだ場合は，PDパラメータとしてE_0，E_{max}，EC_{50}，γおよびK_{1e}の5つのパラメータを推定する．間接反応モデル解析に組み込む場合も同様に，薬理効果を表すPDIやPDSの薬物濃度に中心コンパートメントの薬物濃度C_1ではなく，効果コンパートメントの薬物濃度C_eを用いて解析を実施する．

$$\begin{aligned} PDI &= 1 - \frac{I_{max} \times C_e{}^{\gamma}}{IC_{50} + C_e{}^{\gamma}} \\ PDS &= 1 + \frac{S_{max} \times C_e{}^{\gamma}}{SC_{50} + C_e{}^{\gamma}} \end{aligned} \tag{20}$$

D 直接反応モデル解析，間接反応モデル解析および効果コンパートメントモデル解析のまとめ

PD解析におけるモデルの選択法をフローチャートにまとめた(図4-16)．間接反応モデルでは，さらに作用機序により4つのタイプからモデルを選択し，直接反応モデルでは，線形モデルおよび(シグモイド)E_{max}モデルのいずれを用いるのかを検討する必要がある．また，ここで示したPDモデルは，基本的なモデルのみであり，実際の解析では，薬物の動きやバイオマーカーの動きをさらに詳細に表現するために，コンパートメント数を増加させる，フィードバック機構を組み込むなど，基本モデルを発展させて用いることもある．

E その他のPD解析(Exposure-Response解析)

薬物療法におけるPK/PDの概念は，薬物血中濃度などの直接的な曝露量の変化が生体反応をどのように変化させるのかを理解するために重要である．また，その関連性を統計学的に明らかにすることで，目標とする薬物の十分な効果を得る，または，副作用を予防するために必要な薬物血中濃度を推定することが可能となり，薬物投与の適正投与計画に応用することができる．ここでは，薬物動態と薬理効果の相関を統計的に解析する，Exposure-Response解析[ER解析，曝露量(用量)反

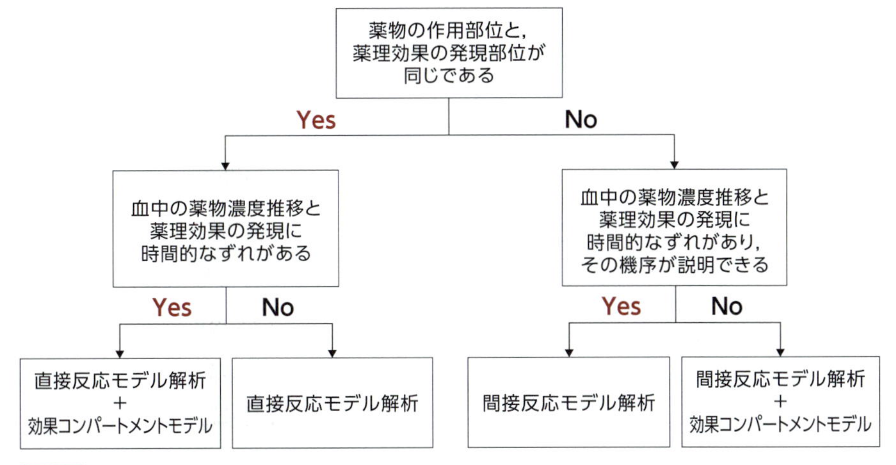

図4-16 PDモデルの選択

応解析とも呼ばれる］について記述する．Exposure-Response解析とは，薬物の曝露量［area under the blood concentration-time curve：AUC（薬物血中濃度–時間曲線下面積），maximum（or peak）blood concentration：C_{max}（最高薬物血中濃度）およびminimum（or through）blood concentration；C_{min}（最低薬物血中濃度）など］と薬理効果の相関を評価する解析手法である．ここでは，薬物の曝露量は薬物血中濃度を，薬理効果は薬剤の有効性を用いて説明する．Exposure-Response解析において明らかにしたいことは，薬物血中濃度が何mg/Lのときに，どれくらいの薬理効果を示すか，ということである．具体的な解析手法として，ロジスティック回帰分析を紹介する．ロジスティック回帰分析のほかにも，シンプルに影響の「あり」および「なし」を2群間の検定により統計的に評価する．ほかにもROC（receiver operating characteristic）曲線を用いる解析などもExposure-Response解析に含まれる．

ロジスティック回帰分析は，ある値が1上がると，ある事象が起こる確率がどのように変化するかを求める解析法である．薬物血中濃度と有効性を用いて述べると，薬物血中濃度が1mg/L上がると，投与された薬物が有効である確率が，どの程度上昇するかを求める解析法である．このときの，薬物血中濃度のことを独立変数と呼び，有効性のことを従属変数［独立変数（薬物血中濃度）により決まる値］と呼ぶ．薬物血中濃度と有効性について，**表4-4**のようなデータが得られたとする．このデータの状態では，統計的に処理するのが難しいので，有効・無効を数値に置き換える．有効を1とし，無効を0とすると，**表4-5**となる．この形が，ロジスティック回帰分析における基本データとなる．すなわち，さまざまな値をとりうる連続的な独立変数と，0か1かの従属変数の組み合わせが，ロジスティック回帰分析で扱う基本的なデータの形となる．もし，従属変数がもともと連続変数（さまざまな値をとりうる数）であった場合，基準を設けて，0と1に振り分ける．

例えば，従属変数が白血球数であるとする．感染症患者において，白血球数は健常者と比較して上昇しており，白血球数の減少が感染症治療における有効性の指標の一つとなる．何らかの医療介入処置を行う前から白血球数が30％減少した場合を有効であると基準を設けた場合，白血球数が30%減少した（有効であった）とき，1とし，30%減少しなかった（無効であった）とき，0と設定する．**表4-5**において，薬物血中濃度を横軸に，有効性を縦軸にとり，プロットすると**図4-17**となる．

次は，薬物血中濃度と有効性の関係を数式として表す．ロジスティック回帰分析

表4-4 ロジスティック回帰分析の例

薬物血中濃度(mg/L)	副作用
14.2	有効
8.6	無効
8.2	有効
10.4	有効
21.3	有効
14.2	有効
16.6	有効
22.5	有効
15.8	有効
7.9	無効
5.0	無効
4.4	無効
9.7	無効
15.9	無効
15.3	有効
10.3	無効
6.3	無効
14.7	有効
18.3	有効
12.8	有効

表4-5 ロジスティック回帰分析に使用するデータ

薬物血中濃度(mg/L)	副作用
14.2	1
8.6	0
8.2	1
10.4	1
21.3	1
14.2	1
16.6	1
22.5	1
15.8	1
7.9	0
5.0	0
4.4	0
9.7	0
15.9	0
15.3	1
10.3	0
6.3	0
14.7	1
18.3	1
12.8	1

は，独立変数によって，従属変数の事象が起こる「確率」を説明するのが目的である．したがって，ロジスティック回帰分析における従属変数は，薬物血中濃度と有効性の例で述べると，有効である確率である．基本的な考え方は，線形の回帰分析と同様であり，$y = ax + b$ (aとbは定数)のような関係式を求める．線形の回帰分析とは異なり，従属変数yは，確率であるため，0から1までの値しかとることができない．そこで，yが0から1の値のみをとるように左辺を整理したものが式(21)である．

$$log_e\left(\frac{y}{1-y}\right) = ax + b \tag{21}$$

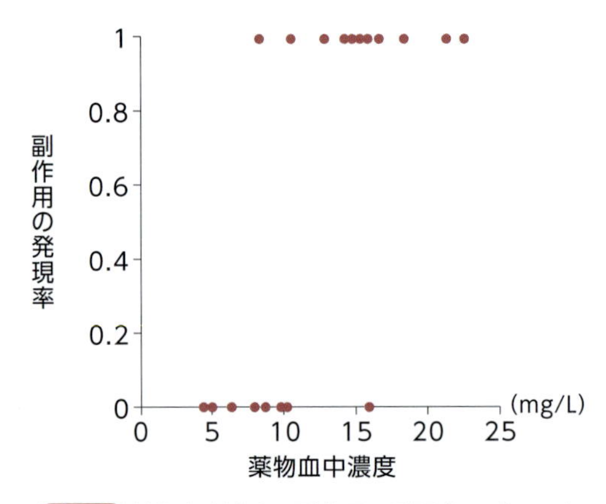

図4-17 薬物血中濃度と副作用の発現率のプロット

yは，有効である確率，$1-y$は，有効ではない確率を表している．このように，分母にある事象が起こらない確率，分子にある事象が起こる確率をとったものをオッズと呼ぶ．オッズが大きければ大きいほどある事象が起こる確率が高いことを示している．式(21)を左辺に有効である確率yだけが残るように変形する．式(21)では，eを$ax+b$乗すると$y/(1-y)$となることを表している．eは，ネイピア数であり，詳しい説明は割愛するが，約2.7の定数である(円周率のπのようなものである)．式(21)から，対数のない形に式を変形すると，式(22)となる．

$$\frac{y}{1-y}=e^{ax+b} \tag{22}$$

式(22)をさらに整理し，左辺にyだけが残る式にすると，

$$y=\frac{e^{ax+b}}{1+e^{ax+b}} \tag{23}$$

で表される．ロジスティック回帰分析では，元データにおける有効である確率と薬物血中濃度との相関を，最もよく説明できるような定数aとbを求める．aとbの数値の組み合わせは無数に存在するため，最も適当な組み合わせはコンピュータによる計算を用いる．表計算ソフトExcel®のソルバー機能を利用することが最も平易かもしれないが，統計分析フリーソフトRやその他の統計解析ソフトでもロジスティック回帰分析は，比較的簡単に計算可能である．そこで本書では，具体的なソフトウェアの使用方法は割愛し，実際に表4-5のデータからaとbを求めたロジスティック回帰分析の結果を表4-6に示す．$a=0.47$，$b=5.10$の結果を式(23)に外挿

表4-6 ロジスティック回帰分析の結果

a	b
0.47	－5.10

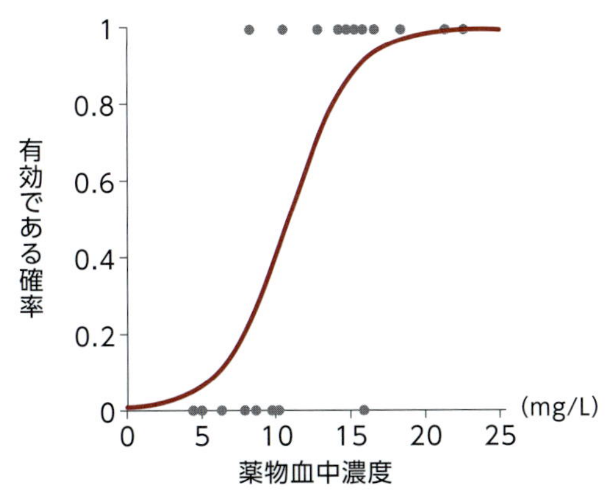

図4-18 ロジスティック回帰分析の結果と回帰曲線

し，図示すると図4-18となる．ロジスティック回帰分析において，従属変数と独立変数との関係性を表す曲線を回帰曲線と呼ぶ．回帰曲線が得られると，そこからカットオフ値を求めることが可能である．例えば，「有効である確率が0.5(50%)の時の薬物血中濃度をカットオフ値とする」と定義したのであれば，式(23)に$y=0.5$, $a=0.47$, $b=-5.10$を代入し，xの値を求めることにより，カットオフ値を求めることが可能となる．この時のカットオフ値は10.85mg/Lとなる．

4 PD解析の演習

到達目標

1. 直接反応モデル解析を用いて，リバーロキサバンの薬理効果シミュレーションができる．
2. ロジスティック回帰曲線から，リチウムの薬物血中濃度および副作用発現確率をシミュレーションできる．

前節までで基本的なPD解析の考え方について説明を行った．ここからは，表計算ソフトウェアExcel®を用いて，さらに理解を深めていく．

A リチウムの投与設計

はじめに，炭酸リチウム(販売名：リーマス®)の母集団薬物動態PK/PD解析の報告を参考に進める[9,10]．本演習で利用するPK/PDパラメータを**表4-7**に示す．

炭酸リチウムは，1949年に抗躁作用を有することが発見された後，欧米において躁病に対する本剤の効果が検討され，有効性に関する研究が数多く報告された．わが国においても，躁うつ病をはじめ，情動疾患を伴う精神病に対する本剤の有効性が報告され，1980年，大正製薬株式会社により炭酸リチウム製剤「リーマス®錠100, 200mg」が発売された．本剤は気分安定薬に位置づけられ，主に双極性障害の治療に用いられている．本剤での精神疾患治療における有効血中濃度域は0.3～1.2mEq/Lとされており，有効域を超えると中毒症状(筋緊張亢進，不随意運動およびけいれん発作など)を発現することが多数報告されている．その中で最も高頻度で確認されたのは振戦(4.1%)である．血中リチウム濃度測定に基づく投与量調節が推奨されており，トラフ濃度が1.5mEq/Lを超えた時は必要に応じて減量または休薬，2.0mEq/Lを超えたときは減量または休薬するように明記されている[9]．

ここからは，演習用Excelファイル「演習用_Lithium_ロジスティクス」を参照していただきたい*．

表4-7 リチウムのPK/PDパラメータ

パラメータ	母集団平均値
PKモデル[9)]	
K_a (/hr)	1.84
CL (L/hr)	2.52
V (L)	58.8
Bioavailability (F)	1
PDモデル[10)]	
ロジスティック回帰分析定数	
a	2.15
b	−3.56

Bioavailabilityの母集団平均値は1 (100%) とする.
(文献9, 10より引用, 一部改変)

❶ リチウムの薬物血中濃度シミュレーション

【シート名：Lithium反復投与(重ね合わせ) PK】

はじめに，リバーロキサバンの薬物血中濃度シミュレーションを行う．本剤は経口剤であるため，式(24)のように経口1-コンパートメントモデル式を使用する．

$$Conc = \frac{Dose \cdot F \cdot K_a}{Vd(K_a - K_e)}\{exp(-K_e \cdot t) - exp(-K_a \cdot t)\} \tag{24}$$

投与量は1回300mgと仮定し，PKパラメータは文献9の報告値を利用する．ここで，投与量は炭酸リチウム(mg)であるのに対し，血中リチウム濃度はリチウムイオン(mEq/L)である．リチウムは1価のカチオン(1.0mEq/L=1.0mmol/L)であり，1molの炭酸リチウムが解離すると2molのリチウムイオンが生成されることから，リチウムイオンが1.0mmol/Lである時，炭酸リチウムは0.5mmol/Lであると算出される．炭酸リチウムの分子量が73.89g/molであることから，リチウムイオンが1.0mEq/Lである時，炭酸リチウムは73.89g/mol×0.5mmol/L=36.945mg/Lである．したがって，リチウムイオン濃度を炭酸リチウム濃度に変換する必要がある．この換算式を踏まえて，式(24)をExcel入力用の演算式に変換すると

＊本項で用いられる演習用ファイルは，南山堂ホームページの本書紹介サイト(http://www.nanzando.com/books/72381.php)よりダウンロードできます(ID：NZD_CPMx　PASS：n@T3i=K2019/)．

=((Dose*F*Ka)/(V*(Ka−Ke))*(EXP(−Ke*t)−EXP(−Ka*t))/36.945)　(25)

として表される．各PKパラメータの数値は，名前の定義(Dose，F，Ka，CL，V)機能を設定しているため，薬物濃度のセルの演算式中に数値を入力せずとも，薬物濃度の値が計算されているセルを選択すると，常に式(25)がfxの数式バーに表示される．名前の定義機能を利用すると，選択されたセルまたはセル範囲の絶対参照(例えばA1)が既定値として設定される．リチウムを1回300mgを投与した際の最高血中濃度は約0.13mEq/L，最高血中濃度到達時間は投与後2時間前後となる．12時間間隔で10回投薬した際の最低血中濃度は，0.21mEq/Lである．「Lithium反復投与(重ね合わせ) PK」シートのF，Ka，CL，VのPKパラメータは固定したままで適応範囲内で投与量(Dose)を増減させ，リチウム血中濃度の動態を確認していただきたい．

❷ リチウムの副作用発現確率のシミュレーション

振戦の発現確率【シート名：Lithium_ER_Tremor】

【シート名：Lithium反復投与(重ね合わせ) PK】におけるNの列，すなわち，重ね合わせによる反復投与の薬物濃度をコピーして，【シート名：Lithium_ER_Tremor】における薬物濃度に「リンク貼り付け」している．リンク貼り付け機能を利用することで，【シート名：Lithium反復投与(重ね合わせ) PK】の投与量を変化させたときも，そのときの薬物濃度が【シート名：Lithium_ER_Tremor】における薬物濃度に反映される．ここからはリチウムの投与による振戦発現のロジスティック回帰式について説明する．くり返しとなるが，ロジスティック回帰分析は，ある値が1上がると，ある事象が起こる確率がどのように変化するかを求める解析法である．リチウムの薬物血中濃度と振戦発現確率を用いて述べると，薬物血中濃度が上昇すると，振戦発現確率が，どの程度上昇するかを求める解析法である．ロジスティック回帰式を式(26)に示す

$$y=\frac{exp(ax+b)}{1+exp(ax+b)} \quad (26)$$

ここで，yは振戦発現確率，xは薬物血中濃度を表している．文献10におけるロジスティック回帰分析定数のaとbを求めた結果を表4-7に示す．$a=2.15$，$b=-3.56$である．一方，通常は，0か1かの従属変数の組み合わせが，ロジスティック回帰分析で扱う基本的なデータの形となるが，振戦発現の「確率」を算出する場合，百分率で表記する必要がある．この換算式を踏まえて，式(26)をExcel入力用の演算式に

変換すると，

=100*(EXP(a*Conc.+b)/(1+(EXP(a*Conc.+b)))　(27)

として表される．各PDパラメータの数値は，名前の定義（aおよびb）機能を設定しているため，発現確率（%）の値が計算されているセルを選択すると，常に式（27）がfxの数式バーに表示される．名前の定義機能については前述したため割愛する．リチウムを1回300mgを投与した際の最低血中濃度は約0.21mEq/L，このとき，振戦発現確率は4.3%となる．すなわち，薬物濃度の上昇に伴い，振戦発現確率は上昇する，一方，薬物濃度の低下に伴い，振戦発現確率は低下する．

B リバーロキサバンの投与設計

ここからは，Tanigawaらが報告したリバーロキサバン（販売名：イクザレルト®）の母集団薬物動態PK/PD解析の報告を参考に進める．本演習で利用するPK/PDパラメータを表4-8に示す．

リバーロキサバン（rivaroxaban）は，直接的に第Xa因子を阻害する経口抗凝固薬の一つである．消化管からの吸収率が高く，投与4時間後に第Xa因子の阻害効果が最大となり，効果は約8～12時間持続する．通常，第Xa活性は24時間以内では回復しないため，1日1回投与で用いられる[11]．非弁膜症性心房細動患者における虚血性脳卒中および全身性塞栓症の発症抑制には，リバーロキサバンとして15mgを1日1回食後に経口投与する．腎障害のある患者に対しては，腎機能の程度に応じて10mgを1日1回に減量することになっている．

ここからは，演習用Excelファイル「演習用_Rivaroxaban_PD」を参照していただきたい．

❶ リバーロキサバンの薬物血中濃度シミュレーション

【シート名：Rivaroxaban_PK】

はじめに，リバーロキサバンの薬物血中濃度シミュレーションを行う．本剤は経口剤であるため，式（28）のように経口1-コンパートメントモデル式を使用する．

$$Conc = \frac{Dose \cdot F \cdot K_a}{Vd(K_a - K_e)}\{exp(-K_e \cdot t) - exp(-K_a \cdot t)\} \quad (28)$$

表4-8 リバーロキサバンのPK/PDパラメータ

パラメータ	母集団平均値
PKモデル	
K_a (/hr)	0.6
CL (L/hr)	4.72
V (L)	42.9
BUN for CL	−0.0165
Bioavailability (F)	1
PDモデル	
プロトロンビン時間(PT)	
ベースライン(s)	13.7
SLOPE (s/μg/L)	0.0227
γ	1.1
活性化部分トロンボプラスチン時間(aPTT)	
ベースライン(s)	32.6
SLOPE (s/μg/L)	0.0658
γ	0.000156

Bioavailabilityの母集団平均値は1 (100%)とする.
(文献11より引用，一部改変)

投与量は1回15mgと仮定し，PKパラメータは文献11の報告値を利用する．BUN for CLは，CLの影響因子としてBUNを組み込んだPKパラメータであり，ここでは，CL=4.72＊(1−0.0165＊(BUN−16.73))として計算される．16.73は文献11の患者集団におけるBUN平均値で標準化されており，もし，BUNに平均値である16.73を外挿すると，カッコ内は1となり，CLは4.72と計算される．これがCLの母集団平均値である．また，この報告では，リバーロキサバンのCLは，患者のBUNが大きくなると低下することが読み取れる．また，投与量はmgであるが，ここで得られる濃度はμg/L (ng/mL)である．したがって，投与量をmgからμgに換算の上，入力が必要である．次に，式(28)をExcel入力用の演算式に変換すると

=((Dose*F*ka)/(V*(ka−ke))*(EXP(−ke*t)−EXP(−ka*t)) (29)

として表される．各PKパラメータの数値は，名前の定義(Dose，F，Ka，CL，V)

機能を設定しているため，薬物濃度のセルの演算式中に数値を入力せずとも，薬物濃度の値が計算されているセルを選択すると，常に式(29)がfxの数式バーに表示される．名前の定義機能を利用すると，選択されたセルまたはセル範囲の絶対参照(例えばA1)が既定値として設定される．リバーロキサバン1回15mgを投与した際の最高血中濃度は約240μg/L，最高血中濃度到達時間は投与後3～4時間目となる．投与量のセルを10mgにすると，最高血中濃度は約160μg/Lと15mg投与のときの2/3となるが，最高血中濃度到達時間は変わらないことが理解できる．適応範囲内の投与量およびBUN値を増減させ，リバーロキサバン血中濃度の動態を確認していただきたい．

❷ リバーロキサバンの薬理効果シミュレーション

本演習を行うにあたって，誤解を招かないように述べておく．本演習は決して，リバーロキサバンの薬理効果のサロゲートマーカーとして，プロトロンビン時間および活性化部分トロンボプラスチン時間を予測するわけではない．あくまでも演習の一環である．すなわち，リバーロキサバンは，まずXa活性の阻害という直接的な指標があり，その活性の変化により，プロトロンビン時間および活性化部分トロンボプラスチン時間が変動するのである．プロトロンビン時間および活性化部分トロンボプラスチン時間の説明を表4-9に示す．

a. プロトロンビン時間

【シート名：Rivaroxaban_PD_PT】

プロトロンビン時間のベースライン(Baseline) 13.7秒(s)は，リバーロキサバン投与前の初期値(E_0)のことである．SLOPEの単位は傾きである．傾きは，(yの増

表4-9 プロトロンビン時間と活性化部分トロンボプラスチン時間

プロトロンビン時間(PT) ・出血が止まらない場合には，血小板数や止血機能に何らかの問題があると考えられる． ・PTが延長すると，血液が凝固するまでの時間は長くなる． ・プロトロンビン時間(PT)は，血液凝固機能を判定するスクリーニング検査として用いられており，正常な基準値は「約10から12秒」である．
活性化部分トロンボプラスチン時間(aPTT) ・トロンボプラスチンというのは，血小板や白血球に含まれる血液凝固因子の一種である． ・aPTTが延長すると，血液が凝固するまでの時間は長くなる． ・活性化部分トロンボプラスチン時間(APTT)の基準値は「約20から40秒」である．

加量）÷（xの増加量）で計算されるため，SLOPEの単位は，s/μg/Lとなる．【シート名：Rivaroxaban_PK】における経過時間の列0hから24hまでの薬物濃度をコピーして，【シート名：Rivaroxaban_PD_PT】における薬物濃度に「リンク貼り付け」する．リンク貼り付け機能を利用することで，【シート名：Rivaroxaban_PK】の投与量およびBUN値を変化させたときも，そのときの薬物濃度が【シート名：Rivaroxaban_PD_PT】における薬物濃度に反映される．Tanigawaらの報告では，プロトロンビン時間はべき線形モデルによる直接反応モデル解析が式(30)のように示されている．

$$PT = BASE + SLOPE * Cp^{FACT} \quad (30)$$

このモデル式は，薬物濃度にγがべき乗で組み込まれているが，4.3.**A**で概説したとおり，式(31)と同じ式である．

$$E = E_0 + SLOPE \times C^{\gamma} \quad (31)$$

次に，式(30)または式(31)をExcel入力用の演算式に変換すると，

$$= Baseline + SLOPE * Conc\hat{\ }\gamma \quad (32)$$

として表される．各PDパラメータの数値は，名前の定義(Baseline，SLOPE，γ)機能を設定しているため，プロトロンビン時間のセルの演算式中に数値を入力せずとも，プロトロンビン時間の値が計算されているセルを選択すると，常に式(32)がfxの数式バーに表示される．名前の定義機能については前述したため割愛する．リバーロキサバン1回15mgを投与した際の最高血中濃度は約240μg/L，このとき，プロトロンビン時間は最も延長し，約23秒となる．すなわち，薬物濃度の上昇に伴い，プロトロンビン時間は延長する，一方，薬物濃度の低下に伴い，プロトロンビン時間は短縮する．【シート名：Rivaroxaban_PK】における投与量のセルを10mgにしたときのプロトロンビン時間の動態を確認していただきたい．

b.活性化部分トロンボプラスチン時間

【シート名：Rivaroxaban_PD_aPTT】

活性化部分トロンボプラスチン時間のベースライン(Baseline) 32.6秒(s)は，リバーロキサバン投与前の初期値(E_0)のことである．SLOPEの単位はs/μg/Lとなる．【シート名：Rivaroxaban_PK】における経過時間の列0hから24hまでの薬物濃度をコピーして，【シート名：Rivaroxaban_PD_aPTT】における薬物濃度に「リ

ンク貼り付け」する．Tanigawaらの報告では，活性化部分トロンボプラスチン時間はべき線形モデルを若干改変した直接反応モデル解析が式(33)のように示されている．

$$aPTT = BASE + SLOPE * \{Cp^{(1-FACT*Cp)}\} \quad (33)$$

このモデル式は，薬物濃度にγとさらに薬物濃度がべき乗で組み込まれているが，4.3.**A**で概説したとおり，式(34)と同じ式である．

$$E = E_0 + SLOPE \times C^{(1-\gamma * Conc)} \quad (34)$$

次に，式(33)または式(34)をExcel入力用の演算式に変換すると，

$$= Baseline + SLOPE * Conc\^{}(1 - \gamma * Conc) \quad (35)$$

式(35)として表される．各PDパラメータの数値は，名前の定義(Baseline，SLOPE，γ)機能を設定しているため，活性化部分トロンボプラスチン時間のセルの演算式中に数値を入力せずとも，活性化部分トロンボプラスチン時間の値が計算されているセルを選択すると，常に式(35)がfxの数式バーに表示される．リバーロキサバン1回15mgを投与した際の最高血中濃度は約240μg/L，このとき，活性化部分トロンボプラスチン時間は最も延長し，約45秒となる．すなわち，薬物濃度の上昇に伴い，活性化部分トロンボプラスチン時間は延長する，一方，薬物濃度の低下に伴い，活性化部分トロンボプラスチン時間は短縮する．【シート名：Rivaroxaban_PK】における投与量のセルを10mgにしたときの活性化部分トロンボプラスチン時間の動態を確認していただきたい．活性化部分トロンボプラスチン時間と薬物濃度のプロットは，若干E_{max}モデル様の直線になっている．これは，薬物濃度にγおよび薬物濃度の指数関数的に影響しているためである．また，プロトロンビン時間も活性化部分トロンボプラスチン時間も線形モデルによる直接反応モデル解析である．したがって，モデルだけ考えると薬物濃度の上昇に比例して薬理効果も増強されてしまうが，実際に観測値として想定できない薬物濃度を外挿した際の薬理効果は懐疑的である．

引用文献

1. 日本薬剤学会出版委員会 編：薬剤学実験法必携マニュアル，Ⅱ生物薬剤学，pp369-370，南江堂，2014.
2. 島袋充生：4. サロゲートマーカーを用いた臨床試験：糖尿病・メタボリックシンドローム. 臨床薬理，38：311-316，2007.
3. 植田真一郎：1. サロゲートマーカーの必要性と限界. 臨床薬理，38：295-298，2007.
4. Biomarkers Definitions Working Group : Biomarkers and surrogate endpoints : preferred definitions and conceptual framework. Clin Pharmacol Ther, 69 : 89-95, 2001.
5. 佐藤 均ほか：薬動力学(PK/PD)解析. In：杉山雄一ほか編：ファーマコキネティクス 演習による理解，pp249-263，南山堂，2003.
6. 緒方宏泰 編著：医薬品開発における臨床薬物動態試験の理論と実践，pp183-246，丸善，2004.
7. Sharma A, et al : Characterization of four basic models of indirect pharmacodynamic responses. J Pharmacokinet Biopharm, 24 : 611-635, 1996.
8. Jacquez JA : Parameter identifiability is required in pooled data methods. J Pharmacokinet Biopharm, 24 : 301-305, 1996.
9. 大正富山医薬品株式会社：リーマス®錠医薬品インタビューフォーム，2018年2月(第6版).
10. Yamaguchi D, et al : Population pharmacokinetics and exposure-response of lithium carbonate in patients based on tubular reabsorption mechanisms. Eur J Drug Metab Pharmacokinet, 2018.
11. Tanigawa T, et al : Model-based dose selection for phase Ⅲ rivaroxaban study in Japanese patients with non-valvular atrial fibrillation. Drug Metab Pharmacokinet, 28 : 59-70, 2013.

第 5 章

Population解析の理論

1 Populationの概念

到達目標

・Populationの概念と解析の論理構造について説明できる.

本章では，次章以降の具体的な解析例に先立って，その土台となる理論について述べる．まずはpopulation解析の概念やイメージをつかむことが不可欠である．前章までは薬物動態パラメータの平均値のみを使って理解を深めた．ここでは集団としてパラメータ値の変動（ばらつき）についてを考える．この変動（ばらつき）をどのように捉えて表すかが，population解析の最も重要なポイントであり，また最も理解につまずきやすい点でもある．以下，1-コンパートメント静注モデル（パラメータCL，V）を例として，PKについて主に述べるが，PDについても変動（ばらつき）の考え方，捉え方，表し方は共通である．

医薬品の有効性・安全性を確保して適正に使用するためには，当該薬のプロファイルを明らかにする必要がある．医薬品開発過程での非臨床試験では，遺伝制御された動物を用いるため，PK特性は原則単一である．臨床第Ⅰ相試験でも，選別・管理された健康人を対象とするため，PKパラメータ値の変動（ばらつき）は小さい．よってPK特性はすでに確定され，その特性に基づく一律の用法・用量で適正使用上の問題はないように思える．

しかし，実際の投与対象となる患者は多種多様である．例えば，年齢，体重，疾病の種類や重症度，併用薬，遺伝的要因，生活習慣などの背景が多様である．また，薬物消失に関わる肝臓・腎臓の機能障害の有無や程度も異なる．その結果として，患者ごとでのPK特性は単一でなく，PKパラメータ値の変動（ばらつき）は大きい．

このような理由から，PKさらにはPDプロファイルを明らかにする解析においては，患者ごと別々にパラメータ値を推定する標準PK解析だけではなく，患者を集団（population）として捉え，変動（ばらつき）あるパラメータ値を推定するpopulation PK解析が必要となる．Population PK解析では，PKに影響を与える複数の因子を明らかにすることもできるため，当該薬の個別最適化に有用な情報が得

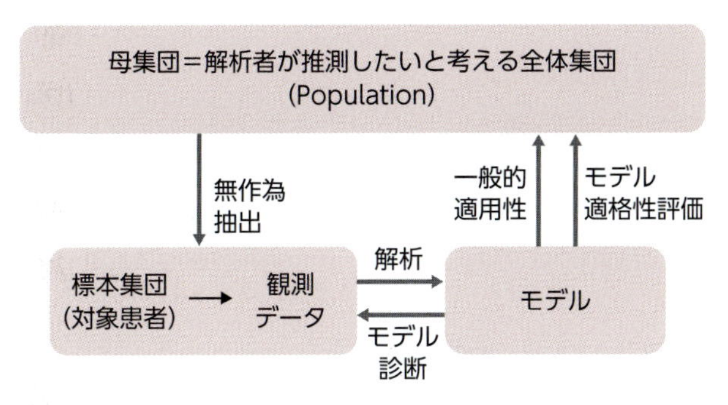

図5-1 Populationの概念と解析の論理構造

られる利点もある．

理論的に"population"とは，解析者が推測したいと考える全体集団である母集団を指す（図5-1）．この母集団から無作為抽出された標本集団の対象患者において，観測データを得て解析し，その結果としてのモデルを一般化してpopulationに適用しようとするアプローチこそが，population PK解析である．重要な点は，標本集団での解析結果をもって母集団での解析結果とみなそうとする一般化の統計的推論であり，この論理構造を理解しておく必要がある．ただし，実際のクリニカルな状況では，想定する母集団から無作為に患者を抽出することが難しい場合や，収集できた患者から可能な範囲でしかデータを得られない場合が多い．よって，解析対象となった標本集団の属性をよく把握し，そのような属性を有する患者でのpopulation PK解析結果が，推測したい集団へ一般化して適用できるのか，十分に注意する必要がある．とりわけ，ベイズ推定に基づく個別化投薬（5.4.B）では問題となる．

2 Population解析の種類

到達目標

・Population解析法の種類と内容の違いについて説明できる.

Population解析には大きく4つの方法がある(**表5-1**).

- **データ平均法(naive averaged data : NAD)**
  観測点の時間がそろっている場合, 時間ごとの値の平均を用いて解析する. 得られた解析値をpopulationパラメータとみなす.
- **データプール法(naive pooled data : NPD)**
  すべての観測点が一人の患者からの観測点と仮定して解析する. 得られた解析値をpopulationパラメータとみなす.
- **標準二段階法(standard two stage : STS)**
  各患者で別々に標準解析を行う. 得られた解析値について, それぞれ平均と分散を求めてpopulationパラメータとする.
- **非線形混合効果モデル法(nonlinear mixed effects model : NONMEM)**
  観測点が少ない患者のデータも含め, 全データをまとめて解析し, 平均, 個体間分散, 個体内分散を同時に求めてpopulationパラメータとする.

これらの方法のうち, NAD法とNPD法ではpopulationを想定してはいるものの, 解析で得られるのはPKパラメータ値の平均である. PKパラメータ値の変動(ばらつき)に関する情報が得られる方法はSTS法, NONMEM法であるため, 医薬品添付文書やインタビューフォームで採用・表示されている.

ただし, STS法とNONMEM法では**表5-2**に示すとおり, 逆のアプローチをとる. STS法はいわば「木を見る」イメージであり, 木の一本一本の様子を知る. その後にそれらの木の集合である森の様子を捉える. 一方のNONMEM法はいわば「森を見る」イメージであり, 森全体の様子を知る. その後にそれを構成する木の様子を捉える. 木の一本一本の様子を知ろうとしているわけではない.

表5-1 Population解析法の種類

方法	例	内容
データ平均法 (naive averaged data：NAD)	濃度 時間	観測点の時間がそろっている場合，時間ごとの値の平均を用いて解析する．得られた解析値をpopulationパラメータとみなす．
データプール法 (naive pooled data：NPD)	濃度 時間	すべての観測点が一人の患者からの観測点と仮定して解析する．得られた解析値をpopulationパラメータとみなす．
標準二段階法 (standard two stage：STS)	濃度 時間	各患者で別々に解析する．得られた解析値について，それぞれ平均と分散を求めてpopulationパラメータとする．
非線形混合効果モデル法 (nonlinear mixed effects model：NONMEM)	濃度 時間	観測点が少ない患者のデータも含め，全データをまとめて解析し，平均，個体間分散，個体内分散を同時に求めてpopulationパラメータとする．

表5-2 Population解析法の違い

方法	標準二段階法(STS)	非線形混合効果モデル法(NONMEM)
視点(例)	「木を見る」イメージ：木の一本一本の様子を知る．その後にそれらの木の集合である森の様子を捉える．	「森を見る」イメージ：森全体の様子を知る．その後にそれを構成する木の様子を捉える．木の一本一本の様子を知ろうとしているわけではない．
手順	一人ひとりのPKパラメータを別々に求める． ↓二段階 各人のPKパラメータをまとめて，その集団の分布特性を表す指標を求める．	集団の分布特性を表す指標(平均，分散)を同時一括に求める． ↓ その集団に属する個体のPKパラメータは事後的(post hoc)推定で求める．
表記	平均±標準偏差 (標準偏差＝$\sqrt{分散}$， 変動係数＝標準偏差／平均)	平均(θ)，個体間分散(ω^2)，個体内分散(σ^2) (標準偏差＝$\sqrt{分散}$)
特徴	・「木を見る」ため，各患者での観測点が少なければ解析できない． ・PKパラメータに影響を与える因子(共変量)を詳しく検討できないことが多い． ・各人のPKパラメータは患者固有で独立しており，populationパラメータに依存しない．	・「森を見る」ため，各患者での観測点が少なくても解析できる． ・PKパラメータに影響を与える因子(共変量)を詳しく検討できる． ・ベイズ推定された新規患者のPKパラメータは，populationパラメータに依存するため，患者固有で独立したパラメータとして取り扱うことは適切でない．少ない観測点ではベイズ推定の精度が低くなる．

NONMEM法では，いわば一本の木にはPK解析の主たる関心がないのだから，一人の患者でのPKパラメータ値を推定しようとしない．それ故，各患者での観測点が少なければ通常できないはずの解析が可能となる．このため臨床試験の実施上，患者あたりの採血を軽減して負担を少なくしつつ，幅広い背景を有する多数の患者から得られる利点がある．加えて，PKパラメータに影響を与える因子である共変量(covariate)を詳しく検討できる．さらには，解析対象に含まれなかった患者でのランダムシミュレーションやベイズ推定による予測・計画にも適する．このような利点から，NONMEM法が最も繁用されており，population解析とは事実上NONMEM法を指すといってよい．

3 非線形混合効果モデルと解析プログラム

到達目標

1. 固定効果(fixed effect)および変量効果(random effect)から成る混合効果(mixed effects)モデルの考え方と用語(θ, η, ω^2, ε, σ^2)の定義について説明できる.
2. 解析プログラムNONMEM®の仕組みや特徴について説明できる.

A 固定効果モデルと変量効果モデル

NONMEM法とは字句のとおり, 非線形(nonlinear)の関数式で定義された2つの効果(effects)を混合(mix)して用いる方法である. ここで「効果」とは統計学的・確率論的な様式であり, 医薬品の薬理学的な様式を指しているわけではない. NONMEM法では

- **Populationでの値が定まっている固定効果(fixed effect)**
  代表値としての平均θ(theta):例えばθ_{CL}, θ_V
- **Populationでの値は定まってはいないものの, 値が存在する確率・範囲だけがわかっている変量効果(random effect)**
  個体間変動(inter-individual variability, between-subject variability)のη(eta):例えばη_{CL1}, η_{V1}(患者番号1の場合)
  個体内変動(intra-individual variability, within-subject variability)のε(epsilon):例えば$\varepsilon_{1,2}$(患者番号1の観測番号2)

がそれぞれ仮定されている. なお, 個体内変動とは同一個体で生じる未知の変動だが, 観測点ごとに生じる薬物濃度測定の誤差や検体採取での時点誤差などの残差変動(residual variability)と通常区別できない. 観察時期間での変動(inter-occasion variability)などが明らかにされることもある.

図5-2に示すとおり, 各個体は平均(━太線)推移を中心として上下に存在した

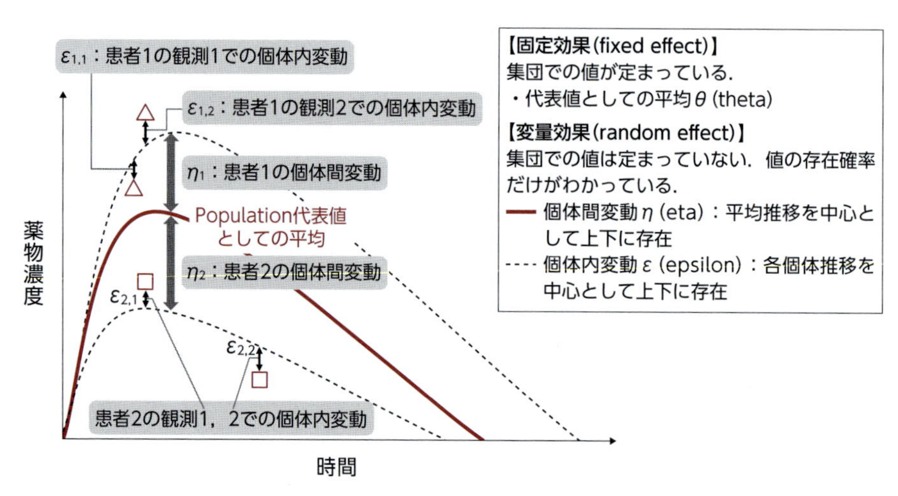

図5-2 非線形混合効果モデル法(NONMEM)での固定効果と変量効果

上で，各観測は各個体(------点線)推移を中心として上下に存在する．平均θは一つの推定値であるのに対し，個体間変動ηと個体内変動εは共に確率を表す分布であり，中心を0(すなわち変動がまったくない)とする正規分布が仮定されている．つまり，存在する確率の度合いが最大なのは0(変動なし)であり，0から離れる(変動が大きくなる)ほど，存在する確率の度合いが小さくなるように仮定されている．

図5-3に示すとおり，正規分布曲線は平均と分散の値で表される($\sqrt{分散}$が標準偏差)．縦軸Yは横軸Xのときの「確率密度」で，分布曲線下面積が「確率」を示している．1-コンパートメント静注モデルのパラメータCL，Vそれぞれで，個体間変動ηは平均＝0，分散＝ω(omega)^{2}の正規分布に従う(ηは最も0になりやすく，$-\omega \sim \omega$の範囲面積に68.3%の確率で，$-2\times\omega \sim 2\times\omega$の範囲面積に95.4%の確率で存在する)．個体内変動εは平均＝0，分散＝σ(sigma)^{2}の正規分布に従う(εは最も0になりやすく，$-\sigma \sim \sigma$の範囲面積に68.3%の確率で，$-2\times\sigma \sim 2\times\sigma$の範囲面積に95.4%の確率で存在する)．このように，変動(ばらつき)に確率分布を仮定して，確率論的に取り扱うのが，NONMEM法の大きな特徴である．そしてNONMEM法によるPKパラメータの推定とは，平均(θ)，個体間分散(ω^2)，個体内分散(σ^2)を推定することにほかならない．論文や書籍で「本薬の母集団パラメータは$\theta_{CL}=14$[L/h]，$\theta_V=7$[L]である」といった記載が見受けられることもあるが，集団の分布特性を示しておらず不適切である．「θ」「ω^2」「σ^2」の3点セットがそろってのpopulation

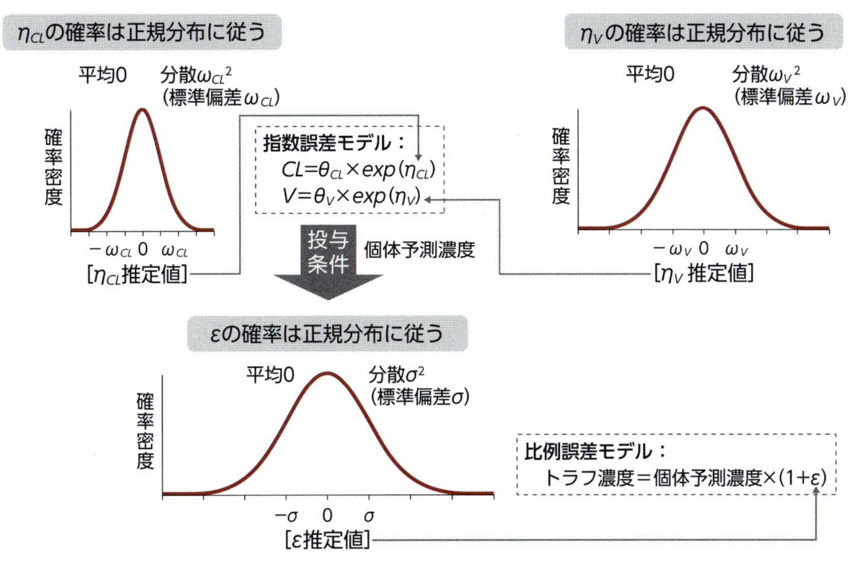

図5-3 非線形混合効果モデル法(NONMEM)での推定値はθ, ω^2, σ^2

パラメータである.

NONMEM法はpopulationの分布特性を表すθ, ω^2, σ^2を推定し, populationに属する個体iのηや観測点jにおけるεは推定しようとしない. しかし副次的に, 特定の情報(患者での観測値)が付与されたとき, ベイズの定理を用いることにより, 事前の確率が修正されて, 事後の確率が得られる(5.4.F). Population解析対象に含まれた患者に対して行うのが, 事後推定(post hoc estimation)であり, 経験ベイズ推定とも呼ばれる.

図5-4に示すとおり, 特定の情報が与えられない段階では, 個体間変動$\eta_i=0$が最も起こりやすく, 個体内変動$\varepsilon_{i,j}=0$が最も起こりやすい確率分布に従うため, 患者の個体パラメータ(individual parameter)は$CL_i=\theta_{CL}$, $V_i=\theta_V$(すなわちpopulation平均CL_{pop}, V_{pop}に等しい)と推定される. ある投与条件下では, 濃度＝5μg/mLが観測されるはずであった. しかし, 実際の観測濃度＝10μg/mLであったとの情報が付与されたとき, η推定値が修正され, それによりε推定値も修正されて, それぞれの推定値η_i, $\varepsilon_{i,j}$が求まる. このようにして, 指数誤差モデルでの個体パラメータは, $CL_i=\theta_{CL}\times exp(\eta_{CL,i})$, $V_i=\theta_V\times exp(\eta_{V,i})$とベイズ推定されたわけである.

以上の変量効果に関する用語は必ず覚えておかないと混乱する. あくまでの参考

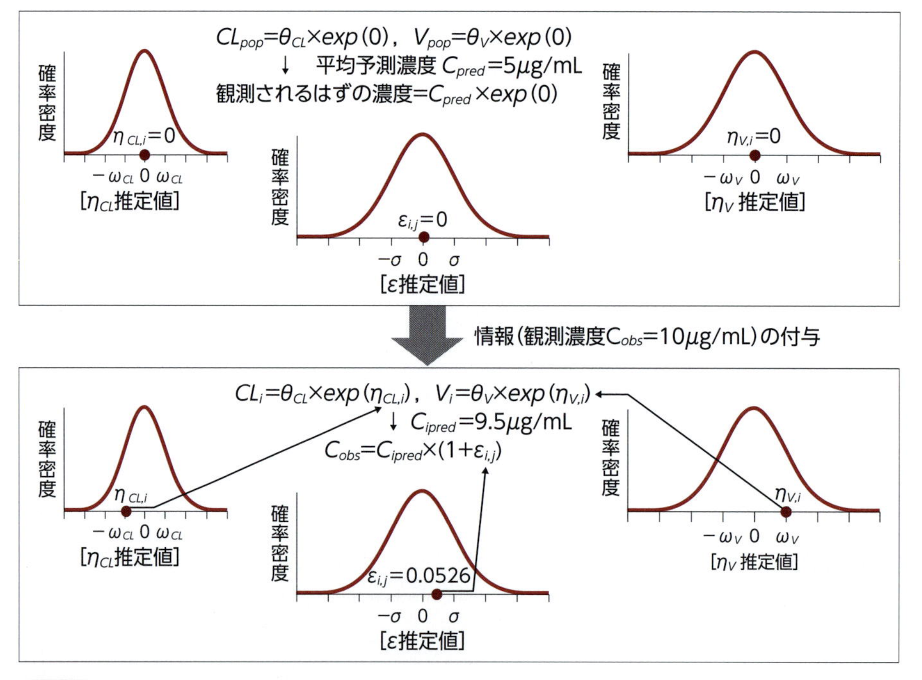

図5-4 情報の付与により確率が修正されるベイズ推定

NONMEM法では特定の情報（患者での観測値）が付与されたとき，事前の確率（$\eta=0$，$\varepsilon=0$）が修正されて，事後の確率（η，εの推定値）が得られる．

として，語呂合わせの一例を示しておく．

- **オメオメ（ω×ω）と得ーた（η），くまくま（σ×σ）のエプロン（ε）！**
  「おめおめと，熊の描かれたエプロンを得てしまった」
- **おめーおめーが（ω×ω）得た（η），敷く敷く，魔（σ×σ）のエプロン（ε）！**
  「お前が得た悪魔のエプロンを敷いている」

B 解析プログラムNONMEM®

1980年にSheinerとBealはFORTRAN言語で記述した“The NONMEM system”を発表した．“NONMEM”とは元来，開発された解析プログラムの名称であったが，そのままpopulation解析法の名称になっていった．NONMEM®はさまざまな機能について改良され続け，最新版（2019年5月現在）はversion 7.4である．

販売会社ICONのウェブサイト(https://nonmem.iconplc.com/)にて，プログラムを含む種々のファイルが自由に閲覧・ダウンロード可能となっている(ICON社からはNONMEM®ライセンスファイルを購入する).

歴史的には，国内のPopulation Pharmacokinetics研究会が1989年にNONMEM研究会として発足し，欧州のPopulation Approach Group in Europeは1992年にNONMEM European Users Groupとして発足したように，NONMEM®はpopulation解析の技術的・学術的な発展を加速させる道具となり共通言語となってきた．NONMEM®は現在でもpopulation解析プログラムのgold standardである．よって本書により，NONMEMに習熟することが，population解析に習熟することでもあると言える.

NONMEMの優れた特徴としては，predictions for population pharmacokinetics (PREDD)ライブラリーを有し，さまざまなモデルがあらかじめ，または自由記述できる形で豊富に用意されている点である．一方で，NONMEM®が登場した1980年からは，コンピュータやオペレーティングシステムの機能が格段に進歩したため，最近の解析ソフトウェアに比べると操作性が簡便とは言えない．これを補うために，NONMEM解析を支援するツールが各種活用されている(6.2).

NONMEM使用時(図5-5)には

・データセット

解析されるデータ

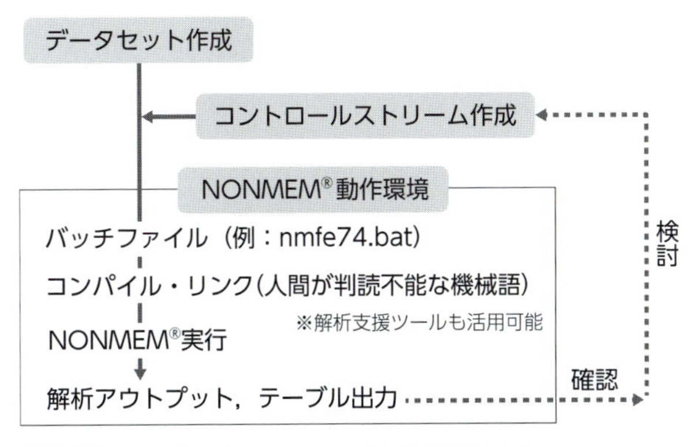

図5-5 解析プログラムNONMEM® 使用時の流れ

- **コントロールストリーム**
  NONMEM®に対して解析内容の指示を与えるもの
- **NONMEM®**
  解析プログラム本体の実行

の3点セットが必要である.

コマンドプロンプト画面で，バッチファイル名の「Enter」により始動したNONMEM®では，コントロールストリームがNONMEM® translator(NM-TRAN)により変換され，さらにコンパイル・リンクされて人間が判読不能な機械語のNONMEM®実行形式となる．解析指示内容の種類を特定するのが，$で始まるNMTRANコマンドである(例：$DATAは解析データセットを指定する)．NONMEM®実行の都度，解析者は解析アウトプットおよびテーブル出力を確認・解釈して，必要に応じた検討のため再度，解析をくり返していく．この際には，コントロールストリームの修正をくり返していかなければならない．よって，コントロールストリームの書き方，文法を理解し，習熟することが，NONMEM®の技術的な習得において重要である.

以上のまとめとして，NONMEM法を用いてNONMEM®プログラムにより行うpopulation解析の大きな特徴は以下の3点である.

- 集団の特性を捉える．標準PK解析と異なり，個体の特性を捉えないからこそ，1点の観測値しかない症例が含まれていてもPK解析が可能となる.
- このPK特性は，集団を代表する平均θ，そこからの個体ごとでのばらつきη，同一個体内でのばらつきε，の3つの指標で捉える.
- これらの3指標は確率論的に取り扱われる．個体間変動ηは平均0，分散ω^2の正規分布に従う．個体内変動εは平均0，分散σ^2の正規分布に従う．標準PK解析と異なり，確率論的な考え方に基づいているからこそ，ベイズ推定が可能となる.

4 Populationモデリング&シミュレーション

到達目標

1. Populationモデルの段階的分類，構築方法，診断方法および適格性評価方法について説明できる．
2. Populationモデルに基づくランダムシミュレーションおよびベイズ推定について説明できる．

Populationモデリング&シミュレーションに際してまず重要なことは，解析に着手する前に対象データの特性をよく知ることである．モデルはデータを記述説明するものであり，モデルはデータに依存するからである．まず観測値，例えば薬物濃度を時間軸，用量別でプロットしてみる．観測時点は偏っていないか，観測値の濃度域は広いか，ばらつきは大きいか，極端に外れた値はないか．対象患者の属性をヒストグラムで示してみる．例えば患者の体重や腎機能指標の最小値・中央値・最大値はいくらか，欠損値はないか．こういったデータ特性の把握が，解析における初期値の設定やモデル選択など，各種判断の根拠材料となり，適切なモデリングさらにはシミュレーションにつながっていく．

A Populationモデルの種類

Populationモデルは，診断･評価を行いながら，基本モデル(base model)を経て，最終モデル(final model)へと段階的に発展していく(図5-6)．

基本モデルは，以下の①構造モデル，②誤差モデルの要素から構成される．推定アルゴリズムなども検討され，さらなるモデル構築への基礎となるモデルである．

最終モデルとは，基本モデルに，以下の③共変量モデルの要素が加えられたモデルである．正しいモデルという意味ではなく，目的に対して適切で有用なモデルを指す．

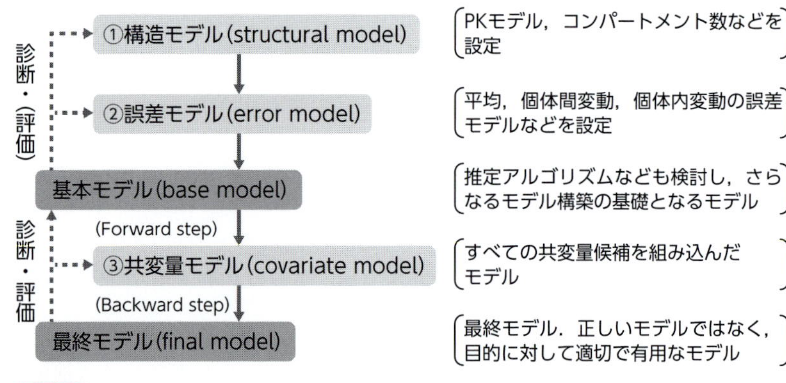

図5-6 Populationモデルの段階的な分類と構築の流れ

❶ 構造モデル(structural model)

構造モデルとはPK(およびPD)を記述するモデルである．線形または非線形(ミカエリス・メンテン)PKモデル，コンパートメント数(1-，2-コンパートメントPKモデル)などについて，観測値数や観測時点の特性も考慮して，設定する必要がある．

❷ 誤差モデル(error model, variability model)

平均，個体間変動，個体内変動の誤差モデルを設定する．NONMEM®では，populationの代表値としての平均θ，そこからの個体間でのずれη，個体内でのずれεが仮定されている．このようなずれを一般的な数式で表すと，以下の3つとなる(定数Aからずれた値y，誤差xとする)．

絶対誤差モデル：yにはAがどのような値でも同一のxが反映される

・$y=\mathrm{A}+x$

付加誤差モデル(additive error model)

相対誤差モデル：yにはAの値に応じて変化したxが反映される

・$y=\mathrm{A}\times(1+x)$

比例誤差モデル(proportional error model)

・$y=\mathrm{A}\times \mathrm{e}^{x}$

指数誤差モデル(exponential error model)

これらを分布容積Vに関する個体間変動について表すと

・付加誤差モデル

$$V = \theta + \eta$$

・比例誤差モデル

$$V = \theta \times (1 + \eta)$$

・指数誤差モデル

$$V = \theta \times exp(\eta)$$

となる．

図5-7の例では，η_iは正規分布（平均0，分散ω^2）に従い，$\omega = 0.5$のときには，横軸[η_i：$-1 \sim 1$]の範囲に95.4%存在することになる．このとき，分布容積の平均$\theta_V = 7$の場合に各個体が取りうるV_iの範囲は，太線(━)の指数誤差モデルで2.58～19.0L，細線(―)の比例誤差モデルで0～14L，点線(- - -)の付加誤差モデルでは6～8Lとなる．各個体のPKパラメータ値は通常，指数関数的に幅広い範囲で分布（対数正規分布）するため，指数誤差モデルが個体間変動には用いられることが多い．

一方，個体内変動については，観測値が指数関数的に幅広い範囲で分布するわけ

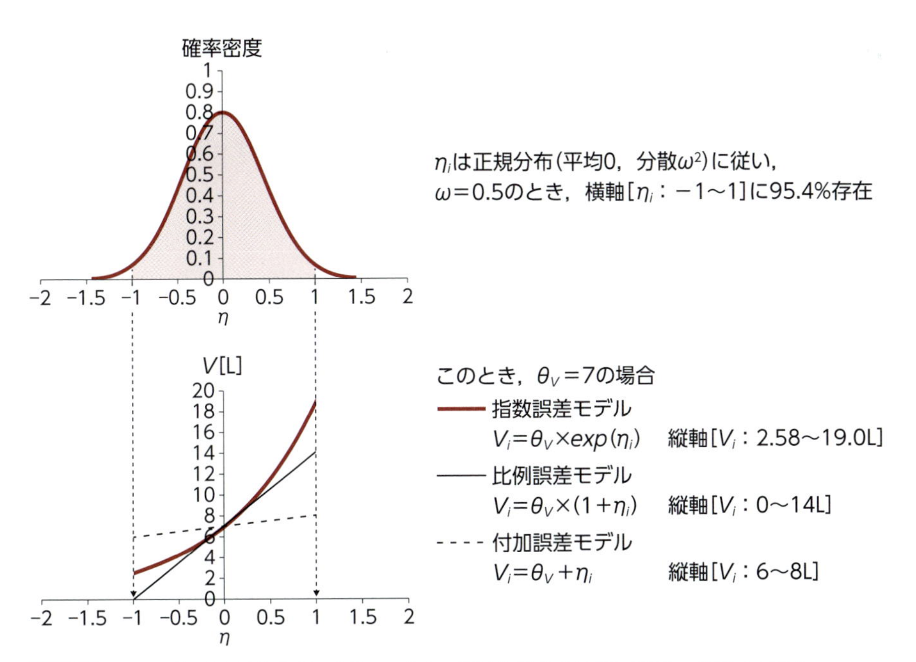

図5-7 誤差モデル（絶対的誤差の付加モデル，相対的誤差の比例モデル・指数モデル）

ではないため通常，指数誤差モデルは用いられていない．付加誤差モデル，相対誤差モデルまたは両者を組み合わせた以下の混合誤差モデルが用いられている．C_{obs}は観測値，C_{ipred}は個体予測値，ε_1およびε_2は別の個体内変動として

- **付加誤差モデル(additive error model)：低濃度域の変化を反映**

  $C_{obs}=C_{ipred}+\varepsilon_1$

- **比例誤差モデル(proportional error model)：高濃度域の変化を反映**

  $C_{obs}=C_{ipred}\times(1+\varepsilon_1)$

- **混合誤差モデル(combined error model)：低濃度でより付加的な，高濃度ではより比例的な変化を反映**

  $C_{obs}=C_{ipred}\times(1+\varepsilon_1)+\varepsilon_2$

となる．観測値が複数ある場合には，例えば血中濃度，体液組織中濃度，尿中濃度に対して，それぞれε_1，ε_2，ε_3のように設定する，ただし，解析結果を踏まえて，それぞれの誤差を統一してε_1だけに設定する方法もありうる．

個体間および個体内の誤差モデルに関連して，数学的な近似とNONMEM®推定アルゴリズムについて述べる．自然指数関数に関するテイラー展開(その特別条件下でのマクローリン展開)は

$$e^x=1+\frac{x}{1!}+\frac{x^2}{2!}+\frac{x^3}{3!}+\cdots+\frac{x^n}{n!}+\cdots,\qquad(-\infty<x<\infty)$$

として表される．NONMEM®推定アルゴリズムのfirst-order estimation (FO)法では1次項までで近似し，2次項以降は無視するため

$$e^x=1+x$$

で表される．個体間変動$\eta=0$で1次近似するFO法では，$x=0$のとき左辺と右辺は等しくなり，指数誤差モデル(e^x)と比例誤差モデル($1+x$)は完全に同一のモデルとなってしまう．よって，FO法では指数誤差モデルと比例誤差モデルを区別できない．しかし，FO法はNONMEM®開発当初に採用されたアルゴリズムであって，近似の段階では$\eta=0$と推定され，$ESTIMATIONのPOSTHOCオプションでなければη_iが事後推定されないという問題点があるため，現在では通常使用されていない．

FO法が改良され，$\eta=\eta_i$の周りでテイラー展開して近似するFOCE法が現在では標準的に用いられている．なお，FOCE法によるシミュレーション時には指数誤

差モデルと比例誤差モデルは別のモデルとして認識される．

推定アルゴリズムに関しては，FOCE法で，さらにηとεの交互作用を考慮したオプション付きのFOCE-I法（NONMEM®では「$ESTIMATION METHOD = CONDITIONAL INTERACTION」）が繁用されている．NONMEM®では，その他の推定アルゴリズムとして，Laplace conditional estimation，stochastic approximation expectation maximization，Markov-chain Monte Carlo Bayesian analysisなども用意されている．

❸ 共変量モデル（covariate model）

共変量とはPK（およびPD）の反応に影響を及ぼす要因である．個体差を説明する因子であり，個別化して予測精度を高める因子である．すべての共変量の候補が組み込まれたモデルが共変量モデルである．

共変量を例示すると，個体パラメータがV_i (L) = 7 × $exp(\eta_i)$で表されるとき，横軸：体重と縦軸：ηの関係は図5-8の左のようになったとする．体重と事後推定η_i（よって個体パラメータV_i）は正の相関を示し，体重50kgの患者で$\eta_i = -1$，体重90kgの患者では$\eta_i = 1$となり，η_iは−1 ～ 1の範囲であった．体重と事後推定η_iは相関するのだから，すべての患者に対して平均$\theta = 7$であったのを，共変量モデル解析により，患者の体重に応じて平均$\theta' = 7 \times exp(0.025 \times [体重 - 70])$へと変化させた（図5-8の右）．これにより，体重50kgの患者でV_iは変化せずη_iのみ−0.5へ，体重90kgの患者でもV_iは変化せずη_iのみ0.5へ変化した．よってV_iは不変のまま，

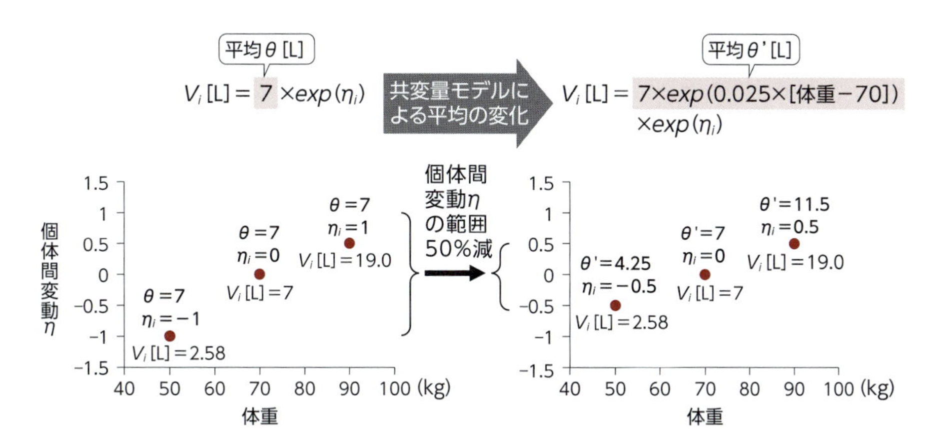

図5-8 共変量は個体差を説明する因子であり，個別化して予測精度を高める因子
平均θを個体ごとに変化させて，個体間変動η（平均からのずれ）を小さくする

η_iは−1～1から−0.5～0.5へと個体間変動の範囲が50%減少したことになる．このように，平均θを個体ごとに変化させて，個体間変動η（平均からのずれ）を小さくする因子こそが共変量である．

共変量モデルでは，共変量の組み込みにより，推定するθの数が増えるが，通常，個体間変動や個体内変動には組み込まないため，推定するω^2，σ^2の数は変わらない．

共変量モデルの種類は

- **回帰型**

 平均θを説明するような共変量の回帰式で組み込む方法（基礎モデルでのθとは異なる推定値になる）

- **中央化(centering)**

 平均θからのずれを，共変量の中央からの変化度合いで説明する方法（基礎モデルでのθが活用される）

に，大別される．

平均θを説明するような共変量の回帰式で組み込む方法について，θ_Vに対する体重の組み込み方を例に示すと，以下のとおりである．

- **線形モデル(linear model)**

 付加的：$\theta_V=\theta_1+\theta_2\times$体重

 または

 比例的：$\theta_V=\theta_1\times(1+\theta_2\times$体重）→$\theta_1+\theta_1\times\theta_2\times$体重 →$\theta_1+\theta_3\times$体重

 に組み立てても結局，モデル様式は同じとなる．

 特定値の以下または以上で，ホッケースティック(hockey stick)のような不連続な関係が認められる場合には，区分線形モデル(piecewise linear model)として

 体重＜90kg，$\theta_V=\theta_1+\theta_2\times$体重

 体重≧90kg，$\theta_V=\theta_3$

 のようになる．

- **指数モデル(exponential model)**

 $\theta_V=\theta_1{}^{\theta_2\times\text{体重}}$ → 指数関数が繁用されて，$\theta_V=\theta_1\times e^{\theta_2\times\text{体重}}$

共変量は「指数」として扱われる

- **べき乗モデル(power model)**

$\theta_V = \theta_1 \times 体重^{\theta_2}$

共変量は「底」として扱われる

一方，平均θからのずれを共変量の中央からの変化度合いで説明する方法が，中央化(centering)である．θの変化を共変量の代表値(中央値，median)からのずれとして表す．これは変量効果η，εと同様の考え方であり，数値計算的にも安定する利点がある．共変量は通常，対数正規分布をとるため，平均値ではなく中央値を採用する(中央値は特定の分布を仮定しないノンパラメトリックな値)．そして，その中央からのずれとして，共変量の変化の度合いを表す．

$体重_i$を患者での体重，$体重_{med}$を集団での中央値として，θ_Vが中央θ_1になるモデルは

- **加法モデル**

$\theta_V = \theta_1 + \theta_2 \times (体重_i - 体重_{med})$

$\theta_V = \theta_1 \times exp(\theta_2 \times [体重_i - 体重_{med}])$

- **乗法モデル**

$\theta_V = \theta_1 \times [体重_i / 体重_{med}]^{\theta_2}$

→アロステリックモデル(allosteric model)と呼ばれ，分布容積の場合$\theta_2 = 1$に固定されることがある(クリアランスなら$\theta_2 = 0.75$)

となる．

以上は連続型(continuous)共変量についてのモデルである．カテゴリー型(categorical)共変量については，例えば性別(GEN)の場合，女性でGEN＝0，男性でGEN＝1をとるように変数を設定する．クリアランスCLは

- **モデル1：加法**

$\theta_{CL} = \theta_1 + \theta_2 \times GEN$

場合分けが必要なときは，NONMEM®でIF文を用いて，typical value of clearance (TVCL)を推定する．

・モデル2：乗法

```
IF (GEN.EQ.0) TVCL=THETA(1)
IF (GEN.EQ.1) TVCL=THETA(1)*THETA(2)
CL=TVCL*EXP(ETA(1))
```

・モデル3：別々に推定

```
IF (GEN.EQ.0) TVCL=THETA(1)
IF (GEN.EQ.1) TVCL=THETA(2)
CL=TVCL*EXP(ETA(1))
```

のように記述される．共変量の組み込みにより，推定するθの数は2つに増えるが，個体間変動には組み込まないため，推定するη（平均0，分散ω^2）の数は1つと変わらない．

カテゴリー型共変量は2値を超える場合もある．例えば，重症度や用量群などが3段階で表されるときは，表5-3のとおり，0または1をとるようなダミー変数LEVEL1およびLEVEL2を設定して3段階のカテゴリーを作成し，

```
TVCL=THETA(1)*(1+THETA(2)*LEVEL1+THETA(3)*LEVEL2)
CL=TVCL*EXP(ETA(1))
```

とするような工夫がありうる．

B Populationモデルの構築方法

モデル構築方法の実際の手順は，次章以降の具体例で示されるとして，ここでは①モデル選択における統計学的方法，②誤差モデルにおける分散の設定方法，基本

表5-3 3段階カテゴリー型共変量におけるダミー2値の設定例

	LEVEL1	LEVEL2
カテゴリーⅠ	0	0
カテゴリーⅡ	1	0
カテゴリーⅢ	1	1

モデルから最終モデルへ発展過程における③共変量モデルの取り扱い方法について，述べる．

❶ モデル選択における統計学的方法

構造モデルをはじめとする各種モデルの選択は，以下の尤度比検定と情報量基準に基づいて，統計学的に行われる．いずれも尤度が用いられ，NONMEM®では目的関数値(objective function value) = $-2 \times log$ (尤度)であるため，尤度が大きいモデル，すなわち目的関数値が小さいモデルを選択すればよいということになる．しかし，モデル数すなわちパラメータ数(推定するθ，ω^2，σ^2の総数)を増加させれば，通常あてはまりがよくなって目的関数値は減少するため，結局パラメータ数が多いモデルが選択されることになってしまう．そこで「目的関数値」と「パラメータ数」の両者の兼ね合いを考慮した上での値が小さいほど，より適切なモデルとして判断する．ただし，検討したモデルの中で，相対的に適切であって，絶対的に最適であるという意味ではない．

- **尤度比検定(2.1.B)**

  互いに入れ子関係・包含関係にあるモデル(例：1-コンパートメントモデルと2-コンパートメントモデル，基礎モデルと最終モデル)を比較する際，「目的関数値」の差は，「パラメータ数」の差を自由度に持つχ^2分布に従う．

- **情報量基準**

  Akaike information criterion (AIC) = 目的関数値 + 2 × (パラメータ数)

  Bayesian information criterion (BIC)

  = 目的関数値 + (パラメータ数) × log_e(観測値数)

❷ 誤差モデルにおける分散の設定方法

NONMEM®では変量効果の分散を推定するが，実際には行列として取り扱って推定計算している．実行結果の「FINAL PARAMETER ESTIMATE」では「OMEGA - COV MATRIX FOR RANDOM EFFECTS - ETAS」として出力されている．

例えば，1-コンパートメント静注モデルパラメータの個体間分散ではCL，Vの2つの要素をもつ．患者1で(CL_1, V_1)，患者2で(CL_2, V_2)，…と続き，対象患者全体の平均では(CL_{mean}, V_{mean})とする．患者1で($CL_1 - CL_{mean}$)および($V_1 - V_{mean}$)，患者2で($CL_2 - CL_{mean}$)および($V_2 - V_{mean}$)，…と各患者で，それぞれの偏差を計算すると

$(CL_i - CL_{pop}) \times (CL_i - CL_{pop})$を平均化した値：分散$\omega_{CL}^2$
$(V_i - V_{pop}) \times (V_i - V_{pop})$を平均化した値：分散$\omega_V^2$
$(CL_i - CL_{pop}) \times (V_i - V_{pop})$を平均化した値：共分散$\omega_{CL,V}$

の3つが計算され

$$OMEGA = \begin{pmatrix} \omega_{CL}^2 & \omega_{CL,V} \\ \omega_{CL,V} & \omega_V^2 \end{pmatrix}$$

と2行2列で設定されている．対角成分ω_{CL}^2，ω_V^2が分散(variance)であり，その他の成分$\omega_{CL,V}$が共分散(covariance)となるため，この行列は分散共分散行列(variance-covariance matrix)である．

CLとVの相関係数$r_{CL,V}$は

$$r_{CL,V} = \frac{\omega_{CL,V}}{\sqrt{\omega_{CL}^2} \times \sqrt{\omega_V^2}}$$

で表される．PK理論上CLとVは互いに独立したパラメータであるため，CLとVの相関が高くなければ$r_{CL,V}=0$とみなして無視することもできる．この式で$r_{CL,V}=0$となるのは共分散$\omega_{CL,V}=0$のときであるから，行列は

$$OMEGA = \begin{pmatrix} \omega_{CL}^2 & 0 \\ 0 & \omega_V^2 \end{pmatrix}$$

と設定される．そして，この対角(diagonal)構造で推定されるのがω_{CL}^2, ω_V^2となる．

NONMEM®では「$OMEGA DIAGONAL (X)」[Xは行・列の数]であるが

```
$OMEGA
0.1;ωCL²
0.1;ωV²
```

のようにDIAGONALオプションは省略され，通常記述されない．

一方，CLとVの相関が高く無視できない場合には，$r_{CL,V} \neq 0$となるため，共分散$\omega_{CL,V}$の設定と推定が必要となる．

$$OMEGA = \begin{pmatrix} \omega_{CL}^2 & \\ \omega_{CL,V} & \omega_V^2 \end{pmatrix}$$

このような構造の場合，NONMEM®では

```
$OMEGA BLOCK(2)
0.1;ωCL²
0.1 0.1;ωCL,V ωV²
```

のように記述される.

さらに，NONMEM®実行時に誤差分散行列など種々の行列を推定するステップが$COVARIANCEステップである．目的関数の最小化が成功終了して「MINIMIZATION SUCCESSFUL」となっても，分散共分散行列の推定過程に問題が生じると，$COVARIANCEステップが正常終了せず，パラメータの標準誤差「STANDARD ERROR OF ESTIMATE」が出力されない．この場合のNONMEM®実行結果は，妥当とは言えない.

❸ 共変量モデルの取り扱い方法

基本モデルから最終モデルへの構築方法としては，共変量候補を探索するforward step，見いだされた候補をすべて組み込んだ共変量モデル（フルモデル）構築，共変量を順次モデルから除いていき有意な共変量だけにするbackward stepに分けられる（図5-6）.

Forward stepでは，共変量と事後推定η（よって個体パラメータ）のプロットなどに両者の相関性を検討することで，可能性ある共変量の候補をいわば「浅く広く」一つずつ組み込んでいく．このため，比較的甘い有意水準（例：p値<0.05や0.01）に設定される．共変量との相関性を検討する際に用いる事後推定η（個体パラメータ）では，シュリンケージ（shrinkage）に注意する必要がある．患者情報が十分でないなどにより，事後推定ηがpopulation平均の方向に偏って縮小する現象である.

一方のbackward stepでは，すべての共変量を組み合わせた包括的な形で，互いの影響を相対的に見定めて，共変量の候補を除いていく．このため，より厳しい有意水準（例：p値<0.01や0.005）に設定される.

このような試行錯誤的なアプローチでなく，網羅的なアプローチとしてはフルモデル法（full model estimation with all-inclusive covariates）がある．まず，すべての共変量候補を組み入れたモデルを作成して，各共変量に関するθをそれぞれ推定する．それら推定値の信頼区間が統計学的に有意でない（つまり0を含む）場合，その共変量を除外する[1]．そして，得られたモデルに，各共変量の下限値と上限値を代入してPKパラメータ変化の大きさを求める．臨床的に重要でない（例えば±30%

を超えるような意義ある変化を含まない)場合，その共変量を除外して，最終モデルとする．フルモデル法には，解析手順が単純という利点がある一方で，すべての共変量を一律に組み入れて解析してしまう欠点がある．よって解析計画書などであらかじめ検討する共変量を定義しておくことも重要となる．

組み込む共変量に関する留意点としては，十分な数が得られているか(例：女性は全体の10%のみ)，十分な範囲で得られているか(例：クレアチニンクリアランスが90～120mL/minの狭い範囲のみ)，共変量の間に強い相関はないか(例：小児患者で年齢と体重の強い相関が認められた場合，両方の共変量を組み込めば「多重共線性」の問題が生じる)，などが挙げられる．共変量選択は機械的に行うべきではなく(例：尿中未変化体排泄率5%の薬物でクレアチニンクリアランスの組み込み)，生理学的・臨床薬理学的な知見や考察に基づく必要がある．統計学的評価のみでモデルの適切性を確認していってはいけない．

C Populationモデルの診断方法

構築されたモデルは，解析結果の安定性・頑健性および得られたパラメータ推定値の妥当性の観点から，吟味されなければならない．このために行うのがモデル診断であり，解析自体の結果を吟味することにより，モデルをレトロスペクティブに確認することである(図5-1)．

モデルの確認において，「パラメータ推定値に問題はないか」と「予測値に問題はないか」は別である．解析では，単純な方程式を公式で解いているわけでなく，最も尤もらしい値を推定しているにすぎないため，その推定値の妥当性を確認する必要がある．一方，予測値は，パラメータ推定値を複雑に組み合わせた関数式により出力される包括的な値である．それゆえ別途，予測値の妥当性を確認する必要がある．

以上の観点から，代表的な方法(表5-4)は，パラメータごとで推定値を診断する方法(信頼区間)，推定パラメータの組み合わせとしての包括的な予測値を診断する方法(goodness-of-fitプロット)に大別される．

❶ 信頼区間(confidence interval：CI)

前提として，NONMEM®解析で$COVARIANCEステップが正常終了し，すべての推定値に対して標準誤差が出力されていなければならない．出力された推定値と標準誤差から正規分布での信頼区間を求めるWald法(正規分布に従うパラメト

表5-4 モデルについての代表的な診断（レトロスペクティブな確認）

用語		例	内容・特徴
信頼区間 (confidence interval：CI)		推定値±1.96×標準誤差 95%信頼区間 9.12 to 20.98	推定値とその標準誤差から正規分布での信頼区間を求めるWald法（特定の統計分布に従うパラメトリックな信頼区間）が繁用．パラメータは正であるため，信頼区間が0を含んでいた場合，その推定は不適切と診断．
Goodness-of-fit (GOF) プロット	予測値のプロット	DV PRED	Y軸は観測値，X軸にはpopulation平均パラメータを用いた予測値(PRED)．モデルが，解析対象全体としてよく説明できているか，Y＝Xを中心に均等であるかを診断する．
		DV IPRED	Y軸は観測値，X軸には事後(post hoc)推定された個体パラメータを用いた予測値(IPRED)．モデルが，個体ごとでよく説明できているか，診断する．
	重み付き残差のプロット	CWRES 時間	Y軸は残差（観測値－平均パラメータ使用予測値）を，その標準偏差で除して，重み付けた値(CWRESが繁用)．X軸の各予測値，経過時間（初回・最終投与から）に依存していないか，0を中心に均等に分布しているか，さまざまなX軸の視点から診断する．

リックな信頼区間）が繁用される．推定値±1.96×標準誤差の範囲に95%の推定値が存在する．パラメータ推定値は正であるため，95%信頼区間が0を含んでいた場合，その推定は信頼できない，またはそのパラメータ自体が必要ないと診断されるのが原則である．ただし，信頼区間が0を含んでいても，パラメータ推定値がいつも必ず正規分布に基づくWald法に従うわけではないと考えれば，許容することもできる．この考えは学術論文でもアクセプトされ，推定値の51%よりも大きい標準誤差が記載されている場合がある．

❷ Goodness-of-fit (GOF) プロット：診断プロットとも呼ばれる

a. 予測値のプロット

Y軸は観測値(DV)，X軸にはpopulation平均パラメータを用いた予測値(PRED)を用いる（$\eta=0$, $\varepsilon=0$）．モデルが解析対象全体としてデータをよく説明できているか，Y=Xを中心に均等であるかを診断する．

Y軸は観測値(DV)，X軸には事後(post hoc)推定された個体パラメータを用いた予測値(IPRED)を用いる(ηはベイズ＝推定値，$\varepsilon = 0$)．モデルが個体ごとでデータをよく説明できているかを診断できることになる．このプロットはηで補正されているから，軸(DV)：X軸(PRED)プロットに比べ，当てはまりが良くなっているのは当然であり，Y軸(DV)：X軸(IPRED)プロットだけをみて，診断してはならない．

b.重み付き残差のプロット

残差(観測値－予測値)を求めることで，観測値と予測値のプロットではわかりにくかった予測の精度とバイアスが確認できる．

Y軸は，残差RES(＝DV－PRED)をその標準偏差で除することで重み付けた値(とりわけアルゴリズムFOCE法で推定したCWRES)を用いる．よって，重み付き残差の標準偏差＝1である．例えば，正規分布では平均±3×標準偏差の範囲に99.7%のデータが存在するため，Y軸で－3～3の範囲にプロットが含まれているかを確認できる．

X軸には，予測値PRED，経過時間(初回投与時から，最終投与時から)をとることで，これらXの値に依存していないか，0を中心に均等に分布しているか，さまざまなX軸の視点から分解して診断する．

なお，個体予測値IPREDを用いた重み付き残差(IWRES)をY軸とし，IPREDをX軸としたプロットもある．

以上のような統計学的な妥当性の確認と臨床的な許容性の確認は別の問題である．たとえ信頼区間やGOFプロットから妥当性が確認されたとしても，参考情報値から著しくかけ離れていたり(STS法で得られていた平均の100倍など)，臨床薬物動態学的にあり得ないような推定値[V (L)＝0.0001など]の場合には，モデルを点検して精査する必要がある．

D Populationモデルの適格性評価方法

モデルの診断(5.4.C)では，解析自体の結果を吟味することにより，モデルをレトロスペクティブに確認した．そのモデルが，解析目的を満たして一般的適用性のある性能を有するかは，別の観点から客観的に評価されなければならない．このために行うのがモデル適格性評価であり，解析からの追加工程での結果を吟味することにより，モデルをプロスペクティブに確認することである(図5-1)．これを表す用語としては「モデルバリデーション」よりも「モデル適格性評価」が用いられるようになっている．

モデル適格性評価の代表的な方法は，解析対象の外部から評価する方法と内部から評価する方法に大別される（表5-5）．

・外部評価法

モデル構築に用いなかった別の評価データセットに対する予測性能をもって評価するもので，最も厳しい評価方法である．しかし，収集されたデータを解析用と評価用に分割する場合には，モデル構築に用いるデータが少なくなること，1回の分割により評価する不確かさが生じうること，などの問題点がある．この欠点を補うため，データ分割，モデル構築，予測性能評価をくり返し行うクロスバリデーション法がある．

評価の指標としては，観測値と予測値のプロット，残差（観測値－予測値）のプロットに加え，正規性を確認するため分位数（quantile）によるQ-Qプロットが用いられる．また，残差の大きさやバイアスを示すmean absolute

表5-5 モデルについての代表的な適格性評価（プロスペクティブな確認）

<table>
<tr><th colspan="2">用語</th><th>例</th><th>内容・特徴</th></tr>
<tr><td>外部評価法</td><td colspan="3">解析データセットとは異なる評価データセットを用いて評価する方法で，適格性評価としては最も厳格な方法である．収集されたデータを解析用と評価用に分割する場合，モデル構築に用いるデータが少なくなる，1回の分割により評価する不確かさが生じうる，などの問題点がある．これを補うためのクロスバリデーション法では，データ分割・モデル構築・予測性能評価をくり返し行う．</td></tr>
<tr><td rowspan="2">内部評価法</td><td>ブートストラップ法
(bootstrap：BS)</td><td><table><tr><th>推定値</th><th>BS
95%信頼区間
(2.5th to 97.5th)</th></tr><tr><td>θ_{CL} (L/h)
14.9</td><td>9.75 to 20.3</td></tr><tr><td>θ_{V} (L)
5.2</td><td>3.08 to 7.11</td></tr></table></td><td>解析データセットを用い，復元抽出して再構成し，擬似データを作成する（例：1,000セット）．各データセットの解析をくり返して得たパラメータ推定値から，パラメータごとで推定の精度とバイアスを数字で評価する．特定の統計分布を仮定しない信頼区間（パーセンタイル）を求めるのが特に有用．</td></tr>
<tr><td>視覚的事後予測性能評価
(visual predictive check：VPC)</td><td>濃度
時間</td><td>推定パラメータセットを用いて，平均・分散に従ったシミュレーションをくり返す（例：1,000患者）．予測値が存在する信頼区間を求め，観測値のプロットに重ね合わせることで，両者の整合性を視覚的に評価する．推定パラメータの組み合わせとしての包括的な予測性能を時間軸で評価する．</td></tr>
</table>

error(MAE), mean squared error(MSE), root mean square error(RMSE)などの数値が用いられる.

・内部評価法

「パラメータ推定値に問題はないか」と「予測値に問題はないか」は別であるため，両方の観点から確認する．よって，解析の対象すなわちデータのセットの方を操作して, 数字によりパラメータごとで推定値を診断する方法(ブートストラップ法)，解析の結果すなわち推定パラメータのセットの方を操作して，推定パラメータの組み合わせとしての包括的な予測値を視覚で評価する方法(視覚的事後予測性能評価)に分かれる.

①ブートストラップ法(bootstrap：BS)

"Bootstrap"とはブーツの紐のことであり，自分のブーツを締め上げるように，解析データを最大限に活用する方法である．解析データセットから個体ごとのデータをランダムに復元抽出して再構成し，仮想データを作成する(例：1,000セット)．各データセットの解析をくり返して得たパラメータ推定値に基づいて，パラメータごとで推定の精度とバイアスを数字で評価する方法である．特定の統計分布を仮定しないノンパラメトリックな信頼区間(パーセンタイル)を求める場合, 特に有用となる. ただし, 1,000の仮想データセットを解析しても，1,000回すべてで正常終了するわけではない．ブートストラップ法の信頼区間は，収束値が正常に得られた場合のみの集計から得るのが一般的である．異常終了の割合が高い場合には，その結果や結果についても吟味されるべきである.

②視覚的事後予測性能評価(visual predictive check：VPC)

BSではパラメータごとで推定の精度とバイアスを評価するが，モデルに従った予測とは，各推定パラメータが組み合わさって包括的に計算された予測値として得られるものである．その予測値は，GOFプロット(表5-4)と同様に，時間軸などで分解して評価することが重要である．このような観点から，包括的な予測性能を視覚的に評価する方法がVPCである.

推定パラメータセットを用い，その平均θと分散に従ったランダムシミュレーションをくり返す(例：1,000患者)．予測値の中央値または平均値の推移とそのパーセンタイル区間(例：2.5～97.5パーセンタイルの95パーセンタイル区間)を求め，観測値のプロットと重ね合わせることで，両者の整合性を評価する．どの予測時点においても偏りなく，観測値が予測中央値の上下均等にばらついているか，観測値が信頼区間(例：95%)に対応した割合でプロットされているか，を評価する．投与量や共変量が異なる群を合わせて評価する方法として，population予測値による補正(prediction-corrected VPC)があり，これにより同一のグラフ内でのプロットが可能となる．

以上のまとめとして，適切で有用な最終モデルを選択するための視点を示す(図5-9)．Box GEPが“All models are wrong, but some are useful.”（すべてのモデルは誤っている．しかし役立つモデルもある．）と述べたように，すべてのモデルは複雑な系を簡素化して表したものであるから，必ず間違っていると言える．しかし，完全には正しくなくても，目的に対して適切で有用なモデルはありうる．そのような最終モデルを選択するため，モデル診断による観測データ記述説明力の確認，モデル適格性評価による適切な予測性能の確認を行う必要があった．そして，モデルが適切で有用たりうるためには，統計学的に妥当性が裏づけられているだけでなく，生理学的・薬理学的な機序と整合しているか，過剰に複雑でなくわかりやすいか，などが重要な視点となる．

E Populationモデルに基づくランダムシミュレーション

最終モデルは一般化され，推測対象の母集団に対してシミュレーションして適用

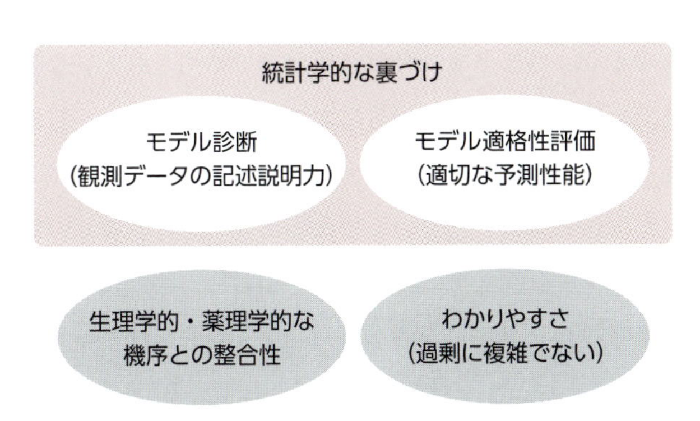

図5-9 適切で有用な最終モデルを選択するための視点

される(図5-1参照).最終モデルPKパラメータは確率分布に従うため,確率論的シミュレーションに分類される.この確率論的シミュレーションをくり返して集団属性の変動を考慮し,患者集団のPK特性を推定しようとするのが「ランダムシミュレーション」である.

モデル適格性評価(5.4.D)における視覚的事後予測性能評価(VPC)は,populationモデルに基づくランダムシミュレーションの一例である.PKパラメータの平均θと分散ω^2に従ったランダムシミュレーションを1,000回くり返す.ただし,この場合のθ推定値は1個である.そこで,集団の属性とりわけ共変量(体重,腎機能など)に対数正規分布などを仮定して,異なる体格の仮想患者を1,000例発生させることにより,共変量で変化させたθ推定値を1,000個作成する.1,000例患者それぞれのθに対して,ランダムに分散ω^2を発生させれば,さらに偶発的な変動を集団属性に考慮したランダムシミュレーションとなり,多種多様な仮想患者集団を作成することができる.抗菌薬のシミュレーションでは,PKパラメータのθとω^2に加えて,PDの細菌薬剤感受性(MIC)を設定して,モンテカルロ法により乱数発生させるランダムシミュレーションが繁用されている.これにより,ある投与条件下での有効性PK/PD目標の達成確率(有効率)を予測することができる.

このように特定の統計分布を仮定したパラメトリックなシミュレーションが多いものの,実データをランダムに復元抽出して用いるような,ノンパラメトリックなランダムシミュレーションもある.その一例が,モデル適格性評価(5.4.D)におけるブートストラップ法である.

F Populationモデルに基づくベイズ推定と個別化投薬

ベイズの理論(2.4)は,さまざまな科学技術分野で活用されている統計学的な確率論的推定の方法である.Population解析におけるベイズ推定は,対象患者での新たな観測情報を得ることで,最終モデルパラメータに基づいて個体パラメータを推定し薬物濃度をシミュレーションしていく手法であり,当該患者での個別化投薬に役立つ.実地臨床における治療薬物モニタリング(TDM,狭義には,血中濃度の測定結果に基づいて薬物投与を精密に管理すること)へ適用されており,このためのベイズ推定機能搭載ソフトウェアが開発され利用されている(製薬企業提供ソフト,市販ソフト,フリーソフトなど).

先述(5.3.**A**)のとおり，特定の情報(患者での観測値)が付与されたとき，ベイズの定理を用いることにより，事前の確率が修正されて，事後の確率が得られる．ベイズの定理とはP(A)P(B | A)＝P(B)P(A | B)であり

(Aが起きる確率)×(Aが起きた条件下におけるBが起きる確率)
＝(Bが起きる確率)×(Bが起きた条件下におけるAが起きる確率)

を意味する．これをPKにあてはめると，図5-10に示すとおり

($\eta_{CL,i}$と$\eta_{V,i}$の確率)×($\eta_{CL,i}$と$\eta_{V,i}$が与えられた条件下における観測濃度C_{obs}の確率)
＝(C_{obs}の確率)×(C_{obs}が与えられた条件下における$\eta_{CL,i}$と$\eta_{V,i}$の確率)

となる．ここで推定したいのは，観測値が与えられた患者における個体間変動$\eta_{CL,i}$と$\eta_{V,i}$であるから，上式を整理すると

(C_{obs}が与えられた条件下における$\eta_{CL,i}$と$\eta_{V,i}$の確率)

$$=\frac{(\eta_{CL,i}\text{と}\eta_{V,i}\text{の確率})\times(\eta_{CL,i}\text{と}\eta_{V,i}\text{が与えられた条件下における観測濃度}C_{obs}\text{の確率})}{(C_{obs}\text{の確率})}$$

となる．この左辺の確率密度関数つまり尤度(2.1.**B**)を最大にするように，すなわち目的関数値＝－2×*log*(尤度)を最小にするように推定するのが，ベイズ推定である．この目的関数を数学的に整理して簡略化すると

$$\text{目的関数}=\frac{(C_{obs}-C_{ipred})^2}{\sigma^2}+\frac{(CL_i-CL_{pop})^2}{\omega_{CL}{}^2}+\frac{(V_i-V_{pop})^2}{\omega_V{}^2}$$

【事前】($\eta_{CL,i}$と$\eta_{V,i}$の確率)
×($\eta_{CL,i}$と$\eta_{V,i}$が与えられた条件下における観測濃度C_{obs}の確率)
【事後】＝(C_{obs}の確率)
×(C_{obs}が与えられた条件下における$\eta_{CL,i}$と$\eta_{V,i}$の確率)

確率密度が最大(＝目的関数が最小)となる$\eta_{CL,i}$と$\eta_{V,i}$を推定

$$\text{目的関数}=\frac{(C_{obs}-C_{ipred})^2}{\sigma^2}+\frac{(CL_i-CL_{pop})^2}{\omega_{CL}{}^2}+\frac{(V_i-V_{pop})^2}{\omega_V{}^2}$$

平均パラメータ：$CL_{pop}=\theta_{CL}\times exp(0)$，$V_{pop}=\theta_V\times exp(0)$
個体パラメータ：$C_{Li}=\theta_{CL}\times exp(\eta_{CL,i})$，$V_i=\theta_V\times exp(\eta_{V,i})$
個体予測濃度：$C_{ipred}=Dose/V_i\times exp(-C_{Li}/V_i\times t)$

図5-10 ベイズ推定による事前確率($\eta=0$，$\varepsilon=0$)の修正と事後確率(η，εの推定値)

となる．よって，「個体パラメータ(CL_i，V_i)と平均パラメータ(CL_{pop}，V_{pop})の差の二乗を個体間分散($\omega_{CL}{}^2$，$\omega_V{}^2$)で除した値」と「C_{obs}と個体パラメータに基づく個体予測濃度(C_{ipred})の差の二乗を個体内分散(σ^2)で除した値」の和が最小となるように$\eta_{CL,i}$と$\eta_{V,i}$を推定するのが，ベイズ推定ということである．

ベイズ推定を理解する上で，目的関数について重要なのは，以下の2点である．

- **目的関数において，分子の差の大きさは，分母の分散の大きさで決まる．**

  分子の差は，分母の分散で重み付けられている．例えば，$(CL_i - CL_{pop})^2$が大きくなっても$\omega_{CL}{}^2$が極めて大きければ，目的関数にはほぼ影響しない．反対に$(V_i - V_{pop})^2$が小さくなっても$\omega_V{}^2$が極めて小さければ，目的関数には影響する．つまり，populationパラメータの分散ω^2の大きさが，個体間変動ηの許容範囲を決めている．なぜならηは平均0，分散ω^2の正規分布に従うと仮定されているからである．ηに基づく個体パラメータも，平均θが推定値を決めている．なぜなら個体パラメータは，θを中心に変動すると仮定されているからである．このように，ベイズ推定はpopulationパラメータに依存し，拘束されている．

- **目的関数において，差はPKパラメータと薬物濃度の引っ張り合い・兼ね合いで決まる．**

  PKパラメータに関する項と薬物濃度に関する項の和となっている．例えば，2-コンパートメント静注モデルになると，パラメータ数は2つ(CL，V)から4つ(CL，V_1，Q，V_2)に増えるため，PKパラメータに関する項の影響が相対的に大きくなる．このため(個体パラメータ－平均パラメータ)の差を小さくしようとするため，個体パラメータがあまり変化せず，結果的に個体予測濃度と観測濃度の差が大きくなってしまい，予測性が低下する．

  反対に観測値を1つから4つにするとどうなるか．薬物濃度に関する項の影響が相対的に大きくなるため，(観測濃度－個体予測濃度)の差を小さくしようとする．このため，4つの個体予測濃度は全体として観測濃度により近づきやすくなり，予測性が高まる．一方，PKパラメータに関する項の影響は相対的に小さくなるため，予測濃度が観測濃度に近づくような組み合わせとして，それぞれの個体パラメータは大きく変化することになる．この際，個体パラメータの推定精度を高めるためには，観測の時点が重要となる．観測点がすべてトラフ濃度のみであれば，分布相をより反映するV_iの推定精度は低くなる．しかし観測4点が，トラフ濃度，ピーク濃度，それらの中間濃度2点であれば，消失相・分布相が共に反映され，CL_i，V_iの推定精度は高くなる．

上記2点から，ベイズ推定を活用する上で，重要なのは，以下の2点である．

・Populationモデルに関する注意

ベイズ推定はpopulationパラメータに拘束される．よって，populationモデルが複数ある場合には，ベイズ推定の対象となる新たな患者の属性に類似したモデルを選択する必要がある．Populationモデルが1つしかない場合には，そのモデルを一般化して当該患者に適用してよいか，ベイズ推定の解釈上の制限は何か，注意する必要がある．

推定された個体パラメータはpopulationパラメータに依存する．患者に固有で独立している標準解析PKパラメータではない(1人1点の観測値で通常のPK解析はできない)．よって，ベイズ推定での個体パラメータを当該患者のPKパラメータとして取り扱い，別目的のシミュレーションへ拡大してはならない．例えば，トラフ濃度1点を用いてベイズ推定されたCL_i，V_iを標準解析PKパラメータとみなして，ピーク濃度を予測すること，AUC_{24}を予測して有効性との関係をさらに検討することはいずれも誤りである．

・観測値の数と時点に関する注意

1点の観測値「でも一応」ベイズ推定できるのであって，1点の観測値「で十分に」ベイズ推定できるのではない．とりわけ，2-コンパートメント静注モデルを用いる場合には，観測値の数は多数あるのが望ましく，さらには複数の時点(高濃度域，低濃度域など)であるに越したことはない．しかし，TDMなど実際のクリニカルな状況ではトラフ濃度1点ということも多い．この場合，観測点であるトラフ濃度にしかベイズ推定の精度は確保されていないと考えるべきであり，その後の投与設計は，予測されるトラフ濃度に基づいて行うべきである．

以上，本章ではPKについて主に述べたが，PDについても変動(ばらつき)の考え方・捉え方は共通する．各種PDモデル(E_{max}モデル，効果コンパートメントモデル，間接反応モデルなど）とそのパラメータ（E_{max}, EC_{50}, K_{e0}, K_{in}, K_{out}など）やPD観測値（プロトロンビン時間など）に対して，固定効果と変量効果を設定し，同様にpopulationモデリング＆シミュレーションを行っていく．次章以降の具体的な解析例で確認されたい．

例題1

NONMEM®（法およびプログラム）でのpopulation解析におけるθ，η，ω^2，ε，σ^2の意味と関係性について，説明せよ．

例題2

NONMEM®（法およびプログラム）でのpopulation解析におけるベイズ推定について，説明せよ．

解答1

Populationでの値が定まっている固定効果として，代表値としての平均θが仮定されている．そして，population集団での値は定まってはいないものの，値が存在する確率・範囲だけがわかっている変量効果として，個体の間での変動ηと個体の中での変動εが仮定されている．PKパラメータは確率分布に従う変数として取り扱われる．平均θを中心として，個体間変動ηは平均0，分散ω^2の正規分布に従う．個体内変動εは平均0，分散σ^2の正規分布に従う．

解答2

NONMEM®解析はpopulationの分布特性を表すθ，ω^2，σ^2を推定する．しかし副次的に，特定の情報が付与されたとき，ベイズの定理を用いることにより，事前の確率が修正されて，事後の確率が得られる．この方法で患者のパラメータを事後推定（経験ベイズ推定）することができる．患者での観測値が付与されることで，確率が最大となるように［目的関数（図5-10）が最小となるように］η推定値が修正され，それによりε推定値も修正されて，個体PKパラメータが推定される．

引用文献

1. Byon W, et al : Establishing best practices and guidance in population modeling : an experience with an internal population pharmacokinetic analysis guidance. CPT Pharmacometrics Syst Pharmacol, 2 : e51, 2013.

参考文献

・緒方宏泰：医薬品開発における臨床薬物動態試験の理論と実践．丸善，2004.
・谷河賞彦ほか：医薬品開発ツールとしての母集団PK-PD解析 入門からモデリング&シミュレーション．朝倉書店，2010.
・Bonate PL : Pharmacokinetic-pharmacodynamic modeling and simulation. Springer, 2011.
・Owen JS, et al : Introduction to population pharmacokinetic/pharmacodynamic analysis with nonlinear mixed effects models. Wiley, 2014.
・松山賢治ほか：PEDAによるTDMの実際 薬物治療の個別化に向けて．じほう，2004.
・石原慎之ほか：カルバペネム系抗菌薬の最適治療支援 ファーマコメトリクスの臨床応用．医薬ジャーナル，50：1613-1618，2014.
・辻 泰弘ほか：クリニカルファーマコメトリクスを基盤としたMRSA感染症治療薬による副作用発現の予測．医薬ジャーナル，53：1289-1294，2017.
・独立行政法人医療品医療機器総合機構：医薬品の臨床薬物動態試験について．2001．Available at : 〈https : //www.pmda.go.jp/files/000206738.pdf〉
・Food and Drug Administration : Guidance for industry : Population Pharmacokinetics. 1999. Available at : 〈https : //www.fda.gov/downloads/drugs/guidances/UCM072137.pdf〉
・European Medicines Agency : Guideline on reporting the results of population pharmacokinetic analyses, 2007. Available at : 〈http : //www.ema.europa.eu/docs/en_GB/document_library/Scientific_guideline/2009/09/WC500003067.pdf〉

第6章

解析プログラムNONMEM®の基本的な使い方

1 NONMEM®の入手とインストール

到達目標

1. NONMEM®を入手し，インストールする.
2. NONMEM®の動作確認をする.

NONMEM®はSheinerおよびBeal（カルフォルニア州立大学サンフランシスコ校）により開発された非線形混合効果モデルによるPopulation解析を行うためのソフトウェアである.

本章ではPopulation解析に用いるNONMEM®のインストール方法および動作環境（コマンドプロンプト）とNONMEM®による解析を支援するツール（Perl-speaks NONMEM）のインストールと主な使用法を説明する.

次にNONMEM®解析に必要なファイルおよびNONMEM®の実行方法について解説する.

次に，NONMEM®解析に必要なファイルおよびNONMEM®の実行方法について，解説する.

NONMEM®はICON社ホームページのNONMEM®ページ（http://www.iconplc.com/innovation/nonmem/）にNONMEM®の特長と共にライセンスの問い合わせ先（メールアドレスおよび電話番号）が掲載されている．ライセンス契約を締結するとNONMEM®プログラムのCD-ROM送付あるいはダウンロードサイトの通知がされる.

本書ではICON社のNONMEM®ダウンロードサイト（図6-1）から必要なファイルをダウンロードし，インストールする手順を示す（ここでは，NONMEM®バージョン7.41のインストールについて記す）.

NONMEM®バージョン7.41インストーラーの「NONMEM741_64gfortran463.exe」およびインストール手順書の「README_NONMEM741_gfortran463.txt」をダブルクリックし，任意のフォルダにダウンロードする．NONMEM®を実行するにはFORTRAN（フォートラン）コンパイラが必要であるが，「NONMEM741_

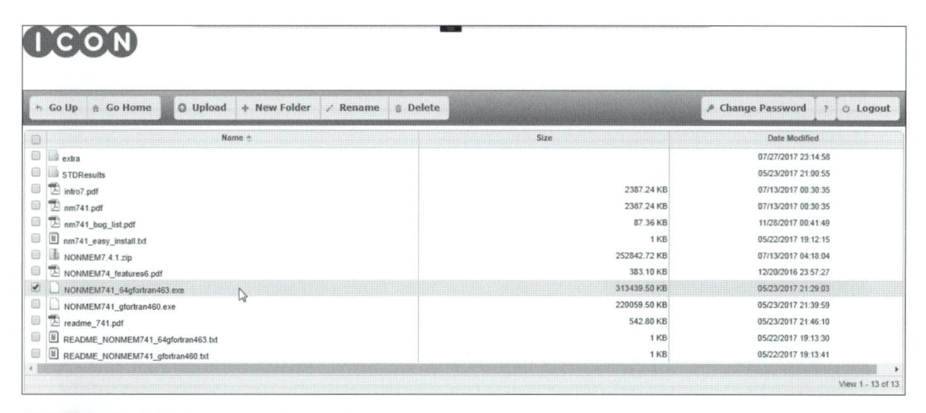

図6-1 NONMEM®ダウンロードサイト

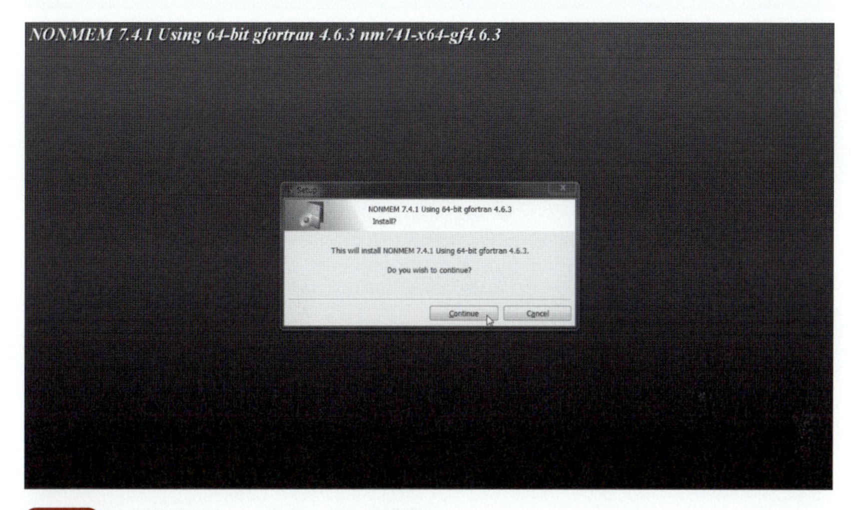

図6-2 NONMEM®インストーラーの実行

64gfortran463.exe」を実行することにより，フリーのFORTRANコンパイラである“gfortran”が自動でインストールされる（ファイル名の数字はバージョンを表している．入手時期によって数字が変わる可能性があるが，読み替えて参照いただきたい）．

A インストール手順

Step 1：ダウンロードした「NONMEM741_64gfortran463.exe」を実行（ダブルクリック）する（図6-2）．

Step 2：ICON社から受領したパスワードを入力する（図6-3）．次に表示される使

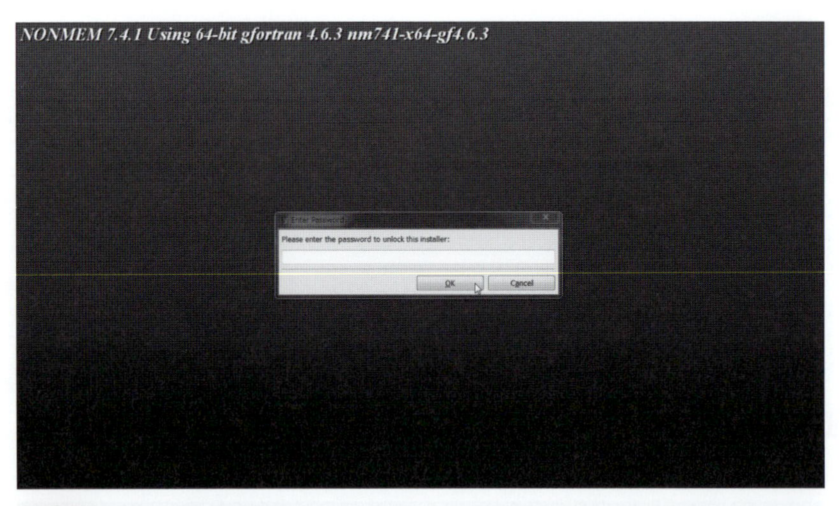

図6-3 パスワードの入力

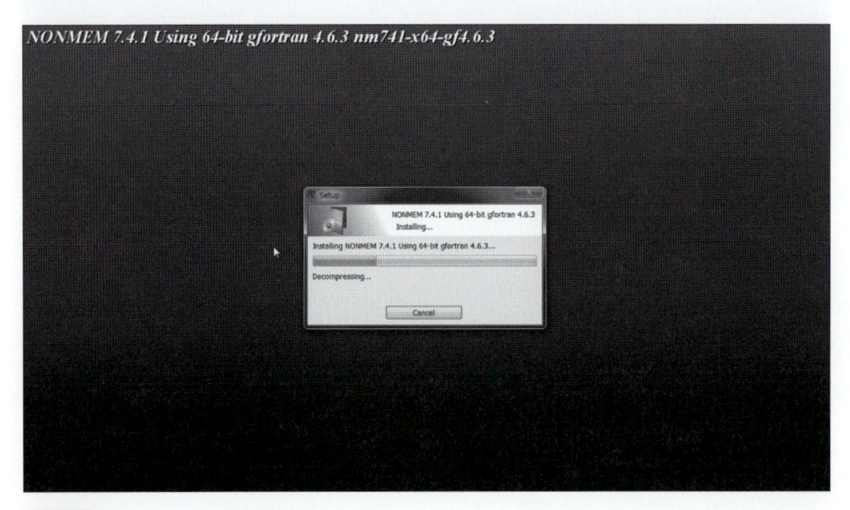

図6-4 インストール実行中

用許諾に同意する必要がある．

Step 3：gfortranおよびNONMEM®がインストールされる(図6-4)．

Step 4：MPICH2のインストールの要否が問われるが，NONMEM®の使用に必要はない．インストールしない場合は「n」と入力し，リターンキーを押す(図6-5)．

Step 5：インストールが完了する(図6-6)．デスクトップに「nm74g64」というショートカットが作成される．

Step 6：Cドライブに「nm74g64」というフォルダが作成され(C:\nm74g64)，

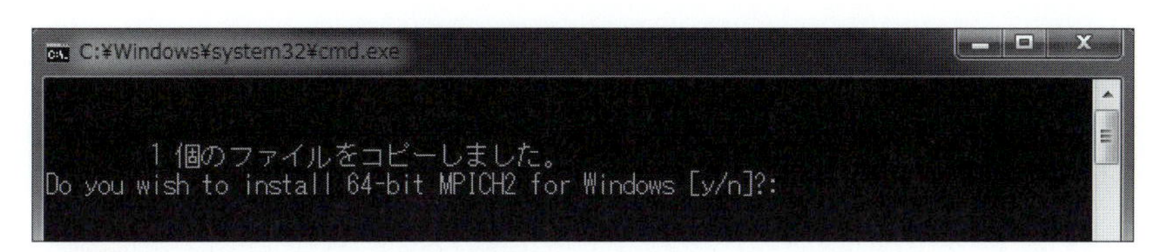

図6-5 MPICH2のインストール要否画面

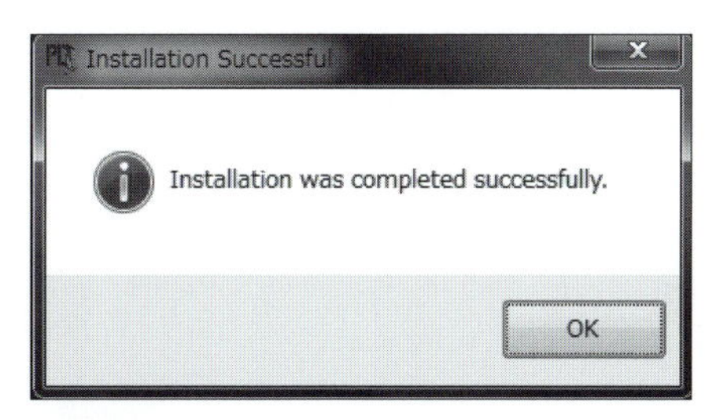

図6-6 インストールの完了

gfortranおよびNONMEM®がインストールされる.「nm74g64」フォルダ内に作成された主なサブフォルダの役割は次のとおりである.

gfortran：gfortranがインストールされる.

guide　：NONMEM®の使用法などの説明書が保存される. NONMEM Users Guide-Help Guide- (VIII.pdf)はリファレンスとして有用である.

html　：guideフォルダと同様の内容がhtml形式で保存される. htmlフォルダ内のindex.htmlをダブルクリックすると, ウェブブラウザですべての説明書, Users Guide, リファレンスに簡単アクセスできる(図6-7). index.htmlをウェブブラウザで開いた際に「お気に入り／ブックマーク」に登録すると呼び出しに便利である.

license　：ライセンスファイル(nonmem.lic)を保存する.

run　：NONMEM®を実行するフォルダ. 任意のフォルダでNONMEM®を実行するには, 後述する方法(6.2.A)で, アクセスのパス(path)を任意のフォルダに設定するか, runフォルダ内のNONMEM®実行バッチファイル(nmfe74.bat)を任意のフォルダにコピーする必要がある.

Step 7：E-mailなどで受領した最新のライセンスファイル(nonmem.lic)をlicenseフォルダに上書きコピーし, ライセンスを更新する.

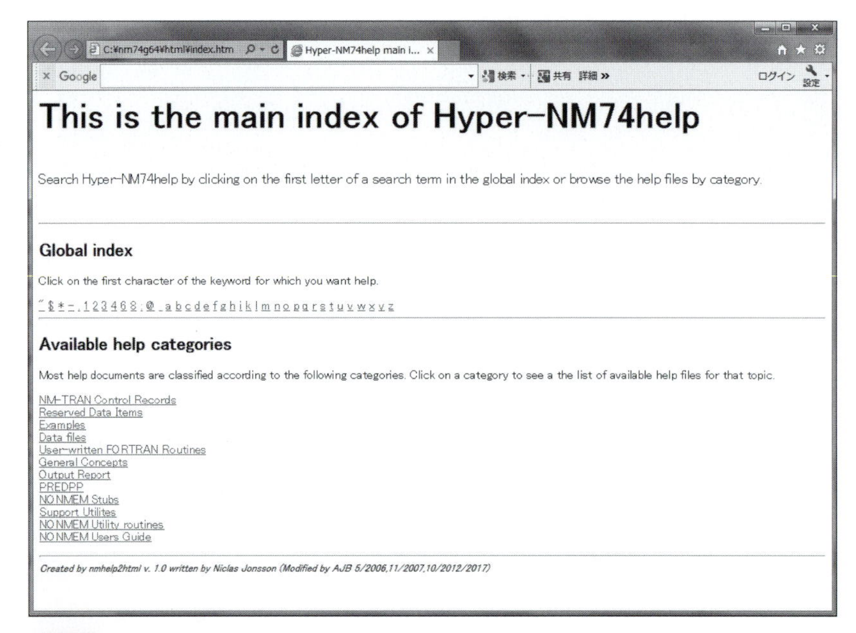

図6-7 Hyper-NM74helpのインデックス

B テストファイルによる動作確認

Step 1：デスクトップに作成されたショートカットアイコン「nm74g64」をダブルクリックし，gfortranのコマンドプロンプトを起動する（図6-8）.

Step 2：あらかじめ動作確認用に用意されているファイルを用いて，解析が適切に実行されるか確認する．コマンドプロンプトに次のように入力する（図6-9）（以後，コマンドの入力の表示の際はコマンドの入力であることを明示するために，>xxxx␣xxxx のように「>」を含め表記するが，「>」は入力する必要はない）.

```
>nmfe74␣control5␣control5.txt
```

※␣は半角スペースを示す.

Step 3：解析結果が既知の結果と同じかを確認する．「run」フォルダ内に作成される「control5.txt」をダブルクリックすると，メモ帳などで「control5.txt」が開く．「#OBJV:」で始まる行のobjective functionの値がほぼ104.56であることを確認する（図6-10）.

```
nm74g64
Path for gfortran set to C:\nm74g64\gfortran\mingw64\libexec\gcc\x86_64-w64-mingw32\4.6.3;C:\nm74g64
\gfortran\mingw64\bin
c:\nm74g64\run>
```

図6-8 gfortranのコマンドプロンプト

```
nm74g64
Path for gfortran set to C:\nm74g64\gfortran\mingw64\libexec\gcc\x86_64-w64-mingw32\4.6.3;C:\nm74g64
\gfortran\mingw64\bin
c:\nm74g64\run>nmfe74 control5 control5.txt
```

図6-9 動作確認の実行

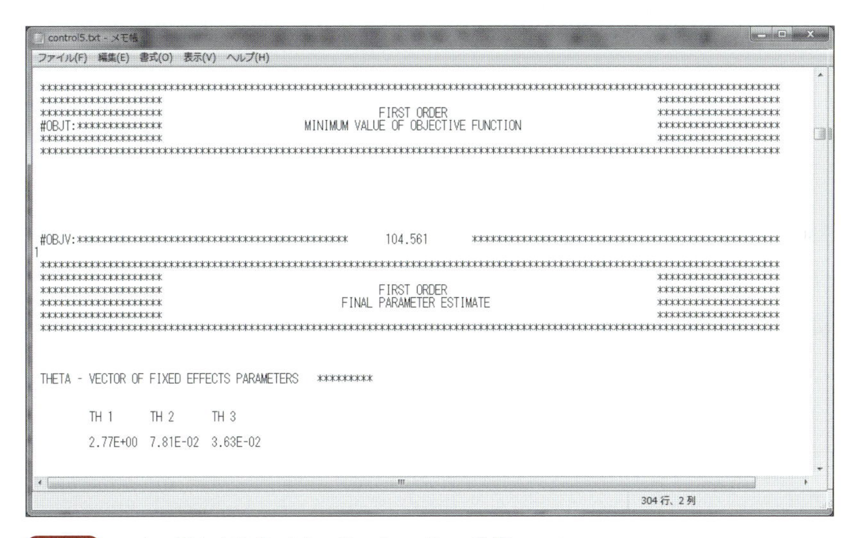

```
control5.txt - メモ帳
ファイル(F) 編集(E) 書式(O) 表示(V) ヘルプ(H)

************************************************************************************************************************
********************                                                                                ********************
********************                                    FIRST ORDER                                 ********************
#OBJT:**************                       MINIMUM VALUE OF OBJECTIVE FUNCTION                      ********************
********************                                                                                ********************
************************************************************************************************************************




#OBJV:********************************************      104.561       **********************************************
1
************************************************************************************************************************
********************                                                                                ********************
********************                                    FIRST ORDER                                 ********************
********************                               FINAL PARAMETER ESTIMATE                         ********************
********************                                                                                ********************
************************************************************************************************************************


THETA - VECTOR OF FIXED EFFECTS PARAMETERS   *********

        TH 1      TH 2      TH 3

        2.77E+00  7.81E-02  3.63E-02

304 行、2 列
```

図6-10 control5.txt中のobjective functionの値

2 NONMEM® 動作環境と解析支援ツール

到達目標

1. NONMEM® の動作環境設定や実行はWindowsのコマンドプロンプトで命令(コマンド)することで行われることを知る.
2. NONMEM® 解析を支援するツール(Perl-speaks NONMEM)をインストールする.
3. 動作環境の設定や解析の実行のためのコマンドを知る.

基本的なNONMEM®動作環境とNONMEM®を用いたポピュレーション解析を支援する代表的なツールを紹介する.

A コマンドプロンプト

NONMEM®はコマンドプロンプトと呼ばれるWindowsやWindowsにインストールされたアプリケーションに命令を出すツールで実行する. コマンドプロンプトの起動には複数の方法がある.

Windows 7　　：スタート＞すべてのプログラム＞アクセサリ＞コマンドプロンプトを選択する.

Windows 7　　：プログラムとファイルの検索で「cmd」と入力すると, 「cmd.exe」が見つかり, それを選択する.

Windows 10　：スタートメニュー＞すべてのアプリ＞Windowsシステムツール＞コマンドプロンプトを選択する.

Windows 10　：WebとWindowsを検索で「cmd」と入力すると, コマンドプロンプトが見つかり, それを選択する.

Windows 7/10：Windowsキーと Rキーを同時に押すと, 「ファイル名を指定して実行」というウインドウが出るので, 「cmd」と入力し,

OKを押す.

コマンドプロンプトでは，コマンドと呼ばれる命令を入力することによってWindowsやNONMEM®を制御する．ここでは，NONMEM®を使用するにあたり必要最小限のコマンドを紹介する．その他のコマンドはGoogleなどで「コマンドプロンプト」と検索すると，初心者向けのサイトが多数見つかるので，好みに応じて参照するとよい．

コマンドプロンプトを起動すると，図6-11のように「C:\Users\name>」のように表示され(「\」は¥キーで入力し「¥」と同じである．表示はパソコン環境で異なる)，Cドライブの「name」フォルダで命令を受けつける状態であることを意味する．このフォルダをカレントディレクトリあるいは作業フォルダと呼ぶ．NONMEM®を実行したいフォルダにカレントディレクトリを移動する必要がある．

❶ cdコマンド

ディレクトリを変更する．cd「変更したいフォルダ名」で入力する．フォルダ名はドライブから目的の階層のフォルダまで「\」で区切ってすべて記載する．カレントディレクトリの1つ下層のフォルダに変更する場合は，そのフォルダ名のみでよい．また，1つ上層に変更する場合は「..」(ピリオド2つ)でも可能である．次に例を示す．

- c:\Users\name>cd c:\nm74g64\run　は　c:\nm74g64\run>　となる．
- c:\nm74g64>cd run　は　c:\nm74g64\run>　となる．
- c:\nm74g64\run>cd ..　は　c:\nm74g64>　となる．
- ドライブを変更するときはcdコマンドを用いない．
  c:\nm74g64\run>d:　は　d:\>　となる．

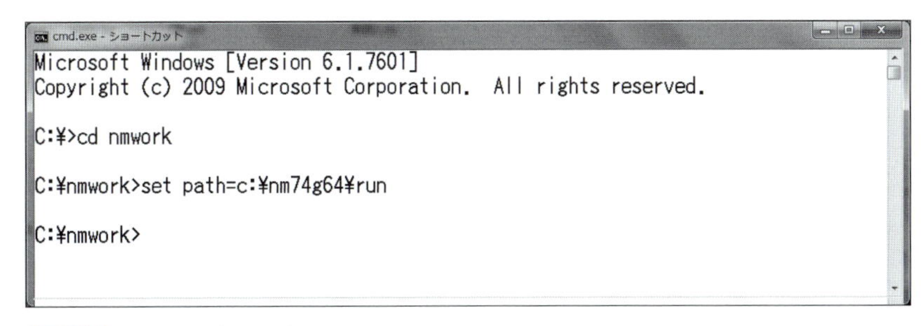

図6-11 コマンドプロンプトの起動画面

❷ dirコマンド

ディレクトリやファイルの一覧を表示する．dir 「表示したいフォルダ名」 で入力する．「表示したいフォルダ名」を省略すると，カレントディレクトリ内のディレクトリやファイルの一覧を表示する．

- c:\nm74g64\run>dir c:\nm74g64
- c:\nm74g64\run>dir

❸ setコマンド

環境変数を表示，変更する．パスが指定されていないフォルダを指定するPATHコマンドとともに使用し，プログラムを探す場所を指定，変更する．NONMEM®は「c:\nm74g64\run」フォルダの「nmfe74.bat」を実行する必要がある．「> set path=C:\nm74g64\run」のように，「nmfe74.bat」ファイルの場所を指定すると，「nmfe74.bat」が存在しない作業フォルダでNONMEM®を実行することができる（図6-11）．

「nmfe74.bat」ファイルをC:¥Windows¥systemフォルダなどWindowsのデフォルト設定でパスが指定されているフォルダにコピーしておくと，コマンドプロンプトの起動時にset pathによるパスの指定は不要となる．

❹ ↑キーあるいは↓キー

コマンドプロンプトですでに実行した命令を再度呼び出す．

NONMEM®でくり返しの解析をする場合に便利である．また，再度呼び出した命令の一部をカーソル（←キーあるいは→キー）やdeleteキーを用い修正可能である．

B Perl-speaks-NONMEM® (PsN)

Perl-speaks-NONMEM® (PsN)はNONMEM®を用いたPopulation解析を支援するためのフリーのツールである．モデルごとにフォルダを自動作成しモデル構築の管理を容易にする．また，NONMEM®で推定したポピュレーションパラメータを一覧表示する．さらに，モデルの頑健性を評価するブートストラップや予測性を評価するVPC (vsual predictive check)をプログラミングなどの知識がなくても簡便に実行することが可能である．

❶ PsNのインストール

PsNはウェブサイト(https://uupharmacometrics.github.io/PsN/index.html)からダウンロードし，インストールする．PsNはPerlを事前にインストールしておく必要がある．PsNはStrawberry Parlを推奨しており，Strawberry Perlのダウンロードサイト(http://strawberryperl.com/)を参照することができる．

Step 1：PsNのウェブサイトのInstallationページのStrawberry Perlのウェブサイトリンクをたどり，Strawberry Perlのインストールファイル(strawberry-perlx.xx.x.x-64bit.msi)をダウンロードする．

Step 2：Strawberry Perlのインストールファイル(strawberry-perlx.xx.x.x-64bit.msi)をダブルクリックし，Strawberry Perlをインストールする．

Step 3：コマンドプロンプトを起動し(コマンドプロンプトの項参照)，次のコマンドを順次実行する(コマンド入力後，Enterキーを押す)．

cpan Math::Random　　(Enterキー)(図6-12)

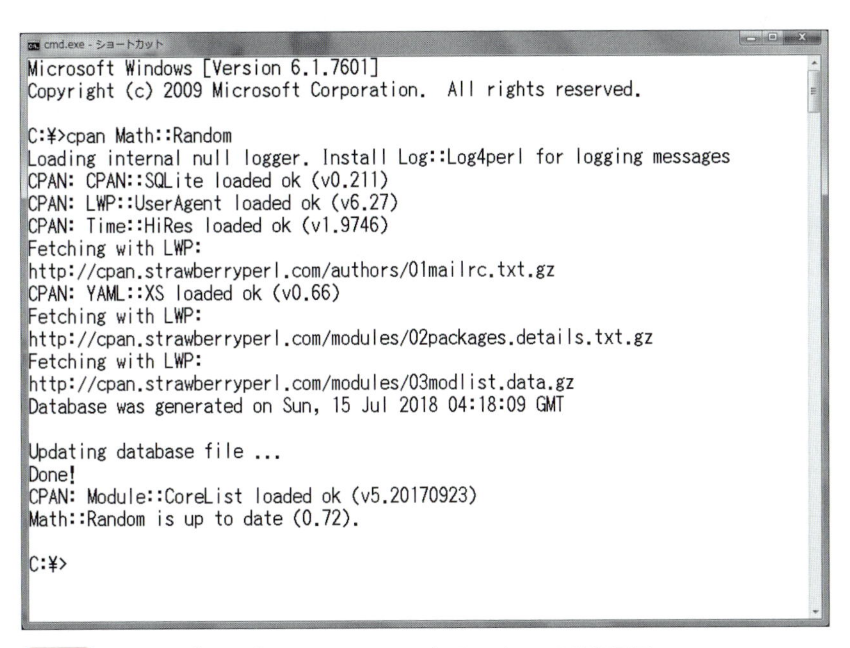

図6-12 コマンドプロンプトで > cpan Math::Random の実行画面

```
cpan Statistics::Distributions      (Enterキー)
cpan MooseX::Params::Validate   (Enterキー)
```

Step 4：PsNのウェブサイトのDownloadページのPsNのインストールファイル(PsN-x.x.x.zip)をダウンロードし，任意のフォルダでダウンロードしたファイルをダブルクリックし解凍する．任意のフォルダに「PsN-Source」というフォルダが作成される．

Step 5：コマンドプロンプトを起動し，ディレクトリを任意のフォルダの中の「PsN-Source」フォルダに変更する(cdコマンドを使う)．次に以下のコマンドを実行する(コマンド入力後，Enterキーを押す)(図6-13)．

```
perl setup.pl                  (Enterキー)
```

インストールが開始され，途中入力待ちで止まった場合(~:)はデフォルト設定にするためEnterキーを押し，是非を問われ止まった場合(~? [y/n])は「y (Enterキー)」を入力することを推奨する(図6-14)．最後にインストールされているNONMEM®バージョンが確認され，表示されなかったバージョンを追加したい場合は「y (Enterキー)」，すべて表示されている，あるいは追加する必要なければ「n (Enterキー)」を入力する(図6-15)．Enterキーを押して完了する(図6-16)．

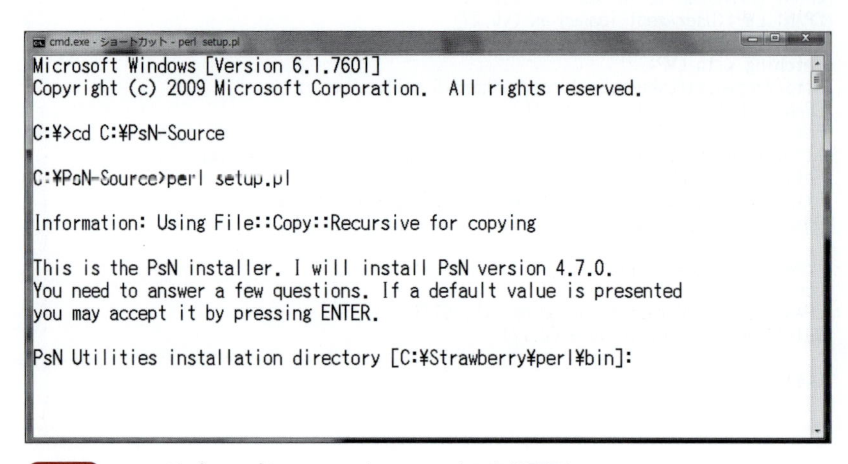

図6-13 コマンドプロンプトで> perl setup.plの実行画面

❷ PsNの主な使用法

PsNの使用法はPsNウェブサイトのDocumentationページに詳細に記載されている．各コマンドおよびそのオプションの詳細なガイドがPDFで提供されているので，以下に紹介するコマンドについても，PsNが提供するガイドを参照されたい．

```
cmd.exe - ショートカット - perl setup.pl
Microsoft Windows [Version 6.1.7601]
Copyright (c) 2009 Microsoft Corporation.  All rights reserved.

C:¥>cd C:¥PsN-Source

C:¥PsN-Source>perl setup.pl

Information: Using File::Copy::Recursive for copying

This is the PsN installer. I will install PsN version 4.7.0.
You need to answer a few questions. If a default value is presented
you may accept it by pressing ENTER.

PsN Utilities installation directory [C:¥Strawberry¥perl¥bin]:
Path to perl binary used to run Utilities [C:¥STRAWB~1¥perl¥bin¥perl.exe]:
PsN Core and Toolkit installation directory [C:¥STRAWB~1¥perl¥site¥lib]:

The next step is to check Perl module dependencies.
If a module is missing, you must install it, e.g. from CPAN,
http://www.cpan.org/modules/index.html
before PsN can be run.

Would you like this script to check Perl modules [y/n]?y
```

図6-14 インストール中のデフォルト設定

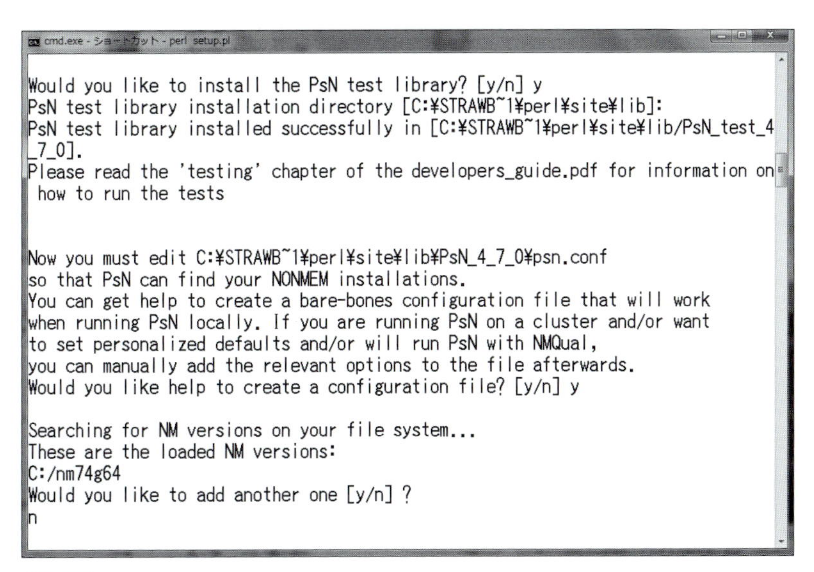

```
cmd.exe - ショートカット - perl setup.pl

Would you like to install the PsN test library? [y/n] y
PsN test library installation directory [C:¥STRAWB~1¥perl¥site¥lib]:
PsN test library installed successfully in [C:¥STRAWB~1¥perl¥site¥lib/PsN_test_4
_7_0].
Please read the 'testing' chapter of the developers_guide.pdf for information on
 how to run the tests


Now you must edit C:¥STRAWB~1¥perl¥site¥lib¥PsN_4_7_0¥psn.conf
so that PsN can find your NONMEM installations.
You can get help to create a bare-bones configuration file that will work
when running PsN locally. If you are running PsN on a cluster and/or want
to set personalized defaults and/or will run PsN with NMQual,
you can manually add the relevant options to the file afterwards.
Would you like help to create a configuration file? [y/n] y

Searching for NM versions on your file system...
These are the loaded NM versions:
C:/nm74g64
Would you like to add another one [y/n] ?
n
```

図6-15 NONMEM®のバージョン確認画面

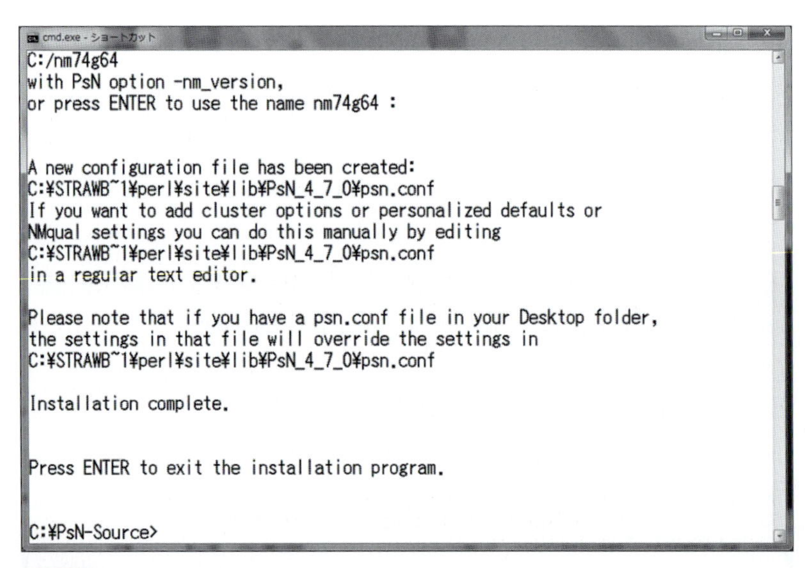

図6-16 インストール完了画面

❸ executeコマンド

NONMEM®を実行する．NONMEM®を実行するフォルダに実行ごとにサブフォルダを作成し，解析結果などを格納する．モデル構築のためには複数のNONMEM®実行が必要となることから，解析結果の管理に役立つ．また，推定パラメータなどの解析結果のみをCSV形式の表として出力が可能で集計を容易にする．NONMEM®を実行する要領でコマンドプロンプトを起動し，NONMEM®を実行するフォルダにカレントディレクトリを変更する(6.2.A)．次のコマンドでNONMEM®が実行される(図6-17)．

```
execute [コントロールストリーム名]
```

PsNでは後述するコントロールストリームのファイル名の拡張子にmodを用いる．また出力されるファイルの内容を拡張子で判別するため，Windowsの場合はファイル名に拡張子を表示させる設定にしておく．実行フォルダに作成された「modelfit_dir#」サブフォルダの「raw_results_control5.csv」に推定パラメータ値などが出力される．NONMEM®の解析結果は「NM_run1」フォルダの「psn.lst」というファイル名で出力される．

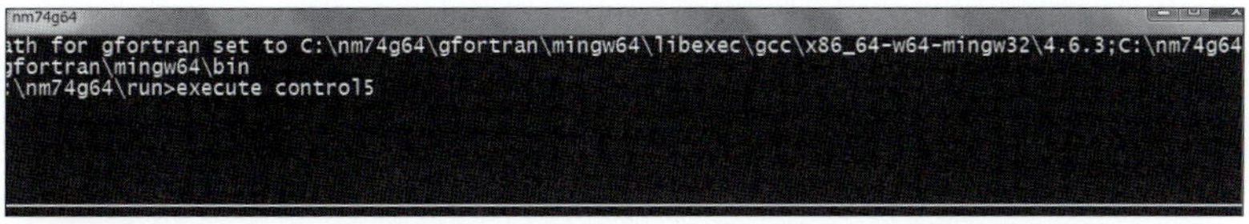

```
nm74g64
ath for gfortran set to C:\nm74g64\gfortran\mingw64\libexec\gcc\x86_64-w64-mingw32\4.6.3;C:\nm74g64
gfortran\mingw64\bin
:\nm74g64\run>execute control5
```

図6-17 PsNによるNONMEM®実行画面(gfotranのコマンドプロンプト)

```
nm74g64
Path for gfortran set to C:\nm74g64\gfortran\mingw64\libexec\gcc\x86_64-w64-mingw32\4.6.3;C:\nm74g64
\gfortran\mingw64\bin
c:\nm74g64\run>bootstrap control5 -samples=500 -seed=12345 -threads=2
```

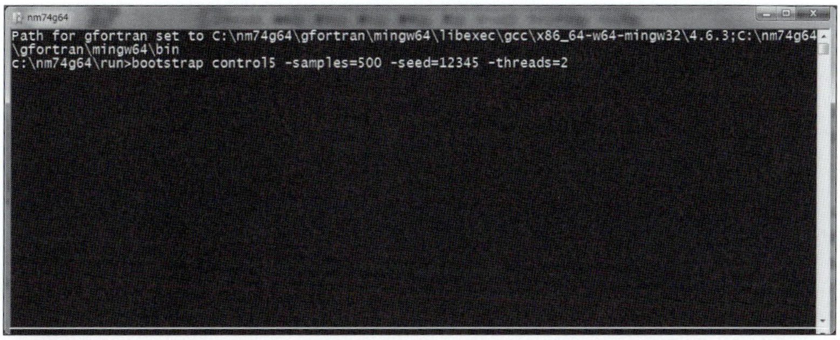

図6-18 PsNによるbootstrap実行画面(gfotranのコマンドプロンプト)

❹ bootstrapコマンド

bootstrapを実行する.

```
Bootstrap [コントロールストリーム名] -samples=500 -seed=12345 -threads=2
```

「-samples」は「bootstrap」のくり返し計算数, 「-seed」は初期値, 「-threads」は並行で計算する個数を設定する. 「-threads」はCPUの個数より大きな値は推奨されない(図6-18).

❺ vpcコマンド

vpcを実行する.

```
Vpc [コントロールストリーム名] -samples=500 -auto_bin=5 -rplots=1
```

「-samples」はvpcのくり返しシミュレーション数,「-auto_bin」はシミュレーション結果のbinningの数, 「-rplots」はRによる結果のグラフ表示を設定する(Rがインストールされている必要がある).

C RおよびXpose

Rはグラフ作成機能を備える統計解析を行うフリーソフトウェアであり，Xposeは Rのlibraryとして機能するNONMEM®によるPopulation解析を支援するフリーツールである．PsNのようなモデル解析の管理や解析結果の要約機能などを有する．詳細はXposeの説明書や，インターネットや論文などで公開されているXposeのスクリプト(プログラム)を参照されたい[1-4]．本書ではPsNによるVPCの要約結果をグラフ化のためにXposeを用いる例を示す(7.3.E)．

❶ Rのインストール

Rはウェブサイト(https://www.r-project.org/)にてダウンロードし，インストールする．

Step 1：Rのウェブサイト(図6-19)の上方の文章中「Windows and MacOS. To download R, please choose your preferred CRAN mirror.」の「download R」または「CRAN mirror」をクリックする．どちらもCRAN Mirrorsというページが開くので，Japanのいずれかのサイトを選択する．

https://cran.ism.ac.jp/
The Institute of Statistical Mathematics, Tokyo
http://cran.ism.ac.jp/
The Institute of Statistical Mathematics, Tokyo
https://ftp.yz.yamagata-u.ac.jp/pub/cran/
Yamagata University

Step 2：図6-20の画面で使用のパソコンのOSにあったRをダウンロードする．本書ではWindows版のインストールを解説する．

Step 3：図6-21の画面の上部「This is what you want to install R for the first time」の「install R for the first time」をクリックすると，最新バージョンのダウンロードページに移動するので，「Download　R 3.5.2 for Windows」をクリックし，インストールファイル(R-3.5.2-win.exe) を任意のフォルダにダウンロードする．3.5.2はRのバージョンを表し，ダウンロード時のバー

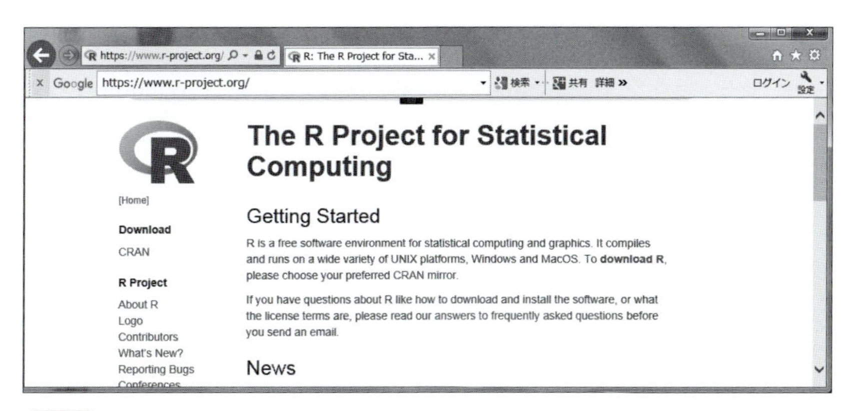

図6-19 Rのウェブサイトのホーム画面

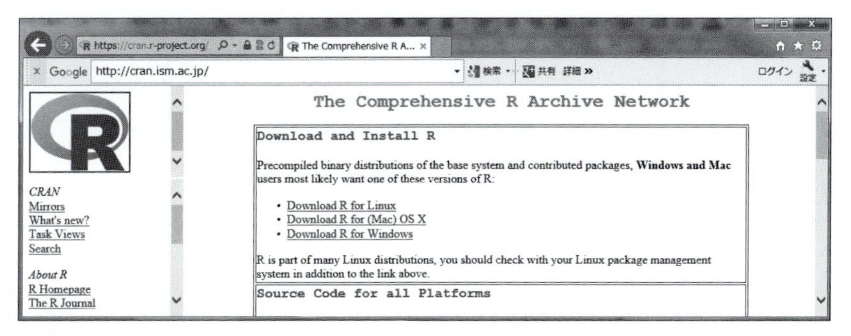

図6-20 OSごとのRのダウンロード選択

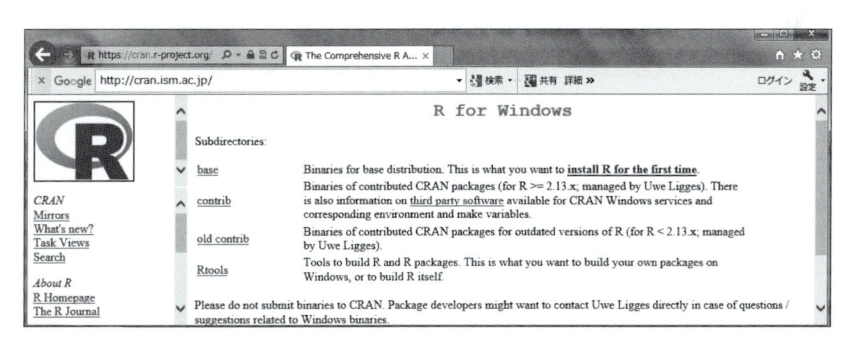

図6-21 Windows版Rの関連ページ

ジョンに読み替える.

Step 4：エクスプローラでダウンロードした「R-3.5.2-win.exe」をダブルクリックし，インストールを開始する．指示に従い操作を進め，インストールフォルダを決定する（デフォルトはc:\program files\R\R-3.5.2）．インストールするコンポーネントの選択(図6-22)では使用しているWindowsが64-bitオペレーションシステムであれば64-bitを選択可能である(Windowsのオペレーションシステムを確認するには，Windowsのコントロールパネル＞システムとセキュリティ＞システムで確認できる).

Step 5：デフォルトの指示に従い(カスタマイズは可能)，インストールを完了する．デスクトップまたはスタートに登録されるRのアイコンからRを起動する．図6-23にRの起動画面を示す．

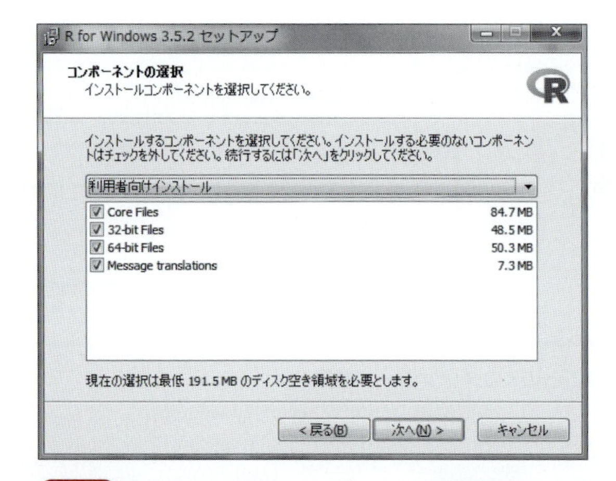

図6-22 インストールするコンポーネント選択画面

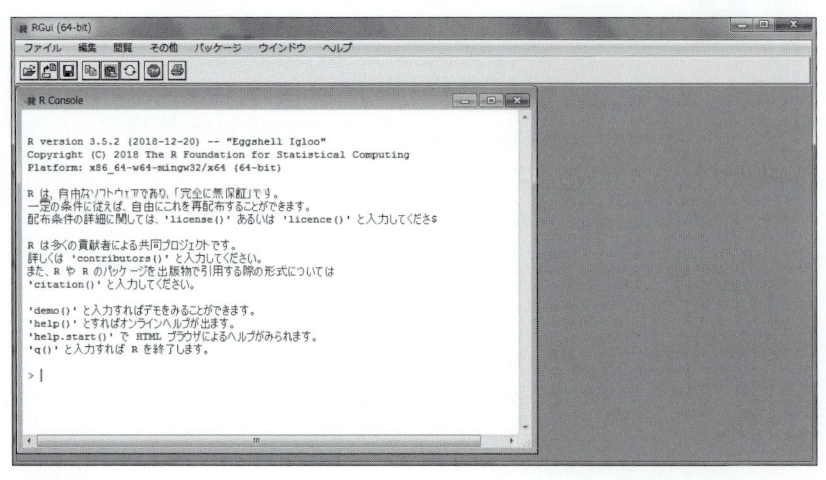

図6-23 Rの起動画面

❷ Rの主な使用法

Windowsのコマンドプロンプトのように，R Console（図6-24）の「＞」に続き，コマンドやスクリプト（プログラム）を入力し，実行する．また，メニューバーのファイル＞新しいスクリプトで開いたRエディタに記述したスクリプトを図6-24の左から3つ目のアイコン（丸の囲い）をクリックするごとにカーソル位置から1行ずつ，または選択したスクリプトを実行する．

Rはスクリプトを実行することで，高度な統計解析やグラフ作成が可能であるが，本書ではXposeによるVPCの結果のグラフ作成の使用法のみを解説する（7.3.🄴）．

❸ Xposeのインストール

XposeはRのパッケージと呼ばれる解析プログラムの一つである．Xposeのホームページ（http://xpose.sourceforge.net/）にダウンロードとインストール法が記載されているが，Rに実装されているパッケージのインストール機能を利用し，Xposeをインストールする方法を解説する．

Step 1：Rを起動する（デスクトップのRのショートカットアイコンをクリック）．

Step 2：メニューバーのパッケージ＞CRANミラーサイトの設定を選択し（図6-25），日本のCRANミラーサイトを選択する（図6-26）．

Step 3：メニューバーのパッケージ > パッケージのインストールから，パッケージ

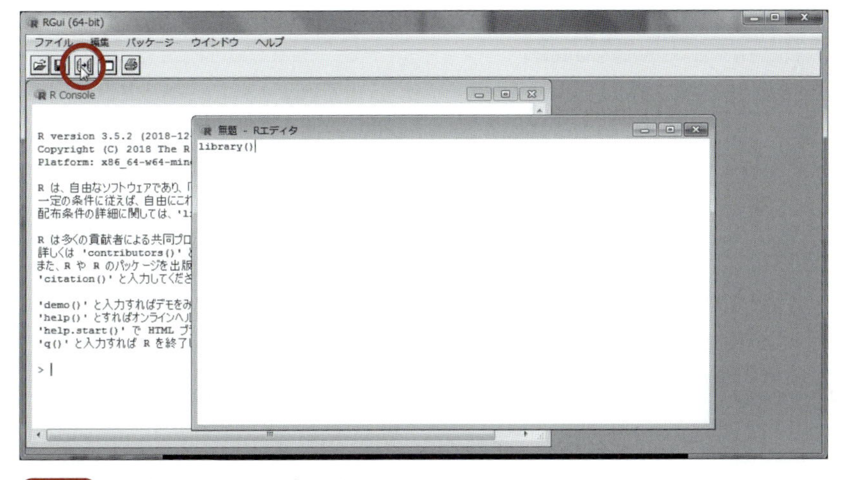

図6-24 Rエディタとスクリプト実行のアイコン

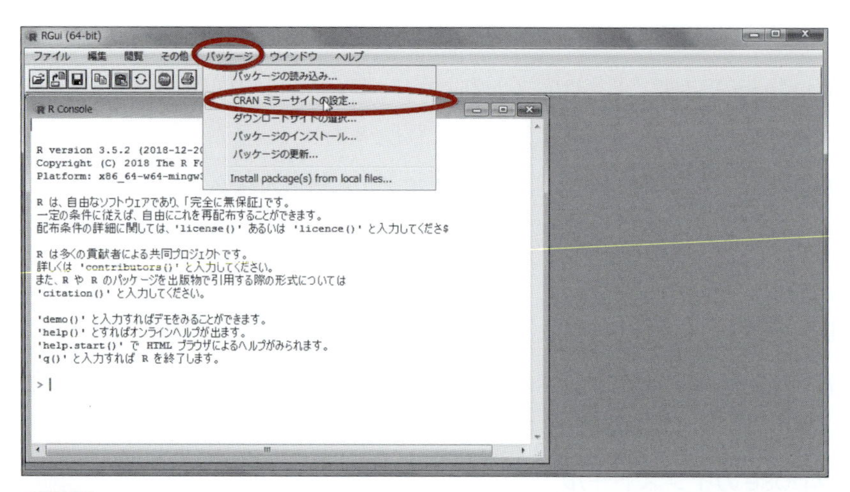

図6-25 RのCRANミラーサイト設定

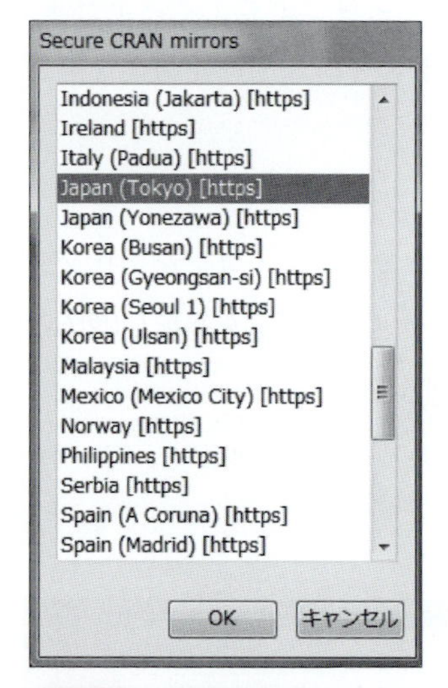

図6-26 日本のCRANミラーサイトの選択

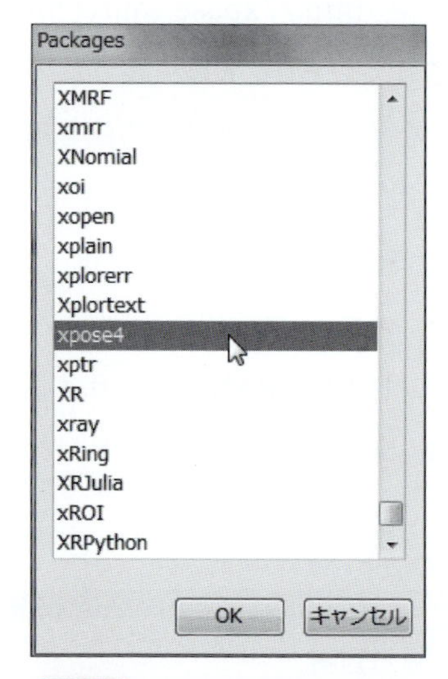

図6-27 インストールするパッケージの選択

「xpose4」を選択し，インストールする(図6-27)．同様に2つのパッケージ「Hmisc」および「gam」をインストールする．

Step 4：Rのコンソールで次のコマンドを実行し，xpose4，Hmisc，gamパッケージをロードできることを確認する(図6-28)．Rでは大文字，小文字の区別があるので，入力に注意が必要である．

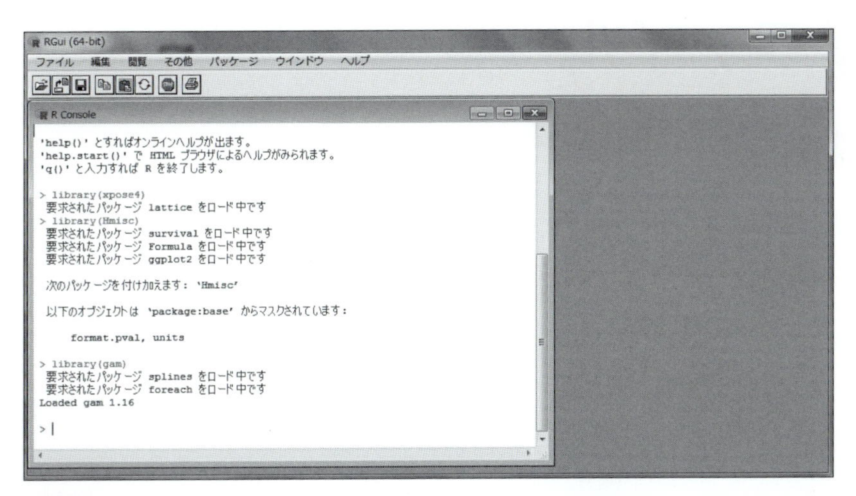

図6-28 Rパッケージxpose4，Hmisc，gamのインストール確認

```
> library(xpose4)
> library(Hmisc)
> library(gam)
```

- Xposeの説明書：https://cran.r-project.org/web/packages/xpose4/xpose4.pdf
- Xpose Home：http://xpose.sourceforge.net/
- Xpose参照：https://uupharmacometrics.github.io/xpose/
- Rパッケージ：https://stats.biopapyrus.jp/r/basic/package.html

3 NONMEM® 解析に必要なファイル

到達目標

1. NONMEM®解析にはデータセットとコントロールストリームが必要であることを知る.
2. データセットとコントロールストリームの構造を理解する.

NONMEM®を実行するためには，解析するデータセットと，解析内容の設定を記述するコントロールストリームの2つのファイルが必要である．それぞれ，NONMEM®特有の記述法で作成する必要がある．「6.1.B テストファイルによる動作確認」(p.206)の動作確認で用いたデータセットとコントロールストリームを例に記述法を簡潔に解説するが，本書で記載する以外の記述法やオプションがある．コントロールやオプションなどのNONMEM®で規定されている語はhtmlフォルダ内の「index.html」から簡単に検索することができるので，参照していただきたい.

A データセット

図6-29はNONMEM®をインストールした「c:\nm74g64\run」フォルダの「THEOPP」という「6.1.B テストファイルによる動作確認」(p.206)のNONMEM®の動作確認に用いたデータセットである．「THEOPP」はメモ帳やExcelなどで開くことができる.

図6-29ではデータ内容がわかるよう1行目に「C」「ID」「DOSE=AMT」「TIME」「CP=DV」「WT」を加えている．「C」はこの行がコメント行であることを意味しNONMEM®は読み込まない(NONMEM®が読み込まない命令をコントロールストリームに記述する．「C」の代わりに「'」であれば，NONMEM®は自動でコメント行と認識する)．「ID」は患者IDなど個人を特定する番号，「DOSE=AMT」は投与量，「TIME」は時間，「CP=DV」は従属変数を意味し，このデータでは濃度，および「WT」は体重である．NONMEM®のデータセットは個人ごとにIDで識別し，時間ごとに1行のデータ(イベントごとのデータ)で構成する．データの欠落はエラーとなるため，データの

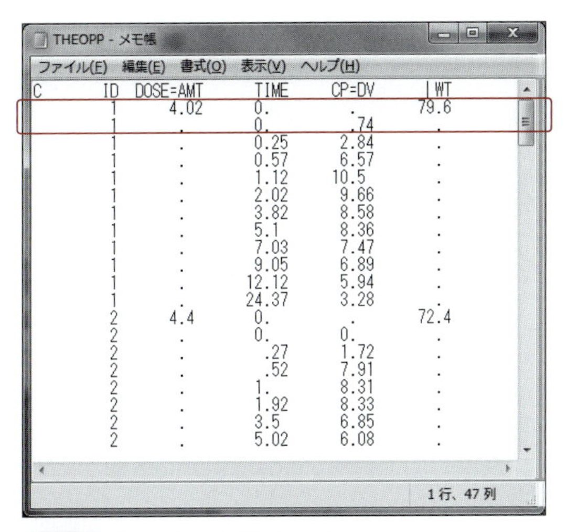

C	ID	DOSE=AMT	TIME	CP=DV	WT
	1	4.02	0.	.	79.6
	1	.	0.	.74	.
	1	.	0.25	2.84	.
	1	.	0.57	6.57	.
	1	.	1.12	10.5	.
	1	.	2.02	9.66	.
	1	.	3.82	8.58	.
	1	.	5.1	8.36	.
	1	.	7.03	7.47	.
	1	.	9.05	6.89	.
	1	.	12.12	5.94	.
	1	.	24.37	3.28	.
	2	4.4	0.	.	72.4
	2	.	0.	0.	.
	2	.	.27	1.72	.
	2	.	.52	7.91	.
	2	.	1.	8.31	.
	2	.	1.92	8.33	.
	2	.	3.5	6.85	.
	2	.	5.02	6.08	.

図6-29 データセット「THEOPP」

ないところは「. (ドット)」が入れられている. ただし, NONMEM®では「. (ドット)」は「0 (ゼロ)」と認識されるので注意が必要である. 図6-29の2行目と3行目は同じ時間(0.)に投与量と濃度のデータが入力されているが, NONMEM®では投与量と濃度のイベントは別々に記述する必要がある. 体重は共変量の候補(7.2.A)である.

NONMEM®解析のデータセットで汎用される項目を表6-1に示す. これらの項目名はNONMEM®の予約語で, あらかじめNONMEMで設定されている変数名で, 内容, 形式が定められている(Users Guide参照). データセットでは, 定められた内容, 形式で作成する必要がある. 共変量候補は任意の英数字の項目名で, 数値データとする.

通常, ポピュレーション解析のデータセットは, 「ID」「EVID (イベント指定)」「DV (観測値)」「MDV (欠測値指定)」「TIME (時間)」「AMT (投与量)」で構成する. 「EVID」および「MDV」は「DV」と「AMT」のデータ値から自動的に判別されるので, 例示の「THEOPP」では省略しているが, 「EVID」および「MDV」は解析結果の集計などでフラグとしての利用や外れ値の取り扱いなどに応用できるため, データセットに含めることを推奨する. その他, 投与方法に応じた投与イベントの追加や共変量候補などのデータ項目を追加する.

B コントロールストリーム

コントロールストリームはNONMEM®解析に必要なユーザー設定を記述する

表6-1 NONMEM®で汎用されるデータ項目

データ項目(予約語)	データ項目の内容および形式
ID	個人の識別番号．6桁までの数字．
EVID	投与と観測のイベントを指定する．EVID=0は観測イベントでDVは観測値(投与に関するアイテムAMT，RATE，II，SS，ADDLは0でなければならない)．EVID=1は投与イベントでDVは無視される(投与に関するAMT，RATE，II，SS，ADDLを設定しなければならない)．EVID=2はその他のイベント．EVID=3はリセットイベントでTIMEやコンパートメント中のamountはリセットされる．DVは無視され，投与アイテムは0でなければならない．EVID=4はリセットと投与イベントでリセットした上で投与アイテムを設定し，DVは無視される．
DV	従属変数(dependent variable)で濃度や薬効などの観測値．コントロールストリームでのCP=DVの記述はDVをCPという変数で表すことを意味する．
MDV	missing dependent variable data itemの略で，DVが欠測値であるか否かを表す．MDV=0のときDVは観測値(欠測でない)．MDV=1のときDVは無視される(欠測の場合や投与イベントのとき．また，DVの観測値を解析に含めないとき．)．MDV=100のときMDV=0と同じであるが，estimationとcovariance stepは無視される．他のstepはMDV=0となる．MDV=101のときMDV=1と同じであるが，estimationとcovariance stepは無視される．他のstepはMDV=1となる．
TIME	経過時間(hour)あるいはhh：mmの時刻．データセット内で形式を統一する必要がある．
DATE	MM-DD-YYあるいはMM/DD/YYの日付．DATEとTIME (hh：mm)の項目で日時のデータとすることができる．
DAT1	DD-MM-YYあるいはDD/MM/YYの日付．DAT1とTIME (hh：mm)の項目で日時のデータとすることができる．
DAT2	YY-MM-DDあるいはYY/MM/DDの日付．DAT2とTIME (hh：mm)の項目で日時のデータとすることができる．
DAT3	YY-DD-MMあるいはYY/DD/MMの日付．DAT3とTIME (hh：mm)の項目で日時のデータとすることができる．
AMT	投与量(dose amount)．投与以外のイベント(すなわち採血時や薬効測定時)，ではAMT=0 (あるいは「.(ピリオド)」とする．コントロールストリームでのDOSE=AMTの記述はAMTをDOSEという変数で表すことを意味する．
RATE	点滴注入などの投与速度．AMTと共に用いる(点滴時間はAMTとRATEで計算されるため不要)．bolus doseのときはRATE=0とする．定常状態持続点滴のときはAMT=0，RATE>0とする．投与以外のイベント(すなわち採血時や薬効測定時)，ではRATE=0 (あるいは「.(ピリオド)」とする．
ADDL	くり返し投与回数．II (投与間隔時間)と共に用い，1行のイベントで反復投与を記述する．TIME=0，ADDL=2，II=12は時間0hrと12hrに投与することを意味する．
II	投与間隔時間．定常状態持続点滴のとき(AMT=0，RATE>0)はII=0とする．
SS	AMT，RATE，IIと共に用い，次の数値により投与時の定常状態のオプションを設定する．SS=0は定常状態ではない．SS=1は定常状態となる．ただし，コンパートメント中のamountはリセットされ，AMTから導かれる定常状態となる．SS=2は定常状態となる．ただし，コンパートメント中のamountは引き継がれ新たに投与されたAMTと合わせて計算される定常状態となる．
CMT	イベントが関係するコンパートメントの番号を指定する．観測イベントのときDVは指定したコンパートメントの値である．投与イベントのとき投与アイテムは指定したコンパートメントに投与する．投与イベントでCMT=0とするとデフォルトのコンパートメントに投与する．

ファイルである．例えば，どのデータセットファイルを入力し，そのデータセットがどのような構造になっているか，どのようなモデルで解析するか，どのような解析方法で解析するか，デフォルトの解析結果の出力以外にどのような値や図を出力するかなどを設定する．

図6-30はNONMEM®をインストールした「c:\nm74g64\runフォルダ」の「CONTROL5」という「6.1.B テストファイルによる動作確認」(p.206)のNONMEM®の動作確認に用いたコントロールストリームである．「CONTROL5」はメモ帳などで開くことができる．

「$PROB」や「$INPUT」など$マークで始まる予約語はNONMEM®のコントロール区分を表し，それぞれのコントロールに応じた設定を記述する．予約語は「$PROBLEM」あるいは「$PROB」のように略語と共に設定されており，どちらを用いてもよい．「CONTROL5」に用いられているコントロール($xxxx)は，一般的なポピュレーション解析に必要なコントロールが記述されている．表6-2にそれらのコントロールと設定内容の解説および関連するオプションの予約語を示す．

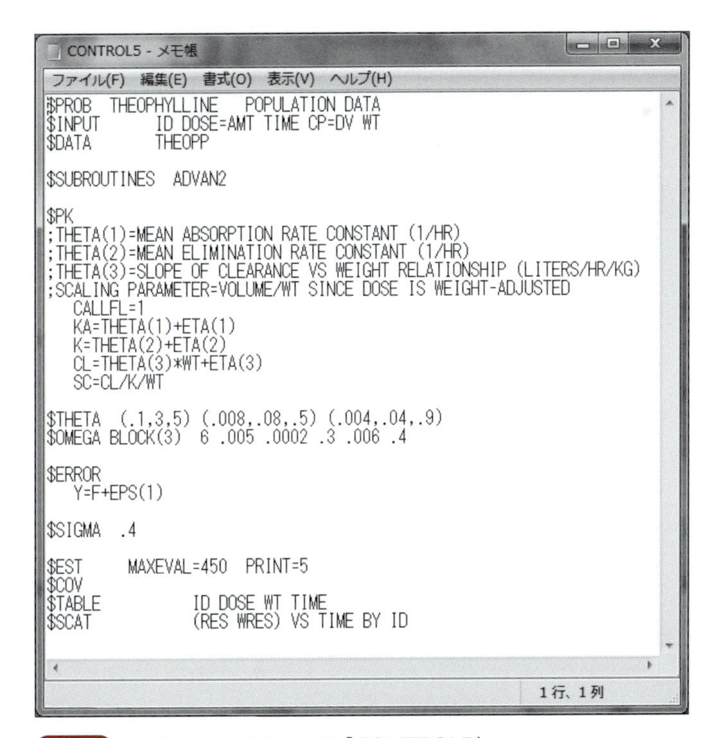


```
$PROB  THEOPHYLLINE   POPULATION DATA
$INPUT      ID DOSE=AMT TIME CP=DV WT
$DATA       THEOPP

$SUBROUTINES  ADVAN2

$PK
;THETA(1)=MEAN ABSORPTION RATE CONSTANT (1/HR)
;THETA(2)=MEAN ELIMINATION RATE CONSTANT (1/HR)
;THETA(3)=SLOPE OF CLEARANCE VS WEIGHT RELATIONSHIP (LITERS/HR/KG)
;SCALING PARAMETER=VOLUME/WT SINCE DOSE IS WEIGHT-ADJUSTED
   CALLFL=1
   KA=THETA(1)+ETA(1)
   K=THETA(2)+ETA(2)
   CL=THETA(3)*WT+ETA(3)
   SC=CL/K/WT

$THETA  (.1,3,5) (.008,.08,.5) (.004,.04,.9)
$OMEGA BLOCK(3)  6 .005 .0002 .3 .006 .4

$ERROR
   Y=F+EPS(1)

$SIGMA  .4

$EST     MAXEVAL=450  PRINT=5
$COV
$TABLE          ID DOSE WT TIME
$SCAT           (RES WRES) VS TIME BY ID
```

図6-30 コントロールストリーム「CONTROL5」

表6-2 CONTROL5のコントロール，設定内容および関連オプション

コントロール名（略語）	設定内容の解説	関連オプション
$PROBLEM ($PROB)	任意のタイトルや設定情報などを記述する.	
$INPUT	データセットのデータ構造を定義する．データセットのデータ項目の左から順に指定する．データセットからID, DOSE=AMT，TIME，CP=DV WTの順にそれぞれの変数に読み込む．予約語を指定するとNONMEM®で定義されたデータとして機能する．予約語でないWTはWTという変数名でモデルで使用できる.	
$DATA	データセットのファイル名を指定する．コントロールストリームファイルと同じフォルダにデータセットファイルがある場合はファイル名のみでよい．異なるフォルダの場合はドライブから指定する（c:\nm74g64\run\THEOPP）. 　$DATA ファイル名 IGNORE="C" データセットの「C」で始まる行をコメント行としてデータ入力を無視する．IGNORE=c1はデータセットの1行目を無視する.	ACCEPT=(list)（例：ACCEPT=(GEN. NE.1, AGE.LE.60)でGEN=1かつAGE>60のデータは無視される.）その他，オプションあり.
$SUBROUTINES ($SUBS)	$SUBROUTINES ADVAN2 あらかじめNONMEM®に組み込まれているコンパートメントモデルADVAN2（1次吸収の1コンパートメントモデル）を利用する．ADVANを指定すると$PKでユーザーがコンパートメントモデルを定義する必要がない．TRANSは省略されているのでTRANS1が設定される.	ADVAN1～15 TRANS TOL ATOL など
$PK	パラメータおよび個体間変動からなるコンパートメントモデルを記述する．ADVANによりNONMEM®のライブラリからコンパートメントモデルを指定した場合は，モデル構造の記述は不要である. 　KA=THETA (1) +ETA (1) 　K=THETA (2) +ETA (2) 　CL=THETA (3) * WT+ETA (3) $SUBSのADVANとTRANSの組み合わせで推定する薬物動態パラメータはあらかじめ決められている．ADVAN2とTRANS1の組み合わせから薬物動態パラメータはKAとKと決められており，推定するパラメータはKA，KとCLである．推定するパラメータのポピュレーション平均値はTHETA (n)，個体間変動はETA (n)で表す．nは1から連続する整数で，それぞれ区別する．個体間変動（固定効果）モデル構造は，推定パラメータごとに付加モデル（5.3.A参照）であり，CLは体重に比例する. 　SC=CL/K/WT SCはcentral compartmentのscaling parameterで，分布容積V=CL/Kに相当するが，このモデルでは体重に反比例（Vは体重に比例）している. 　CALLFL=1 イベントごとにsubroutinesを呼ぶ．CALLFL=1はデフォルト設定で省略可能である.	Scale parameters (Sn). Bio-availability fractions (Fn). Output fractions (Fn). Infusion rates (Rn). Infusion durations (Dn). Absorption lags (ALAGn). Time scale: TSCALE (may be written XSCALE). Model event times MTIME (i).

（次頁へ続く）

表6-2 CONTROL5のコントロール，設定内容および関連オプション（つづき）

コントロール名（略語）	設定内容の解説	関連オプション
$THETA	推定するパラメータTHETA (n)の初期値と上限，下限を指定する． (.1,3,5) (.008,.08,.5) (.004,.04,.9) 左から順にTHETA (1) THETA (2) THETA (3)の(下限，初期値，上限) を指定する． 上限，下限は省略可能．初期値のみの場合は， 3 0.08 0.04 のように括弧は不要． パラメータ値を推定せず，ある値に固定する場合は固定する値の後にFIXEDと記述する．次の例では，THETA (1)の値を3に固定する． 3 FIXED (.008,.08,.5) (.004,.04,.9)	
$OMEGA	推定する個体間変動ETA (n)の分散の初期値(ω^2)を指定する． 0.01 0.01 0.01 左から順にETA (1) ETA (2) ETA (3)の分散の初期値を指定する．変動係数(CV)が10%の場合(ω=0.1)，0.01 (ω^2)を記述する． BLOCK (n)によってETAの分散の共分散行列を推定する． BLOCK (3) 6 .005 .0002 .3 .006 .4 は次の分散行列の初期値を指定する． BLOCK (3) v11 v21 v22 v31 v32 v33 v11はETA (1)の分散，v21はETA (1)とETA (2)の共分散，v22はETA (2)の分散を表す． パラメータ値を推定せず，ある値に固定する場合は固定する値の後にFIXEDと記述する．	
$ERROR	変量効果モデル(個体内変動モデル／誤差モデル)を記述する(5.3.1項参照)． Y=F+EPS (1) EPS (n)は個体内変動で，CONTROL5ではAdditive modelである． Additive model: Y=F+EPS (1) Proportional model: Y=F×(1+EPS (1)) Exponential model: Y=F×EXP (EPS (1)) Combination model: Y=F×(1+EPS (1)) +EPS (2) NONMEM®のFO/FOCE法ではproportional modelとexponential modelの区別ができず，推定結果は同じになる．	
$SIGMA	推定する個体間変動EPS (n)の初期値を指定する． Proportional modelおよびExponential modelの場合は，分散(σ^2)としてを指定する．変動係数(CV)が10%の場合(σ=0.1)，0.01 (σ^2)を記述する． パラメータ値を推定せず，ある値に固定する場合は固定する値の後にFIXEDと記述する．	

（次頁へ続く）

表6-2 CONTROL5のコントロール，設定内容および関連オプション（つづき）

コントロール名（略語）	設定内容の解説	関連オプション
$ESTIMATION ($EST/$ESTM/ $ESTIMATE)	パラメータ値を推定する． MAXEVAL=450 PRINT=5 MAXEVAL=nはパラメータ推定のくり返し回数の最大値．n=0のとき，パラメータ推定せず，POSTHOC（ベイズ推定）のみ行う．PRINT=nはくり返し計算のn回ごとに概要を出力する．n=0のとき概要を出力しない．	METHOD POSTHOC
$COVARIANCE ($COV/$COVR)	NONMEM®のCovariance Stepを実行する．パラメータの標準誤差，分散共分散行列，相関行列，相関行列の逆行列を出力する．	
$TABLE ($TAB)	各時間の濃度（DV）と予測値を表形式で出力する．また，パラメータや変数などの項目を指定し出力する． ID DOSE WT TIME ID DOSE WT TIMEを出力する．デフォルトでDV，PRED（平均値による予測値），RES（残差，DV-PRED），WRES（重み付残差）が指定した項目の後に続き出力される． ID DOSE WT TIME NOPRINT FILE=ファイル名 NOPRINTで解析結果（output）に出力しない．冗長になるためoutputに出力せず，集計やグラフ化など利用に便利なファイルへの出力をすることを推奨する．FILE=ファイル名で指定したファイル名で出力する．ファイル名の拡張子をtxtなど利用しやすいものにする．	NOHEADER ONEHEADER NOLABEL NOTITLE FIRSTONLY NOAPPEND
$SCATTERPLOT ($SCAT)	scatterplotが解析結果（output）に出力する． (RES WRES) VS TIME BY ID IDごとに，RES vs TIME，WRES vs TIMEのプロットを出力する．	

4 NONMEM® の起動・実行・終了

到達目標

1. NONMEM® を起動，実行および終了できる．

A 起　動

本節ではNONMEM® を任意の作業フォルダで起動，実行および終了の過程を解説する．

「nmwork」という作業フォルダをエクスプローラーでCドライブに作成する．コマンドプロンプトを起動し，ディレクトリを「nmwork」に変更する［6.2.**A** コマンドプロンプト(p.208)参照］．パスを「nmfe74.bat」のある「c:\nm74g64\run」にセットする(> set path=c:\nm74g64\run)．あらかじめ「nmfe74.bat」を作業フォルダから認識するようパスの設定済みフォルダにコピー済み(6.2.**A**-❸「setコマンド」参照)であれば不要である．データセットおよびコマンドストリームのファイルを作業フォルダに作成する．本項では「C:\nm74g64\run」フォルダにある「THEOPP」および「CONTROL5」を「C:\nmwork」にコピーし，これらを用いる(図6-31)．

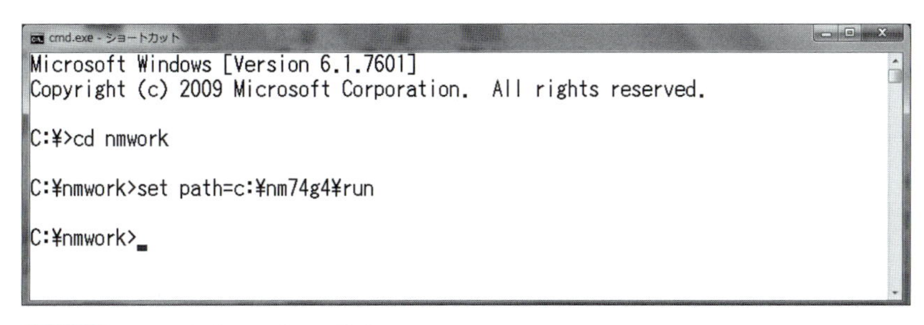

図6-31 コマンドプロンプトの準備

B 実　行

NONMEM®の実行はコマンドプロンプトで次のように入力しEnterキーを押す.

```
>nmfe74　コントロールストリーム名　outputファイル名
```

outputはNONMEM®解析結果の出力である. outputのファイル名は拡張子「.txt」をつけ, メモ帳などで容易に開くことができるファイル名にするとよい(例えば, コントロールファイル名を「cntModel01.txt」, outputファイル名を「outModel01.txt」などとすると, 管理しやすい).

解析するデータセットはコントロールストリームに記述しているため, NONMEM®を実行するコマンドで入力する必要がない. 本項では, 次のように入力しEnterキーを押す(図6-32).

```
>nmfe74 CONTROL5 outCONTROL5.txt
```

解析が開始されると,

```
Starting NMTRAN
```

と表示される. これが表示されず, 「'nmfe74'は内部コマンドまたは外部コマンド: 操作可能なプログラムまたはバッチファイルとして認識されていません.」と表示される場合は, 「nmfe74.bat」のフォルダにパスを設定していないか, 「nmfe74.bat」がフォルダに存在しない.

次に以下のWARNINGのメッセージが表示される.

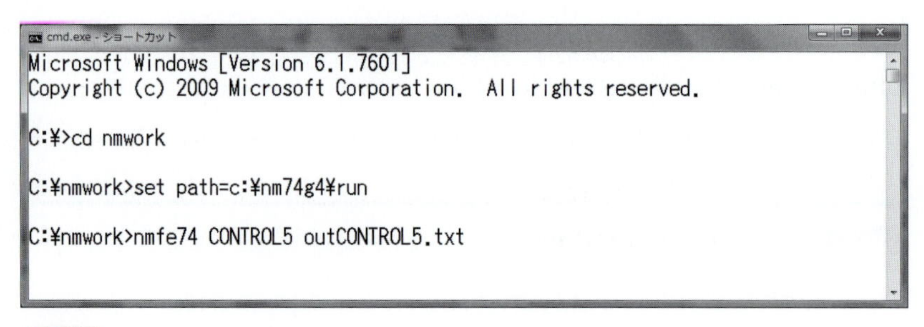

図6-32 NONMEM®の実行

```
(WARNING  2) NM-TRAN INFERS THAT THE DATA ARE POPULATION.
(WARNING  43) THE $PK BLOCK REQUESTS "CALL ONCE PER
INDIVIDUAL RECORD", BUT DATA ITEMS ARE USED IN THE $PK
BLOCK. VALUES OF THESE DATA ITEMS SUBSEQUENT TO THOSE
FROM THE FIRST EVENT RECORD WILL BE IGNORED.  IF THIS IS
NOT APPROPRIATE, THE CALL DATA ITEM CAN BE USED TO OBTAIN
ADDITIONAL CALLS, OR $PK'S CALLING PROTOCOL SHOULD BE
CHANGED.
```

例示の「WARNING」は特に問題ないが，NONMEM®解析が正常に終了せず，「WARNING」の後に終了している場合は，データセットあるいはコントロールストリームでの問題が発出される．

例えば，

```
AN ERROR WAS FOUND IN THE CONTROL STATEMENTS.
```

はコントロールストリームにエラーがあり，図6-33の場合，「CL=THETA (3) *

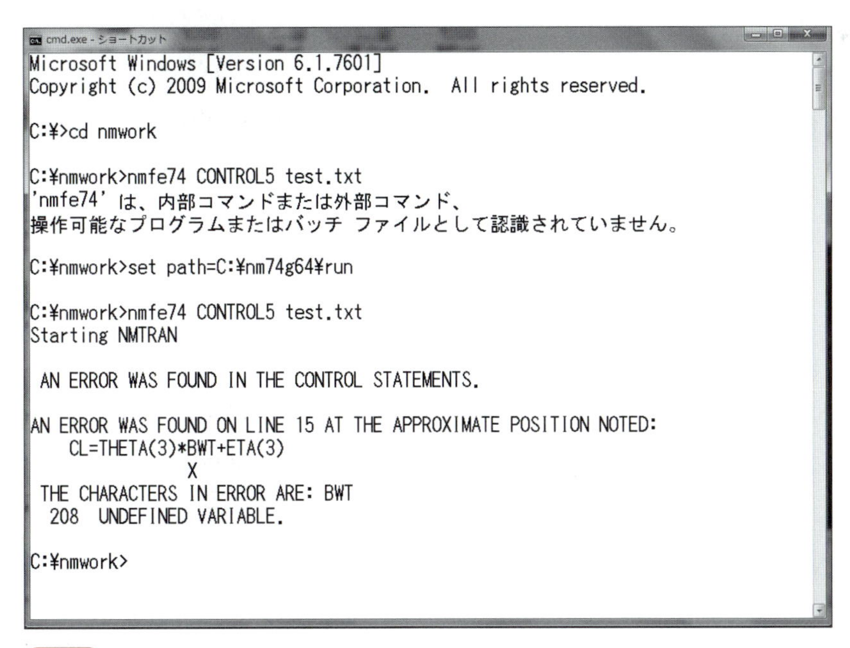

図6-33 NONMEM®実行時のエラーの例

BWT+ETA (3)」の「BWT」にエラーがあり，定義されていない変数であることを示している（「$INPUT」で「WT」と定義しているため）．

```
(DATA ERROR) RECORD     3, DATA ITEM 5,  CONTENTS: o
ITEM IS NOT A NUMBER.
```

の表示ではデータセットにエラーがあり，3行目の5項目の値がアルファベットの「o」で数値でないことを示している．

```
(DATA ERROR) RECORD     3, DATA ITEM 5,  CONTENTS:
THE NUMBER OF DATA ITEMS SPECIFIED IN $INPUT EXCEEDS THE
NUMBER OF VALUES IN A RECORD OF THE NM-TRAN DATA FILE.
NULLS WERE SUPPLIED FOR MISSING VALUES, STARTING WITH
THE ABOVE NUMBERED DATA ITEM.
```

この表示では，3行目の5項目の値が空欄であることを示している．このデータでは最後の項目であるため，5項目目より前の項目のデータが抜けている可能性も考えられる．

```
MAXIMUM NUMBER OF ERRORS EXCEEDED-NO MORE DATA RECORDS
WILL BE PROCESSED.
```

この場合は，エラー数が多すぎて表示しきれないことを示している．データの抜け，「$INPUT」での定義とデータセットとの不整合などが考えられる．

C 終了

「Done with nonmem execution」が表示され，「C:\nmwork>」となればNONMEM®は終了している．コントロールストリームのパラメータの初期値を変更するなど再解析すると，結果はすべて上書きされる．解析結果を分ける場合はファイル名を変更するか，別のフォルダで実行する．引き続きコマンドプロンプトからNONMEM®の実行が可能である．

解析を終了するときは，コマンドプロンプトの右上隅の「×」をクリックするか，「> exit」と入力しEnterキーを押す．

5 NONMEM® 実行結果の確認と解釈

到達目標

1. NONMEM® 実行結果(output)の内容を理解できる.

A NONMEM® outputの構成

「6.4 NONMEM®の起動・実行・終了」(p.229)でNONMEM®を実行した解析結果(output)を確認し，その出力内容について解説する.「C:\nmwork」フォルダ内に「outCONTROL5.txt」というoutputファイルが作成されているので，メモ帳などで開く．outputは次の構成からなる.

- NONMEM®実行日時
- 実行したコントロールストリームの内容
- NM-TRANの過程でのWARNING
- データセットとコントロールストリームに基づくNONMEM®設定情報
- パラメータ推定の途中段階のOBJや推定値の表示
- 解析結果(#TERM:で始まる行以下)
    - MINIMIZATION
    - OBJ (MINIMUM VALUE OF OBJECTIVE FUNCTION)
    - パラメータ推定値(FINAL PARAMETER ESTIMATE)
    - パラメータの標準誤差(STANDARD ERROR OF ESTIMATE)
    - 分散共分散行列(COVARIANCE MATRIX OF ESTIMATE)
    - 相関行列(CORRELATION MATRIX OF ESTIMATE)
    - 相関行列の逆行列(INVERSE COVARIANCE MATRIX OF ESTIMATE)
    - $TABLEの出力(TABLES OF DATA AND PREDICTIONS)
    - $SCATTERPLOTの出力(SCATTERS)

B outputの解釈

❶ MINIMIZATION

「#TERM:」の次の行に表示され，計算の収束状況を表示する．

```
#TERM:
0MINIMIZATION SUCCESSFUL
NO. OF FUNCTION EVALUATIONS USED:   149
NO. OF SIG. DIGITS IN FINAL EST.:   4.7
```

「MINIMIZATION SUCCESSFUL」の表示は計算が正常に収束したことを表す．「MINIMIZATION TERMINATED」の表示は計算が正常に収束せず，途中で終了してしまったことを表す．初期値あるいはモデルが不適当であることが考えられ，これらを変更する必要がある．

「DUE TO ROUNDING ERRORS (ERROR=134)」の表示は計算が正常に収束しておらず，初期値を変更し再計算が必要である．「NO. OF SIG. DIGITS IN FINAL EST.: 4.7」の値が2未満のときはモデルが不適切な場合がある．パラメータ(THETA，ETA，EPS)の数の過多が原因である場合がある．

❷ OBJ (objective function：目的関数)

```
#OBJT:******  MINIMUM VALUE OF OBJECTIVE FUNCTION  ********
************************************************************
#OBJV:****************  104.561  ******************************
```

OBJは104.561である．OBJの値が小さいほどモデルによる推定値とデータの乖離が小さい．モデル構築での利用については5.4.B (p.184)を参照する．

❸ パラメータ推定値(FINAL PARAMETER ESTIMATE)

パラメータ(THETA，ETA，EPS)の推定値は次の表示から出力されている．

```
*********    FINAL PARAMETER ESTIMATE    ****
THETA - VECTOR OF FIXED EFFECTS PARAMETERS   *********
    TH 1      TH 2      TH 3
    2.77E+00 7.81E-02 3.63E-02
```

パラメータTHETA(1), THETA(2), THETA(3)の推定値がそれぞれTH1, TH2, TH3に表示される.

TH1=2.77E+00の「E+00」は10の0乗を意味し, TH1=2.77である. 「TH2=7.81E-02」の「E-02」は10の-2乗を意味し, TH2=0.0781である.

```
OMEGA - COV MATRIX FOR RANDOM EFFECTS - ETAS   ********
       ETA1       ETA2       ETA3
ETA1
+      5.55E+00
ETA2
+      5.24E-03  2.40E-04
ETA3
+      -1.28E-01  9.11E-03  5.15E-01
```

対角線上の値がETAの値となり, ETA(1)=5.55, ETA(2)=0.000240, ETA(3)=0.515である. コントロールストリームで「$OMEGA BLOCK(3)」と共分散を推定する設定であったことから, 共分散はそれぞれETA(1) ETA(2)=0.00524, ETA(1) ETA(3)=-0.128, ETA(2) ETA(3)=0.00911である.

```
SIGMA - COV MATRIX FOR RANDOM EFFECTS - EPSILONS   ****
       EPS1
EPS1
+      3.88E-01
```

同様にEPS(1)=0.388である.

```
OMEGA - CORR MATRIX FOR RANDOM EFFECTS - ETAS   *******
```

および

```
SIGMA - CORR MATRIX FOR RANDOM EFFECTS - EPSILONS  ***
```

の行列はそれぞれETAおよびEPSの値の平方根, すなわちそれぞれωおよびσの行列である. ポピュレーションパラメータを提示する場合, 一般にポピュレーション平均(THETA), 個体間変動(ω)および個体内変動(σ)で表すので, この値を読み取るとよい(100を掛けて%表示にする).

❹ パラメータの標準誤差(STANDARD ERROR OF ESTIMATE)

パラメータの標準誤差は次の表示から出力される．表記法はパラメータ推定値と同じである.

```
********          STANDARD ERROR OF ESTIMATE          ********
```

パラメータの標準誤差はパラメータの信頼区間の算出などに利用する.

例題1

図6-29 (p.223)の「THEOPP」ファイル(c:¥nm74g64¥runフォルダ内)は，12人に気管支拡張薬テオフィリンを経口で投与(mg/kg)した後，経過時間(hr)における薬物濃度(mg/L)を示したデータである．「THEOPP」ファイルを変更して，以下のとおりにNONMEM®データセットを作成せよ.

- 表6-1のデータ項目(変数ラベル)を次の順番で作成する：ID，TIME，AMT，DV，WT．DOSE=AMT，CP=DVは用いない.
- データ形式はコンマ区切り(comma separated values：CSV)とし，ファイル名は「THEOPP_1.csv」とする.

例題2

図6-30 (p.225)の「CONTROL5」ファイル(c:¥nm74g64¥runフォルダ内)を変更して，以下のとおりにコントロールストリームを作成せよ.

- 次の予約語項目に関する記載を変更する：$INPUT，$DATA，$PK，$EST，$TABLE.
- 吸収速度定数(KA[1/hr])，消失速度定数(K[1/hr])，クリアランス(CL[L/hr])を用いて，分布容積(V[L])を算出する．なお，バイオアベイラビリティはF=1として省略する.
- ベイズ推定によって個体パラメータを求める「POSTHOC」オプションを用いる.
- 各IDにおける個体パラメータ(KA，K，CL，V)の推定値を出力できるように設定する.

・ファイル形式はtextとし，ファイル名は「CONTROL5_1.txt」とする．

解答1

下記のような「THEOPP_1.csv」を作成する具体的なExcel操作手順は，次のとおりである．

「THEOPP」を右クリックして，Excelにより開く．

①A列を選択する．

②「データ」の「区切り位置」ボタンを押す．

③「スペースによって右または左に揃えられた固定長フィールドのデータ」を選択し，「完了」ボタンを押す．

④1行目に新しい行を挿入する．

⑤A1セルからE1セルへ順に，「ID」「AMT」「TIME」「DV」「WT」のデータ項目(変数ラベル)を入力する．

⑥B列とC列の順番を入れ替える．

⑦「ファイル」の「名前を付けて保存」において保存の場所をした後，「ファイル名」で「THEOPP_1」を，「ファイルの種類」では「CSV(カンマ区切り)(*.CSV)」を指定し，「保存」ボタンを押す．

	A	B	C	D	E
1	ID	TIME	AMT	DV	WT
2	1	0	4.02	.	79.6
3	1	0	.	0.74	.
4	1	0.25	.	2.84	.
5	1	0.57	.	6.57	.
6	1	1.12	.	10.5	.
7	1	2.02	.	9.66	.
8	1	3.82	.	8.58	.
9	1	5.1	.	8.36	.
10	1	7.03	.	7.47	.
11	1	9.05	.	6.89	.
12	1	12.12	.	5.94	.
13	1	24.37	.	3.28	.
14	2	0	4.4	.	72.4
15	2	0	.	0	.
16	2	0.27	.	1.72	.
17	2	0.52	.	7.91	.
18	2	1	.	8.31	.
19	2	1.92	.	8.33	.
20	2	3.5	.	6.85	.

(中略)

129	11	5.02	.	5.22	.
130	11	7.03	.	4.45	.
131	11	9.03	.	3.62	.
132	11	12.12	.	2.69	.
133	11	24.08	.	0.86	.
134	12	0	5.3	.	60.5
135	12	0	.	0	.
136	12	0.25	.	1.25	.
137	12	0.5	.	3.96	.
138	12	1	.	7.82	.
139	12	2	.	9.72	.
140	12	3.52	.	9.75	.
141	12	5.07	.	8.57	.
142	12	7.07	.	6.59	.
143	12	9.03	.	6.11	.
144	12	12.05	.	4.57	.
145	12	24.15	.	1.17	.

解答2

メモ帳などで「CONTROL5」を開き，ファイル名の変更，ファイルの形式(拡張子)の指定により，以下のとおり「CONTROL5_1.txt」を作成する．記載内容の変更は太字部分である．

```
$PROB   THEOPHYLLINE    POPULATION DATA
$INPUT   ID TIME AMT DV WT
$DATA    THEOPP_1.csv IGNORE=@

$SUBROUTINES  ADVAN2

$PK
;THETA(1)=MEAN ABSORPTION RATE CONSTANT (1/HR)
;THETA(2)=MEAN ELIMINATION RATE CONSTANT (1/HR)
;THETA(3)=SLOPE OF CLEARANCE VS WEIGHT RELATIONSHIP
(LITERS/HR/KG)
;SCALING PARAMETER=VOLUME/WT SINCE DOSE IS WEIGHT-
ADJUSTED
   CALLFL=1
   KA=THETA(1)+ETA(1)
```

```
  K=THETA(2)+ETA(2)
  CL=THETA(3)*WT+ETA(3)
  V=CL/K
  SC=CL/K/WT

$THETA  (.1,3,5) (.008,.08,.5) (.004,.04,.9)
$OMEGA BLOCK(3)  6 .005 .0002 .3 .006 .4

$ERROR
  Y=F+EPS(1)

$SIGMA  .4

$EST      POSTHOC  MAXEVAL=450  PRINT=5
$COV
$TABLE         ID AMT WT TIME KA K CL V
$SCAT          (RES WRES) VS TIME BY ID
```

$INPUTでは，データセットに対応するように，

```
ID TIME DOSE=AMT CP=DV WT
```

の順に記載する．

$DATAでは，データファイル名「THEOPP_1.csv」を指定する．「IGNORE=@」を追記することで，データ項目(変数ラベル)アルファベットの行が無視されて読み込まれない．IGNORE=@が記載されていないと，数字以外のデータが認識されてしまい，エラーが起こる．

$PKでは「V=CL/K」を記載する．これによりVなるパラメータが新たに定義され，以後の記載で引用可能となる．V=CL/Kと定義されていない場合，$TABLEなどでVを指定するとエラーが起こる．なお，scaling parameter=薬物量単位/薬物濃度単位=[mg/kg]/[mg/L]=L/kgである．Vを定義した後で「SC=V/WT」へ変更してもよい．

$ESTでは「POSTHOC」オプションを指定する．NONMEM推定アルゴリズムには，デフォルトでfirst-order estimation (FO)法が用いられているため，この場合，POSTHOCを指定しないとベイズ推定されない．

$TABLEでは

```
ID AMT WT TIME KA K CL V
```

と記載する．「CONTROL5_1.txt」では，DOSEが定義されていないため，DOSEを指定するとエラーが起こる．

例題3

コントロールストリーム「CONTROL5_1.txt」をNONMEM®実行し，正常に終了することを確認せよ．6.5.Bの内容と比較しながら，outputの違いについて考察せよ．

例題4

PsN (6.2.B)を用いて，コントロールストリーム「CONTROL5_1.mod」をNONMEM®実行し，正常に終了することを確認せよ．6.5.Bの内容と比較しながら，outputの違いについて考察せよ．

解答3

NONMEM®実行に際しては，path設定しない限り原則として，カレントディレクトリ(作業フォルダ)に以下3点のファイルが格納されている必要がある．

- THEOPP_1.csv
- CONTROL5_1.txt
- nmfe74.bat (NONMEM®バッチファイル)

コマンドプロンプトで

```
>nmfe74.bat CONTROL5_1.txt outCONTROL5_1.txt
```

と入力しEnterを押すことで，NONMEM®が実行される．

解答1のように，「THEOPP_1.csv」「CONTROL5_1.txt」が正しく記載されていれば，エラーなく正常に終了する．

「outCONTROL5_1.txt」の内容について，OBJ値，パラメータの推定値および標準誤差は「outCONTROL5.txt」(6.5.B)の値と同一である．しかし「FIRST ORDER TABLES OF DATA AND PREDICTIONS」の部分が異なり，下図のように「ID AMT WT TIME KA K CL V DV PRED RES WRES」が出力されている．各IDでベイズ推定された個体パラメータ(KA，K，CL，V)の推定値が出力されており，ID=1の場合，KAは1.77 1/hr，Kは0.056 1/hr，CLは1.64 L/hr，Vでは29.2 Lとなる．

```
************************************************************
***********              FIRST ORDER             ***********
***********  TABLES OF DATA AND PREDICTIONS      ***********
************************************************************


1TABLE NO.  1


LINE NO.ID      AMT      WT      TIME      KA      K
CL      V      DV      PRED      RES      WRES


    1
+         1.00E+00  4.02E+00  7.96E+01  0.00E+00
1.77E+00  5.60E-02  1.64E+00  2.92E+01  0.00E+00
0.00E+00  0.00E+00  0.00E+00


    2
+         1.00E+00  0.00E+00  0.00E+00  0.00E+00
1.77E+00  5.60E-02  1.64E+00  2.92E+01  7.40E-01
0.00E+00  7.40E-01  1.19E+00


    3
```

```
+         1.00E+00  0.00E+00  0.00E+00  2.50E-01
1.77E+00  5.60E-02  1.64E+00  2.92E+01  2.84E+00
4.28E+00 -1.44E+00 -1.35E+00
```

（以下，省略）

解答4

メモ帳などで「CONTROL5_1.txt」を開き，「ファイル」の「名前を付けて保存」において保存場所を指定した後，「ファイル名」で「CONTROL5_1.mod」を指定して，「保存」ボタンを押すことで，別にCONTROL5_1.modが作成される．

コマンドプロンプトで，PsNコマンドの「execute」を用いて

```
>execute CONTROL5_1.mod
```

と入力しEnterを押すことで，PsNを介してNONMEMが実行される．

解答1のように，THEOPP_1.csv，CONTROL5_1.modが正しく記載されていれば，エラーなく正常に終了する．

Outputの内容については，outCONTROL5_1.txt（解答3）の値と同一であるが，出力の構造と形式が異なる．作業フォルダ内に「modelfit_dir1」フォルダが新たに自動作成されており，

```
modelfit_dir1¥NM_run1¥psn.lst
```

として「lst」の拡張子で，outCONTROL5_1.txtに該当するNONMEM実行結果が

```
modelfit_dir1¥raw_results_CONTROL5_1.csv
```

として「csv」の拡張子で，図6-34のとおり推定値などの結果一覧が出力されている．

	T	U	V	W	X	Y
1	ofv	THETA1	THETA2	THETA3	OMEGA(1,1)	OMEGA(2,1)
2	104.5610663	2.77387	0.0781286	0.0363073	5.54976	0.00523932

	Z	AA	AB	AC	AD
1	OMEGA(2,2)	OMEGA(3,1)	OMEGA(3,2)	OMEGA(3,3)	SIGMA(1,1)
2	0.000239848	-0.127668	0.00910643	0.515206	0.387501

図6-34 raw_results_CONTROL5_1.csv

引用文献

1. 堀 了平ほか：薬物血中濃度モニタリングのためのPopulation Pharmacokinetics入門，薬業時報社，1988.
2. 緒方宏泰編：医薬品開発ツールとしての母集団PK-PD解析 ―入門からモデリング＆シミュレーション―，朝倉書店，2010.
3. ICON：NONMEM®，Webpage URL〈http：//www.iconplc.com/innovation/nonmem/〉(accessed：1 May, 2019)
4. PsN[4]：Perl-speaks-NONMEM, 2017. Webpage URL〈https：//uupharmacometrics.github.io/PsN/index.html〉(accessed：1 May, 2019)

参考文献

・Strawberry Perl, Webpage URL〈http：//strawberryperl.com/〉(accessed：1 May, 2019)

第 7 章

解析プログラムNONMEM®を用いたpopulation PKの理解

1 PPK基本モデル

到達目標

1. Population解析モデルの構成要素を理解できる.
2. 構成要素のモデルを理解し，基本モデルを構築できる.

本章では，5.4のワークフローに沿いNONMEM®を用いるpopulation解析例を示す.

抗MRSA薬バンコマイシン(VCM)は主に腎臓から排泄され，その薬物動態は腎機能に影響されることが知られている．VCMの安全性および有効性の観点から薬物濃度モニタリング(TDM)を実施し，VCMの反復投与時のトラフ濃度を適切にコントロールすることが推奨される．VCMによる治療を受けている52人の小児患者から得られた血漿中VCM濃度データ(VCM.csv)を用い，VCMのpopulation解析を実施する*.

基本モデルは構造モデル(コンパートメントモデル)，個体間変動モデルおよび個体内変動モデルから構成されるpopulationモデルに，共変量を組み込む前のモデルを言う．既知の情報から共変量を特定できる場合(体重や腎排泄薬物でのクレアチニンクリアランスなど)はあらかじめその共変量を基本モデルに含める場合もある.

A 構造モデル(コンパートメントモデル)

通常，1-コンパートメントモデルあるいは2-コンパートメントモデルを用いる．既知の情報や血漿中濃度推移から判断し，多コンパートメントモデルも検討する．コンパートメントモデルの選択は，得られた血漿中濃度推移のグラフ，AIC(Akaike's Infomation Criterion)，尤度(ゆうど)比検定(OBJの差)，個体間変動モデル・個体内変動モデルを検討後の診断プロット，推定パラメータが妥当かどうか(値や個

*本項で用いられる演習用ファイルは，南山堂ホームページの本書紹介サイト(http://www.nanzando.com/books/72381.php)よりダウンロードできます(ID：NZD_CPMx　PASS：n@T3i=K2019/).

体間変動を推定できるかどうかなど）など，総合的に判断する．

NONMEM®にはあらかじめコンパートメントモデルが用意されており，コントロールストリームの「$SUBROUTINE」で「ADVAN」を指定することで，コントロールストリームにコンパートメントモデル式を記述することなく，コンパートメントモデルを設定できる（6.3.B）．コンパートメントモデルの推定パラメータを「TRANS」で指定する．例えば，静脈内投与時の1-コンパートメントモデルパラメータは消失速度定数Kと分布容積Vdの組み合わせ（TRANS1）あるいはクリアランスCLとVdの組み合わせ（TRANS2）を「TRANS」の指定で選択する．「TRANS」の指定を省略すると「TRANS1」が選択される．表7-1に選択可能な「ADVAN」と「TRANS」の組み合わせを示す．表7-2に各「ADVAN」の「TRANS1」（TRANS指定なし）選択時の基本パラメータと追加可能パラメータを示す．表7-3に「TRANS1」以外の主な「ADVAN」と「TRANS」の組み合わせの基本パラメータを示す．

B 個体間変動モデル

通常，相対誤差（比例誤差）モデルあるいは対数誤差モデルを仮定する．一般に生理学的なパラメータは正規分布より対数正規分布を示すことが多いこと，薬物動態

表7-1 ADVANとTRANSの組み合わせ

ADVAN	コンパートメントモデル	指定可能TRANS
ADVAN1	1-コンパートメント線形モデル，投与=CENTRAL	TRANS1, 2
ADVAN2	1-コンパートメント線形モデル，1次吸収	TRANS1, 2
ADVAN3	2-コンパートメント線形モデル，投与=CENTRAL	TRANS1, 3, 4, 5, 6
ADVAN4	2-コンパートメント線形モデル，1次吸収	TRANS1, 3, 4, 5, 6
ADVAN5, 7	一般線形モデル	TRANS1
ADVAN6, 8	一般非線形モデル	TRANS1
ADVAN9	一般非線形モデル（平衡コンパートメントを含む）	TRANS1
ADVAN10	1-コンパートメントMichaelis-Menten消失モデル，投与=CENTRAL	TRANS1
ADVAN11	3-コンパートメント線形モデル，投与=CENTRAL	TRANS1, 4, 6
ADVAN12	3-コンパートメント線形モデル，1次吸収	TRANS1, 4, 6

表7-2 各ADVANのTRANS1(TRANS指定なし)選択時の基本パラメータと追加可能パラメータ

ADVAN	コンパートメント	Basicおよび追加PKパラメータ	
ADVAN1	1=Central 2=Output	K	消失速度定数
		S1 S2 F1 F0 ALAG1	Centralのスケール Outputのスケール Centralのバイオアベイラビリティ(BA) Outputの割合 Centralへの投与ラグタイム
ADVAN2	1=Depot 2=Central 3=Output	KA K	吸収速度定数 消失速度定数
		S1 S2 S3 F1 F2 F3 ALAG1	Depotのスケール Centralのスケール Outputのスケール DepotのBA CentralのBA Outputの割合 Depotへの投与ラグタイム
ADVAN3	1=Central 2=Peripheral 3=Output	K K12 K21	消失速度定数 CentralからPeripheralへの速度定数 PeripheralからCentralへの速度定数
		S1 S2 S3 F1 F2 F0 ALAG1	Centralのスケール Peripheralのスケール Outputのスケール CentralのBA PeripheralのBA Outputの割合 Centralへの投与ラグタイム
ADVAN4	1=Depot 2=Central 3=Peripheral 4=Output	KA K K23 K32	吸収速度定数 消失速度定数 CentralからPeripheralへの速度定数 PeripheralからCentralへの速度定数
		S1 S2 S3 S4 F1 F2 F3 F0 ALAG1	Depotのスケール Centralのスケール Peripheralのスケール Outputのスケール DepotのBA CentralのBA PeripheralのBA Outputの割合 Depotへの投与ラグタイム
ADVAN5 ADVAN7 (線形n-コンパートメントモデル)	$MODELで指定	Kij Ki0	コンパートメントiからjへの速度定数 コンパートメントiからOutputへの速度
		Sn S0 Fn Rn Dn ALAGn	コンパートメントnのスケール Outputのスケール コンパートメントnのBA コンパートメントnへの投与速度 コンパートメントnへの投与持続時間 コンパートメントnへの投与ラグタイム

表7-2 各ADVANのTRANS1（TRANS指定なし）選択時の基本パラメータと追加可能パラメータ

ADVAN	コンパートメント	Basicおよび追加PKパラメータ	
ADVAN6 ADVAN8 (非線形n-コンパートメントモデル) ADVAN9 (平衡コンパートメントのある非線形n-コンパートメントモデル)	$MODELで指定	P (n)	n番目のPKパラメータ
		Sn S0 Fn Rn Dn ALAGn	コンパートメントnのスケール Outputのスケール コンパートメントnのバイオアベイラビリティコンパートメント nへの投与速度 コンパートメントnへの投与持続時間 コンパートメントnへの投与ラグタイム

表7-3 主なADVANとTRANS（TRANS1以外）の組み合わせの基本パラメータ

パラメータの組み合わせ		パラメータの変換
ADVAN1	TRANS2	
CL V	クリアランス 分布容積	K=CL/V
ADVAN2	TRANS2	
CL V KA	クリアランス 分布容積 吸収速度定数	K=CL/V KA=KA
ADVAN3	TRANS3	
CL V Q VSS	クリアランス セントラルの分布容積 コンパートメント間のCL 定常状態の分布容積	K=CL/V K12=Q/V K21=Q/(VSS−V)
ADVAN3	TRANS4	
CL V1 Q V2	クリアランス セントラルの分布容積 コンパートメント間のCL ペリフェラルの分布容積	K=CL/V1 K12=Q/V1 K21=Q/V2
ADVAN3	TRANS5	
AOB ALPHA BETA	A/B α β	$K21=(AOB*\beta+\alpha)/(AOB+1)$ $K=\alpha*\beta/K21$ $K12=\alpha+\beta-K21-K$

パラメータは負の値をとらないことが理由として挙げられる．NONMEM®では次のように対数誤差モデルを記述しても，1次近似し，相対誤差モデル式により解析される(どちらで記述しても同じ)．

・相対誤差モデル：P＝TVP×(1＋ETA)

・対数誤差モデル：P＝TVP×*exp*(ETA)

薬物動態モデルパラメータ(CL，Vc，K_a，K_{12}，K_{21}，Q，Fなど)には必ず個体差(個体間変動)があると考えられるが，必ずしもすべてのパラメータの個体間変動を推定することができるデータであるとは限らない．あるパラメータに個体間変動を付ける(推定する)ことで適切に解析が終了しない場合，パラメータを適切に推定できない場合，あるいは推定される個体間変動が極端に小さい(もしくは大きい)場合などでは，適切に推定できない個体間変動や重要度の低い個体間変動を除いたモデルを検討する．

C 個体内変動モデル

相対誤差(対数誤差)モデル，絶対誤差モデルおよび混合誤差モデルを仮定し，OBJの差や診断プロットにより適切なモデルを選択する．混合誤差モデルは相対誤差モデルや絶対誤差モデルよりパラメータ数が1つ多いので，相対誤差あるいは絶対誤差モデルの適切な方と比較する．

・相対誤差モデル：Y＝F×(1+EPS)

・絶対誤差モデル：Y＝F＋EPS

・混合誤差モデル：Y＝F×(1+EPS_1)＋EPS_2

D バンコマイシン(VCM)の基本モデル構築

❶ データセットの作成

血漿中バンコマイシン(VCM)濃度データ(VCM.csv)をExcelで開いた画面の一部を図7-1に示す．NONMEM®の形式でデータセットを作成する(6.3.A)．1行目はコメント行(解析に用いない)で各列のデータ項目，ID(個体番号)，TIME(時間)，TAD(投与後経過時間)，AMT(投与量mg)，RATE(投与速度mg/hr)，ADDL(く

	A	B	C	D	E	F	G	H	I	J	K	L	M
1	ID	TIME	TAD	AMT	RATE	ADDL	II	DV	GEN	AGEC	AGE	BW	GFR
2	1	0	0	255	127.5	11	6	0	1	2	8	17	19
3	1	48	6	0	0	0	0	18.17	1	2	8	17	19
4	1	50.8	2.8	0	0	0	0	98.22	1	2	8	17	19
5	2	0	0	400	200	11	6	0	0	1	5	20	34
6	2	48	6	0	0	0	0	3.95	0	1	5	20	34
7	2	50.9	2.9	0	0	0	0	31.1	0	1	5	20	34
8	4	0	0	340	170	11	6	0	0	1	3	17	16
9	4	48	6	0	0	0	0	33.54	0	1	3	17	16
10	4	50.4	2.4	0	0	0	0	66.89	0	1	3	17	16
11	6	0	0	465	232.5	11	6	0	0	2	7	31	31
12	6	48	6	0	0	0	0	33.17	0	2	7	31	31
13	6	50.2	2.2	0	0	0	0	37.5	0	2	7	31	31
14	7	0	0	570	285	8	8	0	0	3	13	38	60
15	7	48	8	0	0	0	0	12.87	0	3	13	38	60
16	7	50.8	2.8	0	0	0	0	27.71	0	3	13	38	60

図7-1 血漿中VCM濃度のNONMEMデータセット(VCM.csv)

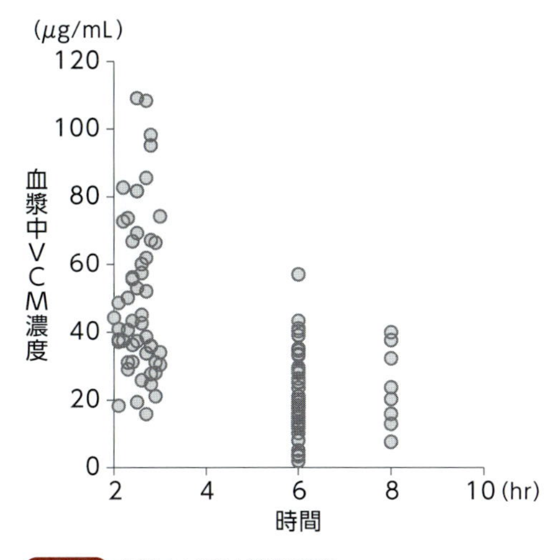

図7-2 血漿中VCM濃度推移

り返し投与回数)，II(投与間隔時間)，DV(血漿中濃度μg/mL)，GEN(性別:0＝女，1＝男)，AGEC(年齢区分：1＝1～6歳，2＝7～12歳，3＝13～15歳)，AGE(年齢)，BW(体重kg)，GFR(糸球体ろ過速度mL/min)を示す．2～4行目のID＝1のデータはTIME＝0hrに投与量255mg (AMT)を127.5mg/hr (RATE)の点滴速度で投与，すなわち2時間で255mg投与を6時間間隔(II)で合計12回実施し(ADDLは追加投与回数として11を指定している)，TIME＝48hrおよび50.8hrの濃度はそれぞれ18.17μg/mLおよび98.22μg/mL(DV)であったことを示す．

❷ コントロールストリームの作成

投与後経過時間(TAD)における血漿中VCM濃度推移を図7-2に示す．血漿中濃度測定は患者あたり投与開始後(2時間点滴投与)，2～3時間および6あるいは8時間に限定された．図7-2の血漿中濃度推移から分布相を捉え2-コンパートメントモデルにおける末梢コンパートメントに関係するパラメータ(K_{12}，K_{21}，Vp，Qなど)を推定することは困難と想定される．したがって，本解析では1-コンパートメントを仮定し，「ADVAN1」を用いる．推定パラメータはCLとするため，「TRANS2」を指定する．

図7-3に基本モデルのコントロールストリーム(Base_0100.txt)を示す．「$」で始まるコントロールに設定内容を記載する (6.3.B)．「；」の後は，NONMEMの実行に読み込まれないコメントとなる．

```
$DATA VCM.csv  IGNORE=@
```

データセットのファイル名を指定する．IGNORE＝@は文字行を読み込まない指定である．

```
$INPUT  ID TIME TAD AMT RATE ADDL II DV GEN AGEC AGE BW GFR
```

データセットのデータ構造を定義する．データセットのデータ列がここで定義した順に読み込まれる．

```
$SUBROUTINES ADVAN1 TRANS2
```

基本モデルのコンパートメントモデルを指定する．「ADVAN1」と「TRANS2」の組み合わせで，1-コンパートメントモデルのCLおよびVを推定する．

```
$PK
      TVCL=THETA(1)         ; typical value (mean) for CL
      CL  =TVCL*EXP(ETA(1)); exponential error
```

$PKでモデルパラメータと個体間変動を定義する．CLの母集団平均(TVCL)を推定するパラメータ「THETA (1)」とおき，個体間変動を考慮したCLはCL＝TVCL＊EXP (ETA (1))と記載する．個体間変動は対数誤差モデルである．

```
      TVV =THETA(2)         ; typical value (mean) for V
      V   =TVV*EXP(ETA(2)) ; exponential error
      S1  =V
```

```
$PROBLEM VCM PEDIATRICS
;($PROB)
$DATA VCM.csv IGNORE=@
$INPUT ID TIME TAD AMT RATE ADDL II DV GEN AGEC AGE BW GFR
      ; TIME (h); TAD (h); AMT (mg); RATE (mg/h); II (h); DV (mg/L); AGE (years);
BW (kg); GFR (mL/min)
      ; GEN: 0 for female, 1 for male; AGEC: 1 for 1-6 years, 2 for 7-12 years, 3
for 13-15 years
$SUBROUTINES ADVAN1 TRANS2; 1-compartment model with CL and V
;($SUB)

$PK
 TVCL=THETA(1)        ; typical value (mean) for CL
 CL  =TVCL * EXP(ETA(1)); exponential error
 TVV =THETA(2)        ; typical value (mean) for V
 V   =TVV * EXP(ETA(2)) ; exponential error
 S1  =V

$ERROR
 Y=F+EPS(1)           ; additive error
 IPRED=F

$THETA
           (0, 3) ; CL (L/h)
           (0, 10); V (L)
$OMEGA
           0.1;  CL
           0.1;  V
$SIGMA
           12

$ESTIMATION MAXEVAL=9999 PRINT=1 METHOD=COND; first order condi-
tional estimation (FOCE), automatically with POSTHOC
;($EST)

$COVARIANCE
;($COV)

$TABLE
 NOPRINT ONEHEADER FILE=PRED_0100.csv; or FILE=PRED_0100.txt
 ID TIME TAD MDV IPRED CWRES

$TABLE
 NOPRINT ONEHEADER FIRSTONLY FILE=PAR_0100.csv; or FILE=PAR_0100.txt
 ID CL V ETA(1) ETA(2) GEN AGEC AGE BW GFR
;
```

図7-3 基本モデルのコントロールストリーム

S1はスケーリングパラメータといい，1番目のコンパートメントに対するものであることを示している．NONMEM®では分布容積をSで表し，薬物動態学では分布容積はVで表すのが一般的であるため，モデルの記述がわかりやすいようV=TVV＊EXP(ETA(2))のように個体間変動モデルを定義した後，S1=Vで置き換えを行っている．

スケーリングパラメータ(S)は，物質収支の微分方程式で記述された薬物量(A)と観測された薬物濃度(C)をつなぐ役割を果たし，C=A/Sの関係にある．A(mg)のときに，左辺がC(μg/mL=mg/L)の場合，右辺をA(mg)/V(L)とすれば両辺の単位は整合するため，S=Vである．しかし，もし左辺がC(ng/mL=μg/L)であった場合には，右辺をA(mg)/V(L)=A(μg)×1000/V(L)=A/(V/1000)(μg/L)として変換しなければ，両辺の単位が整合しないため，S=V/1000となる．薬物投与量(μg)に対して，薬物濃度が(ng/mL=μg/L)および(pg/mL=ng/L)の場合も同様に，それぞれS=VおよびS=V/1000となる．

```
$ERROR
      Y=F+EPS(1)            ; additive error
      IPRED=F
```

「$ERROR」で個体内変動モデルを定義する．この個体内変動は絶対誤差モデルである．Fは，個体間変動がベイズ推定された個体パラメータに基づく予測値である．Yは，Fの値を用いて個体内変動モデルに基づき算出された値である．なお「F」は，上記を意味するNONMEM®予約語であり，PKパラメータとしてのバイオアベイラビリティF(3.4.C)はコントロールストリーム内で「F1」などと記載する(表7-2, p.248)．

```
$THETA
      (0, 3) ; CL (L/h)
      (0, 10); V (L)
$OMEGA
      0.1;  CL
      0.1;  V
$SIGMA
      12
```

「$THETA」「$OMEGA」「$SIGMA」でそれぞれ「THETA(n)」「ETA(n)」「EPS(n)」の初期値を指定する．また，$THETAの範囲も指定する．$OMEGA，$SIGMAの下限は自動的に0と設定されるので指定不要である．

```
$ESTIMATION MAXEVAL=9999 PRINT=1 METHOD=COND
```

パラメータを推定する．「METHOD=COND」はFOCE法を用いる．「MAXEVAL」は推定の最大くり返し回数，「PRINT」は指定回ごとに計算概要を出力するオプションである．

```
$COVARIANCE
```

NONMEM®の「covariance step」を実行し，パラメータの標準誤差，分散共分散行列，相関行列，相関行列の逆行列を出力する．

```
$TABLE
      NOPRINT ONEHEADER FILE=PRED_0100.csv ID TIME TAD
MDV IPRED CWRES
$TABLE
      NOPRINT ONEHEADER FIRSTONLY FILE=PAR_0100.csv ID
CL V ETA(1) ETA(2) GEN AGEC AGE BW GFR
```

指定した変数や定数[ID，TIME，TAD，MDV，IPRED，CWRES，CL，V，ETA (1)，ETA (2)，GEN，AGEC，AGE，BW，GFRなど]を指定したファイル名(PRED_0100.csvやPAR_0100.csv)で出力する．

❸ PPKパラメータの平均・分散の推定結果の確認

データセットおよびコントロールストリームが準備できたところで，コマンドプロンプトでNONMEM®を実行する(6.4，図7-4)．

```
>nmfe74 Base_0100.txt out_Base_0100.txt
```

NONMEM®計算終了後，出力ファイル(out_Base_0100.txt)をメモ帳などで開き，解析結果を確認する(6.5.B)．図7-5は「out_Base_0100.txt」の一部(出力の中程#TERM)を示す．「MINIMIZATION SUCCESSFUL」の表示があり，計算が正常に収束したことを確認する．「ETASHRINKSD%」はshrinkageといい，ベイズ

```
cmd.exe - ショートカット
Microsoft Windows [Version 6.1.7601]
Copyright (c) 2009 Microsoft Corporation.  All rights reserved.

C:¥>cd nmwork

C:¥nmwork>set path=c:¥nm74g64¥run

C:¥nmwork>nmfe74 Base_0100.txt out_Base_0100.txt
```

図7-4 NONMEM®の実行

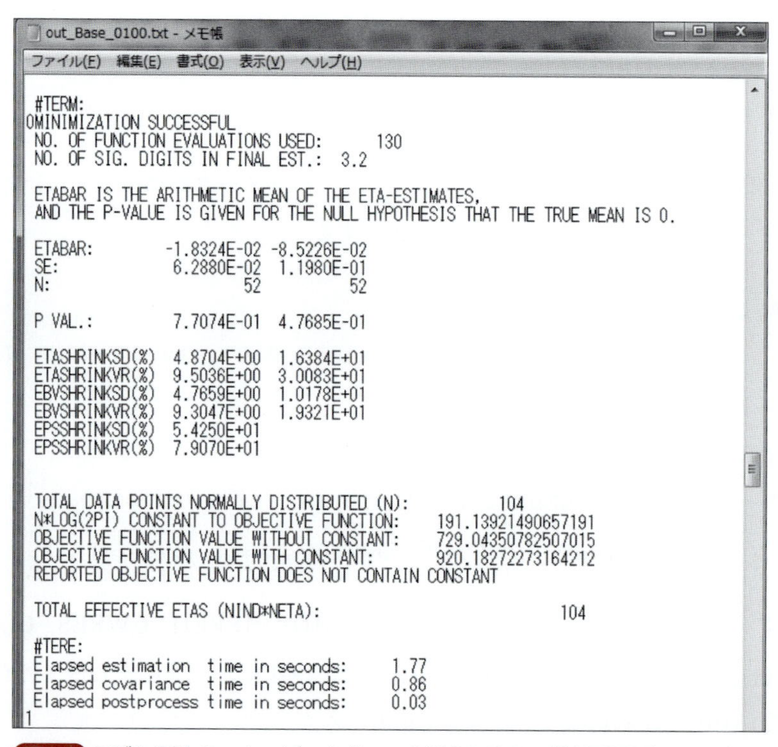

```
out_Base_0100.txt - メモ帳
ファイル(F) 編集(E) 書式(O) 表示(V) ヘルプ(H)

 #TERM:
0MINIMIZATION SUCCESSFUL
 NO. OF FUNCTION EVALUATIONS USED:      130
 NO. OF SIG. DIGITS IN FINAL EST.:  3.2

 ETABAR IS THE ARITHMETIC MEAN OF THE ETA-ESTIMATES,
 AND THE P-VALUE IS GIVEN FOR THE NULL HYPOTHESIS THAT THE TRUE MEAN IS 0.

 ETABAR:         -1.8324E-02 -8.5226E-02
 SE:              6.2880E-02  1.1980E-01
 N:                       52          52

 P VAL.:          7.7074E-01  4.7685E-01

 ETASHRINKSD(%)   4.8704E+00  1.6384E+01
 ETASHRINKVR(%)   9.5036E+00  3.0083E+01
 EBVSHRINKSD(%)   4.7659E+00  1.0178E+01
 EBVSHRINKVR(%)   9.3047E+00  1.9321E+01
 EPSSHRINKSD(%)   5.4250E+01
 EPSSHRINKVR(%)   7.9070E+01


 TOTAL DATA POINTS NORMALLY DISTRIBUTED (N):          104
 N*LOG(2PI) CONSTANT TO OBJECTIVE FUNCTION:    191.13921490657191
 OBJECTIVE FUNCTION VALUE WITHOUT CONSTANT:    729.04350782507015
 OBJECTIVE FUNCTION VALUE WITH CONSTANT:       920.18272273164212
 REPORTED OBJECTIVE FUNCTION DOES NOT CONTAIN CONSTANT

 TOTAL EFFECTIVE ETAS (NIND*NETA):                              104

 #TERE:
 Elapsed estimation  time in seconds:     1.77
 Elapsed covariance  time in seconds:     0.86
 Elapsed postprocess time in seconds:     0.03
1
```

図7-5 モデル001のoutput (out_Base_0100.txt)の一部(#TERM)

推定値が母集団平均値に引かれ母集団平均値と類似の値となる程度が出力される．Shrinkageが20～30%より大きい場合には，その値を用いたモデル診断には気をつけなければならない[1)]．「ETA (1)」および「ETA (2)」のshrinkageはそれぞれ4.8704%および16.384%で問題ないと考えられる．「output」の「#TERM」の下の「#OBJV」にOBJの値729.044があり，さらにその下にパラメータ推定値が出力される(図7-6)．

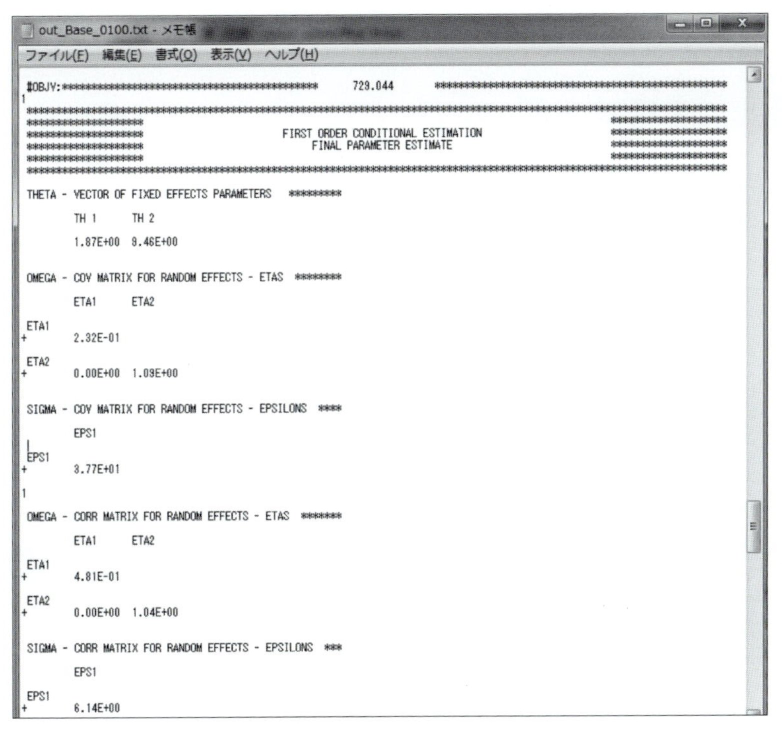


```
#OBJV:********************************************     729.044     ********************************************
1
 ************************************************************************************************************
 ********************                                                                    ********************
 ********************                   FIRST ORDER CONDITIONAL ESTIMATION               ********************
 ********************                        FINAL PARAMETER ESTIMATE                    ********************
 ********************                                                                    ********************
 ************************************************************************************************************

 THETA - VECTOR OF FIXED EFFECTS PARAMETERS   *********

         TH 1      TH 2

         1.87E+00  9.46E+00

 OMEGA - COV MATRIX FOR RANDOM EFFECTS - ETAS  ********

         ETA1      ETA2

 ETA1
+        2.32E-01

 ETA2
+        0.00E+00  1.09E+00

 SIGMA - COV MATRIX FOR RANDOM EFFECTS - EPSILONS  ****

         EPS1

 EPS1
+        3.77E+01

1

 OMEGA - CORR MATRIX FOR RANDOM EFFECTS - ETAS  *******

         ETA1      ETA2

 ETA1
+        4.81E-01

 ETA2
+        0.00E+00  1.04E+00

 SIGMA - CORR MATRIX FOR RANDOM EFFECTS - EPSILONS  ***

         EPS1

 EPS1
+        6.14E+00
```

図7-6 モデル001のoutput (out_Base_0100.txt)の一部(パラメータ推定値)

❹ PPKパラメータの平均・分散の推定結果の妥当性吟味

基本モデル構築過程を表7-4に示す．個体内変動モデルは絶対誤差モデル(001)と比較し，推定パラメータ数が同じ対数誤差モデル(002)のOBJが小さいことから，モデル002の方が適合している．混合モデル(003)はモデル002よりパラメータ数が1つ増えたがOBJの差(－2L.L.D)は3.84 ($p < 0.05$)より小さくならず，モデル002と比べ有意によくならなかった．

ここで，モデル002の出力ファイルのパラメータ推定値(out_Base_0200.txt)を確認する(図7-7)．Vの個体間変動である「ETA (2)」の値が1.00E-05 (0.00001)で，「ETA (2)」を適切に推定できず，非常に小さな値となったと考えられる．また，モデル002の「THETA (2)」のshrinkageは90%を超えており(図7-8)，個体間変動を適切に評価できていないと考えられる．

そこで，推定できないETAを除いたモデルを検討する．モデル004はVの個体間変動を除いた．推定パラメータ数はモデル002より1つ減り，OBJは3.84($p < 0.05$)

表7-4 基本モデル構築過程

モデルNo	モデル	OBJ	−2L.L.D	パラメータ数	比較モデル	収束
001	1-コンパートメントモデル，絶対誤差	729.044		5		OK
002	1-コンパートメントモデル，対数誤差	714.576	−14.468	5	001	OK
003	1-コンパートメントモデル，混合誤差	714.576	0.000	6	002	OK
004	1-コンパートメントモデル，対数誤差，Vの個体間変動なし	714.576	0.000	4	002	OK

−2L.L.D：−2×log likelihood difference（モデル間のOBJの差）

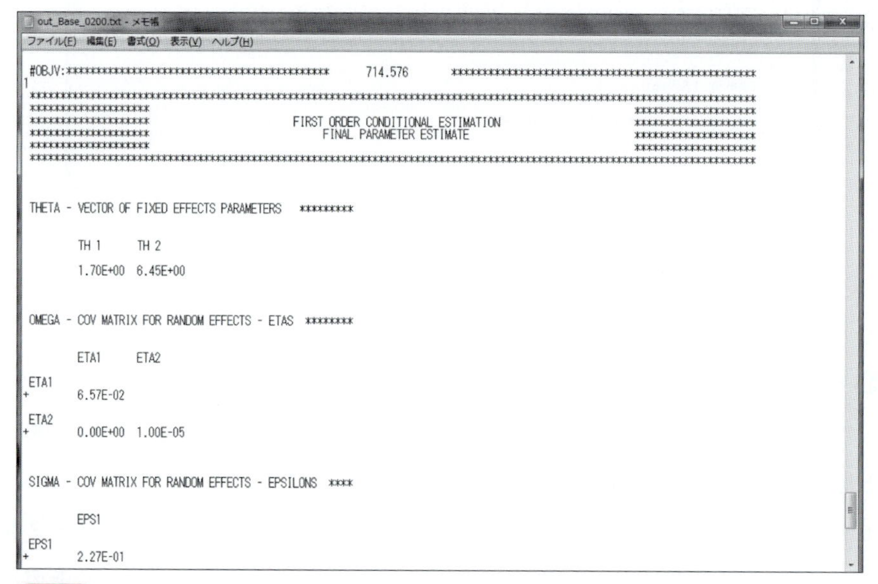

```
out_Base_0200.txt - メモ帳
ファイル(F) 編集(E) 書式(O) 表示(V) ヘルプ(H)

#OBJV:********************************************       714.576       ********************************************
1
**************************************************************************************************************
********************                                                                    ********************
********************             FIRST ORDER CONDITIONAL ESTIMATION                     ********************
********************                FINAL PARAMETER ESTIMATE                            ********************
********************                                                                    ********************
**************************************************************************************************************


THETA - VECTOR OF FIXED EFFECTS PARAMETERS   *********

       TH 1      TH 2

       1.70E+00  6.45E+00


OMEGA - COV MATRIX FOR RANDOM EFFECTS - ETAS  ********

       ETA1      ETA2

ETA1
+      6.57E-02

ETA2
+      0.00E+00  1.00E-05


SIGMA - COV MATRIX FOR RANDOM EFFECTS - EPSILONS  ****

       EPS1

EPS1
+      2.27E-01
```

図7-7 対数誤差モデル002のパラメータ推定値（out_Base_0200.txt）

より大きくならなかったので，モデル002のVの個体間変動「ETA (2)」は不要であった.

OBJに基づくモデル評価ではモデル004が最適と考えられるが，後述する診断プロット（7.3.**C**参照）や1-コンパートメントモデルのCLとVの2つパラメータのうち，CLのみだけで個々の血漿中VCM濃度を評価するのかなど，総合的に判断し，

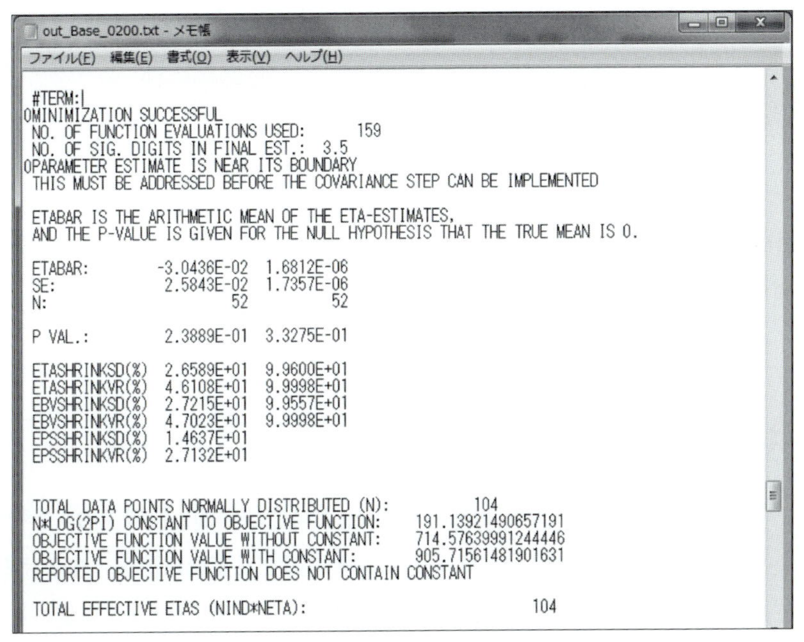

out_Base_0200.txt - メモ帳

ファイル(F) 編集(E) 書式(O) 表示(V) ヘルプ(H)

```
 #TERM:
0MINIMIZATION SUCCESSFUL
 NO. OF FUNCTION EVALUATIONS USED:      159
 NO. OF SIG. DIGITS IN FINAL EST.:  3.5
0PARAMETER ESTIMATE IS NEAR ITS BOUNDARY
 THIS MUST BE ADDRESSED BEFORE THE COVARIANCE STEP CAN BE IMPLEMENTED

 ETABAR IS THE ARITHMETIC MEAN OF THE ETA-ESTIMATES,
 AND THE P-VALUE IS GIVEN FOR THE NULL HYPOTHESIS THAT THE TRUE MEAN IS 0.

 ETABAR:         -3.0436E-02  1.6812E-06
 SE:              2.5843E-02  1.7357E-06
 N:                       52          52

 P VAL.:          2.3889E-01  3.3275E-01

 ETASHRINKSD(%)  2.6589E+01  9.9600E+01
 ETASHRINKVR(%)  4.6108E+01  9.9998E+01
 EBVSHRINKSD(%)  2.7215E+01  9.9557E+01
 EBVSHRINKVR(%)  4.7023E+01  9.9998E+01
 EPSSHRINKSD(%)  1.4637E+01
 EPSSHRINKVR(%)  2.7132E+01


 TOTAL DATA POINTS NORMALLY DISTRIBUTED (N):          104
 N*LOG(2PI) CONSTANT TO OBJECTIVE FUNCTION:    191.13921490657191
 OBJECTIVE FUNCTION VALUE WITHOUT CONSTANT:    714.57639991244446
 OBJECTIVE FUNCTION VALUE WITH CONSTANT:       905.71561481901631
 REPORTED OBJECTIVE FUNCTION DOES NOT CONTAIN CONSTANT

 TOTAL EFFECTIVE ETAS (NIND*NETA):                          104
```

図7-8 対数誤差モデル002のshrinkage(out_Base_0200.txt)

適切なモデルを選択する．本解析では，CL，Vともに個体間変動が適切に推定されている絶対誤差モデル(001)を基本モデルに採用する．

2 PPK共変量モデル

到達目標

1. 共変量候補を選択し，共変量モデルを構築できる．

A 共変量の候補

クリアランスや分布容積など薬物動態パラメータに生理学的，物理学的，薬物相互作用などにより，変動を及ぼしうると考えられる要因を共変量候補として挙げる．基本モデルでの個々のクリアランスおよび分布容積（ベイズ推定値）と共変量の候補との相関プロットを作成し，相関がありそうなものは共変量の候補から外さないようにする．ただし，前述（7.1.D p.250）のように，shrinkageが大きい場合はベイズ推定値の信頼性は低いので，プロットのみで判断してはならない．すべてのパラメータに対し，網羅的に共変量を検討するのは，非効率なだけでなく，意味のない共変量が偶発的に選択される場合があるので注意が必要である．また，検討する共変量に欠測があると解析できないため，欠測値のある共変量を検討する場合は，欠測値を補完する必要がある．補完する方法は種々研究されており[2]，共変量や欠測データ数などに応じて補完法を選択する（2.2.J「欠測データの取り扱い」参照）．

「VCM.csv」（図7-1）では，性別，年齢カテゴリー，年齢，体重および糸球体ろ過速度（GFR）が記録されているが，CLに対し年齢，体重およびGFRを，Vに対し年齢および体重を検討する．

B 共変量モデルの構築

「VCM.csv」の患者背景の要約統計量を表7-5に示す．共変量の候補の年齢，体重およびGFRは図7-9に示すように互いに強い相関がみられる．相関が強い共変量同士をCLあるいはVに組み込んでもパラメータを適切に推定できないため，あらかじめ共変量の相関を確認し，相関の強い共変量を複数同時に組み込まないように注意する．

表7-5 患者背景

	例数	平均	標準偏差	最小値	中央値	最大値
性別（男/女）	27/25					
年齢（歳）	52	7.3	4.0	1	7	15
体重（kg）	52	26.3	11.6	11.0	22.5	56.0
GFR（mL/min）	52	38.1	23.7	8.0	30.5	95.0

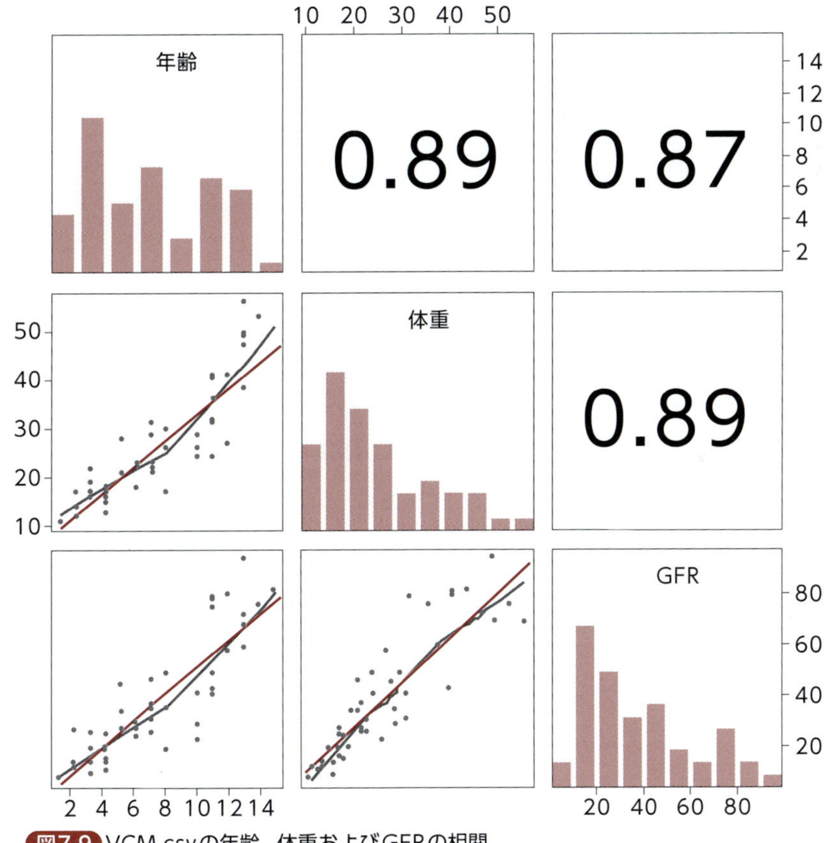

図7-9 VCM.csvの年齢，体重およびGFRの相関

対角の棒グラフ：年齢・体重・GFRのヒストグラム．
左側の散布図：各要因の相関図．赤線は直線回帰線，黒線はスプラインによるスムージング曲線
右側の数値：相関係数．

STEP 1：共変量を1つ組み込む．CLに年齢を乗法モデル(5.4.🅐参照)で組み込む例を示す．基本モデル(001)のコントロールファイルの「$PK」を次のように書き換える．「$THETA」に「THETA(3)」の設定を加える．

```
$PK
        TVCL=THETA(1)*(AGE/7)**THETA(3)
        CL  =TVCL*EXP(ETA(1))
        TVV =THETA(2)
        V   =TVV*EXP(ETA(2))
        S1  =V

$THETA
        (0, 3)  ; CL (L/h)
        (0, 10) ; V (L)
        (0, 0.5); AGE on CL
```

共変量の中央値で割ることで，上式の場合，「THETA (1)」の推定値は年齢の中央値(ここでは7歳)でのCLの母集団平均値となり，モデル式の解釈で有用となる．また，NONMEM®の計算が安定する．

NONMEM®を実行し，解析結果を確認する．表7-6のようなモデル構築の集計表を作成し，モデル構築過程を整理する．CLあるいはVに1つ共変量を含むモデルを試したらモデルを評価する．STEP 1のすべてのモデル(モデル110 ～ 114)で－2L.L.Dは－3.84より小さく，有意な変動要因であった．Vに体重を組み込んだモデル114がもっともOBJが小さく，Vの個体間変動(ω2)も基本モデル(001)より小さくなったが，体重のべき乗である「THETA (3)」の推定値が1.71と非常に大きな値である(アロメトリーの関係ではおおよそ1くらいと考えられる[3])ことから，適切でないと判断した．CLに体重を組み込んだモデル111およびVに年齢を組み込んだモデル113は同じくらいの－2L.L.Dで，パラメータの個体間変動も基本モデルより小さくなった．本解析では，Vに年齢を組み込んだモデル113を採用し，CLについては，STEP 2で年齢，体重およびGFRから最適なものを検討することとした．

表7-6 共変量モデル構築過程

STEP	モデルNo.	モデル	OBJ	−2L.L.D	パラメータ数	比較モデル	収束	ω^2CL	ω^2V	有意差	採用
0	001	1-コンパートメントモデル，絶対誤差	729.044		5			0.232	1.09		
1	110	CLに年齢	718.155	−10.889	6	001	OK	0.184		Yes	
	111	CLに体重	715.315	−13.729	6	001	OK	0.167		Yes	
	112	CLにGFR	716.993	−12.051	6	001	OK	0.178		Yes	
	113	Vに年齢	715.485	−13.559	6	001	OK		0.784	Yes	Yes
	114	Vに体重	703.110	−25.934	6	001	OK		0.508	Yes	
2	120	CLに年齢，Vに年齢	704.586	−10.899	7	113	OK	0.180	0.696	Yes	
	121	CLに体重，Vに年齢	701.746	−13.739	7	113	OK	0.163	0.653	Yes	Yes
	122	CLにGFR，Vに年齢	703.374	−12.111	7	113	OK	0.174	0.692	Yes	

STEP 2：Vに年齢を組み込んだモデル113に対し，さらにCLに年齢，体重あるいはGFRを組み込んだモデルを検討する．ただし，年齢と体重は相関が強いため，Vにさらに体重を組み込むモデルは検討しない．CLに体重およびVに年齢を組み込んだモデル121の「$PK」および「$THETA」の記載例を示す．

```
$PK
        TVCL=THETA(1)*(BW/22.5)**THETA(3)
        CL  =TVCL*EXP(ETA(1))
        TVV =THETA(2)*(AGE/7)**THETA(4)
        V   =TVV*EXP(ETA(2))
        S1  =V

$THETA
        (0, 3)  ; CL (L/h)
```

```
(0, 10) ; V (L)
(0, 0.5); BW on CL
(0, 0.5); AGE on V
```

表7-6に示すように，CLに年齢(モデル120)，体重(モデル121)および GFR (モデル122)を検討したところいずれの共変量とも有意であったが，体重を組み込んだモデル121がもっともOBJが小さく，CLおよびVのω^2は基本モデルより小さくなり適切と判断した(最終モデル)．

この「VCM.csv」のデータでは，共変量の候補は年齢，体重および GFRのみで，それらは互いに相関があるため，さらに共変量を追加する検討は行わない．また，最も多くの共変量を組み込んだモデル(full model)から共変量を1つずつ減らすbackwardの検討も，共変量が2つのみなので実施しない(モデル121のVから年齢を減らしたモデルはモデル111で検討済みのため)．

3 最終モデルの適格性評価

到達目標

1. 母集団モデルパラメータを表にまとめることができる.
2. 母集団モデルの適格性を評価できる.

最終モデルの適格性は次に示すshrinkage, パラメータ推定値, 診断プロット, ブートストラップ, Visual Predictive Check (VPC)の結果や最終モデルの用途などから総合的に判断する.

A Shrinkage

最終モデルの出力ファイルの#TERMに,「MINIMIZATION SUCCESSFUL」の表示があり, 計算が正常に収束したことを確認する.「ETASHRINKSD%」はshrinkageといい, ベイズ推定値が母集団平均値に類似の値をとる程度が出力される. Shrinkageが20～30%を超えるとベイズ推定値は母集団平均パラメータ値と類似した値となり, 推定した個体間変動のばらつきと乖離し, パラメータ値がモデルと異なる相関が検出されたり, あるはずのない相関がみられるようになる[4]. このような場合, 個体間変動を適切に評価できていないと考えられ, そのパラメータの個体間変動を推定しない(モデルから外す), モデルを簡略する(共変量モデルが適切か再考する)などの対処が必要となる.

B 推定値の標準誤差と信頼区間

パラメータは推定値と共に標準誤差率(relative standard error : %RSE)や信頼区間を算出し, 表7-7のような表を作成し, モデルパラメータをまとめる. THETA, ETAおよびEPSの推定値および標準誤差(SE)は出力ファイルに出力される値を読み取る. 個体間変動および個体内変動はETA (ω^2)およびEPS (σ^2)の平方根の百

表7-7 モデルパラメータの要約

パラメータ	推定値	平方根	%RSE	95%信頼区間(下限)	95%信頼区間(上限)
THETA	θ		SE/θ×100	θ−1.96×SE	θ+1.96×SE
ETA	ω^2	ω×100*3	SE/ω^2×100	ω^2−1.96×SE	ω^2+1.96×SE
EPS*1	σ^2	σ×100*3	SE/σ^2×100	σ^2−1.96×SE	σ^2+1.96×SE
EPS*2	σ^2	σ	SE/σ^2×100	σ^2−1.96×SE	σ^2+1.96×SE

%RSE：relative standard error，SE：standard error
＊1：相対誤差モデルの場合
＊2：絶対誤差モデルの場合
＊3：%CV (coefficient of variation)

分率(coefficient of variation：%CV)で表す．標準誤差率(%RSE)および95%信頼区間は表7-7に示した数式により算出する．最終モデルだけでなく，基本モデル，fullモデルなど要所のモデルを比較検討する場合もパラメータを表にまとめるとよい．

「VCM.csv」のデータを用いたポピュレーション解析では，CLに体重，Vに年齢を組み込んだモデルが最終モデル(モデル121)となった．最終モデル(モデル121)の出力ファイルに出力されたパラメータ推定値の箇所を図7-10に示す．「COV MATRIX FOR RANDOM EFFECTS」の後のETAおよびEPSの値はそれぞれω^2およびσ^2の推定値である．さらに「CORR MATRIX FOR RANDOM EFFECTS」の後のETAおよびEPSの値はそれぞれω^2およびσ^2の平方根である．SEの箇所を図7-11に示す．最終モデル(モデル121)のモデル式(7.2.B)に出力ファイルから読み取ったパラメータ(θ)推定値を代入すると次式のように表される．

$$CL = \theta_1 \times (BW/22.5)^{\theta_3} = 1.79 \times (BW/22.5)^{0.587} \quad (1)$$

$$V = \theta_2 \times (AGE/7)^{\theta_4} = 9.93 \times (AGE/7)^{0.789} \quad (2)$$

表7-8に最終モデル(モデル121)のパラメータの要約を示す．薬物動態パラメータ名がθ_1～θ_4，ω_1，ω_2，σ_1では解釈に手間取るので，表7-8のように具体的に示すことが望ましい．θ_1およびθ_2は式(1)，(2)において解析集団背景の中央値(体重22.5kg，年齢7歳)でのそれぞれCLおよびVである．複雑なモデルでは，式(1)，(2)のようにモデル式を併記するとわかりやすい．個体間変動ωおよび個体間変動σの95%信頼区間の下限が負になることがある．その場合，“NA” (not applicable)

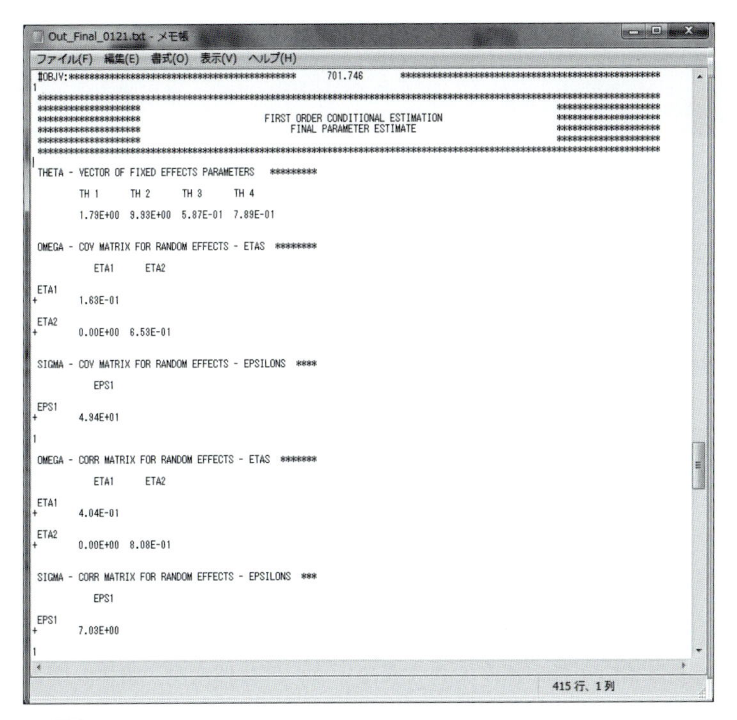

```
Out_Final_0121.txt - メモ帳
ファイル(F) 編集(E) 書式(O) 表示(V) ヘルプ(H)
#OBJV:********************************************      701.746      ********************************************
1
************************************************************************************************************
********************                                                                    ********************
********************               FIRST ORDER CONDITIONAL ESTIMATION                   ********************
********************                    FINAL PARAMETER ESTIMATE                        ********************
********************                                                                    ********************
************************************************************************************************************
1
THETA - VECTOR OF FIXED EFFECTS PARAMETERS   *********

        TH 1      TH 2      TH 3      TH 4

        1.79E+00  9.93E+00  5.87E-01  7.89E-01

OMEGA - COV MATRIX FOR RANDOM EFFECTS - ETAS  ********

           ETA1      ETA2

ETA1
+        1.63E-01

ETA2
+        0.00E+00  6.53E-01

SIGMA - COV MATRIX FOR RANDOM EFFECTS - EPSILONS  ****

           EPS1

EPS1
+        4.94E+01

1

OMEGA - CORR MATRIX FOR RANDOM EFFECTS - ETAS  *******

           ETA1      ETA2

ETA1
+        4.04E-01

ETA2
+        0.00E+00  8.08E-01

SIGMA - CORR MATRIX FOR RANDOM EFFECTS - EPSILONS  ***

           EPS1

EPS1
+        7.03E+00

1
415 行、1 列
```

図7-10 最終モデル(モデル121)の結果のアウトファイル(パラメータ推定値)

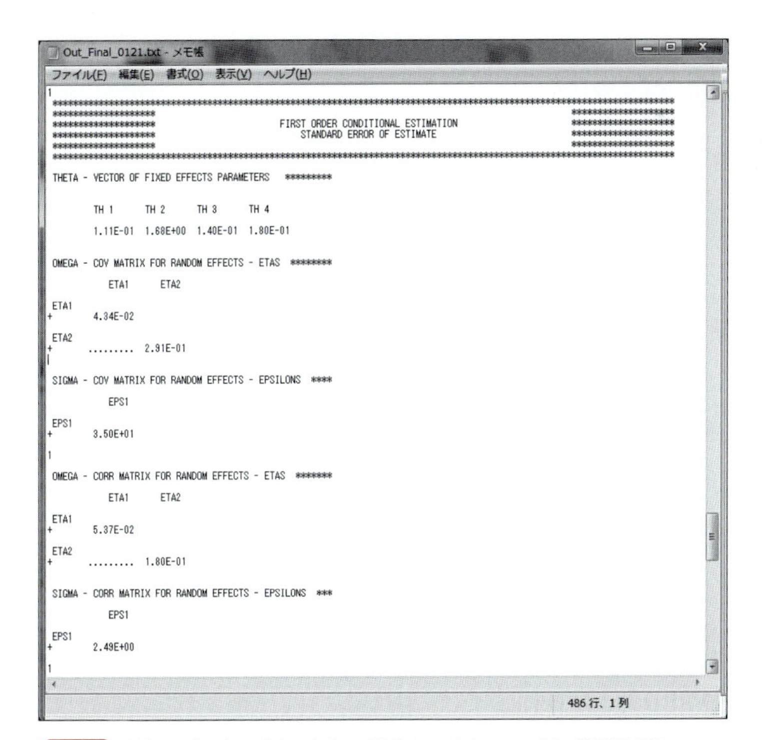

```
Out_Final_0121.txt - メモ帳
ファイル(F) 編集(E) 書式(O) 表示(V) ヘルプ(H)
1
************************************************************************************************************
********************                                                                    ********************
********************               FIRST ORDER CONDITIONAL ESTIMATION                   ********************
********************                  STANDARD ERROR OF ESTIMATE                        ********************
********************                                                                    ********************
************************************************************************************************************

THETA - VECTOR OF FIXED EFFECTS PARAMETERS   *********

        TH 1      TH 2      TH 3      TH 4

        1.11E-01  1.68E+00  1.40E-01  1.80E-01

OMEGA - COV MATRIX FOR RANDOM EFFECTS - ETAS  ********

           ETA1      ETA2

ETA1
+        4.34E-02

ETA2
+       .........  2.91E-01
1
SIGMA - COV MATRIX FOR RANDOM EFFECTS - EPSILONS  ****

           EPS1

EPS1
+        3.50E+01

1

OMEGA - CORR MATRIX FOR RANDOM EFFECTS - ETAS  *******

           ETA1      ETA2

ETA1
+        5.37E-02

ETA2
+       .........  1.80E-01

SIGMA - CORR MATRIX FOR RANDOM EFFECTS - EPSILONS  ***

           EPS1

EPS1
+        2.49E+00

1
486 行、1 列
```

図7-11 最終モデル(モデル121)の結果のアウトファイル(標準誤差)

表7-8 最終モデル母集団薬物動態パラメータ(モデル121)

薬物動態パラメータ		推定値	%RSE	95%信頼区間(下限-上限)
CL (L/hr)		1.79	6.20	(1.57-2.01)
V (L)		9.93	16.9	(6.64-13.2)
CLにおける体重		0.587	23.9	(0.313-0.861)
Vにおける年齢		0.789	22.8	(0.436-1.14)
個体間変動	CLのCV(%)	40.4	26.5	(28.0-49.8)
	VのCV(%)	80.8	44.6	(28.7-110)
個体内変動(μg/mL)		7.03	70.9	(NA-10.9)

CV：coefficient of variation　NA：not applicable

や"−"などと表記する．パラメータの推定値が科学的に異常でないかどうか，%RSE，個体間変動，個体内変動の値が大きすぎないか，個体間変動，個体内変動が基本モデルと比べ小さくなっているかどうか，などを確認する．

C 診断プロット

次の診断プロットを作成することを推奨する．

- 実測値(OBS) vs 母集団平均パラメータによる推定値(PRED)（普通軸と対数軸）
- 実測値 vs 個体パラメータによる推定値(IPRED)（普通軸と対数軸）
- CWRES vs PRED
- CWRES vs TIME (TAD)
- |IWRES| vs IPRED
- CWRESおよびIWRESのヒストグラム
- パラメータのベイズ推定値vs 共変量(基本モデル)
- ETA vs 共変量

OBS vs PREDおよびIPREDでは，対角線に対して偏りがないこと，CWRES vs PREDや|IWRES| vs IPRED では水平に対して偏りがないこと，CWRES vs TIME

(TAD)ではある時点で偏りがないことを確認する．CWRESおよびIWRESのヒストグラムは(目視により)正規分布であることを確認する．パラメータのベイズ推定値vs共変量は基本モデルにおいて，パラメータと共変量の相関の有無の見当をつける．最終モデルでは，パラメータに共変量が組み入れられている場合，モデルに依存し共変量と相関するので，作図により確認する必要がない．ETA vs 共変量では，偏りや相関がないことを確認する．

「VCM.csv」の最終モデル(モデル121)の診断プロットを図7-12〜16に示す．

基本モデル(モデル001)と最終モデル(モデル121)におけるCLのETA (η_{CL})と共変量候補の年齢，GFRおよび体重の関係の比較を図7-17に示す．CLに体重を変動要因として組み込んだ最終モデルでは，基本モデルと比べη_{CL}と体重の傾きが0に近く，また，偏りがみられなくなったことから，CLの変動を体重で説明できることが確認できた．

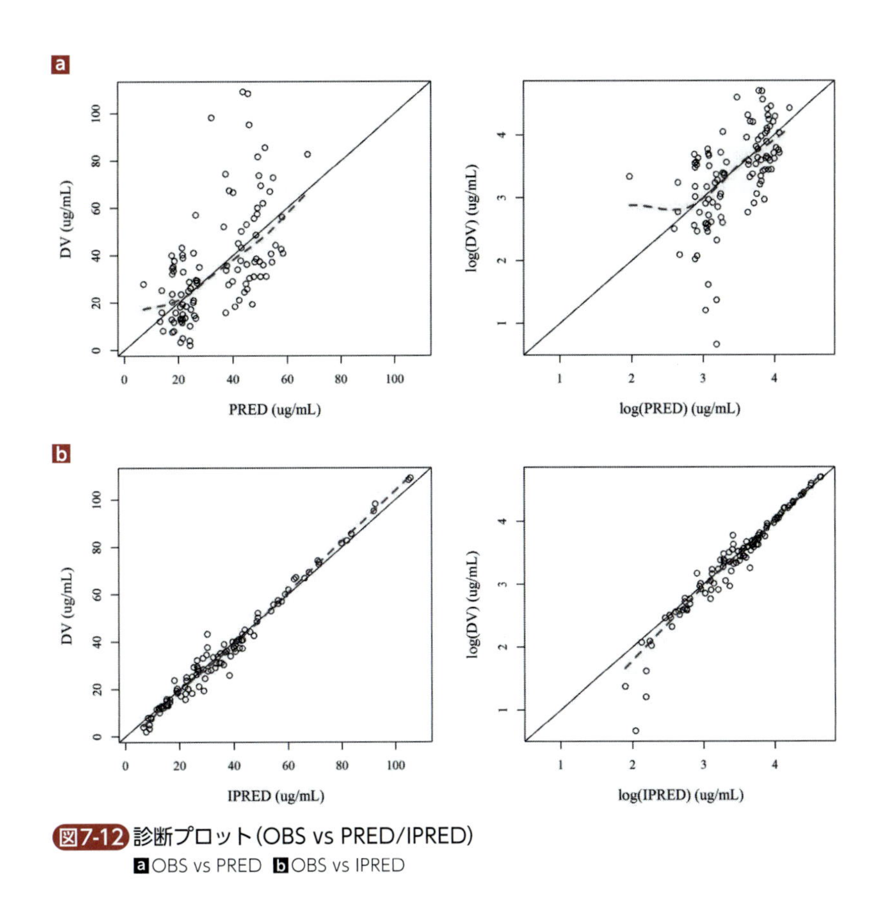

図7-12 診断プロット(OBS vs PRED/IPRED)
a OBS vs PRED b OBS vs IPRED

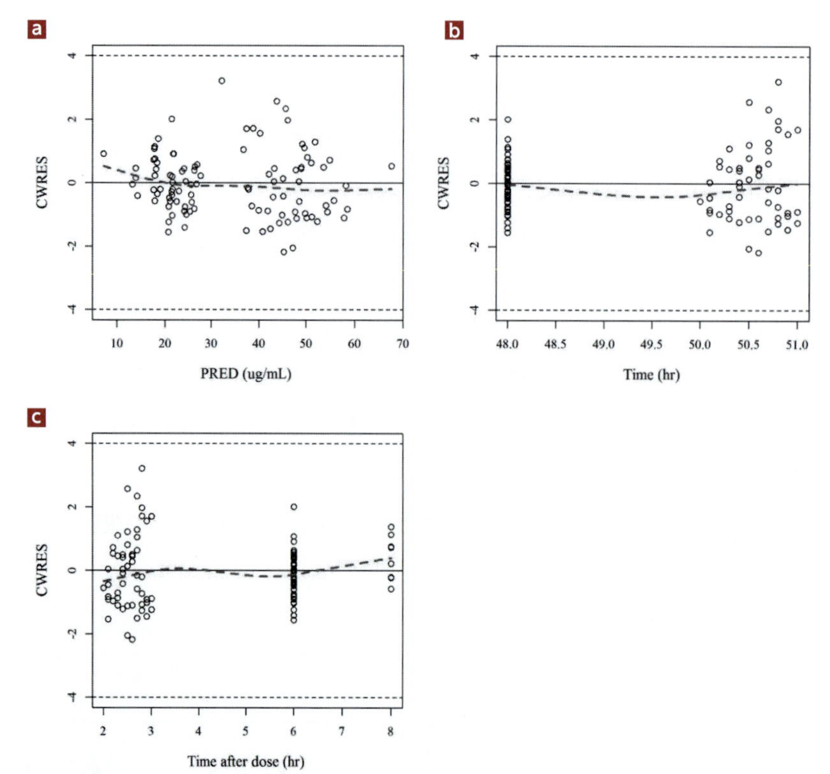

図7-13 診断プロット(CWRES vs PRED, CWRES vs Time/TAD)
a CWRES vs PRED　b CWRES vs Time　c CWRES vs TAD

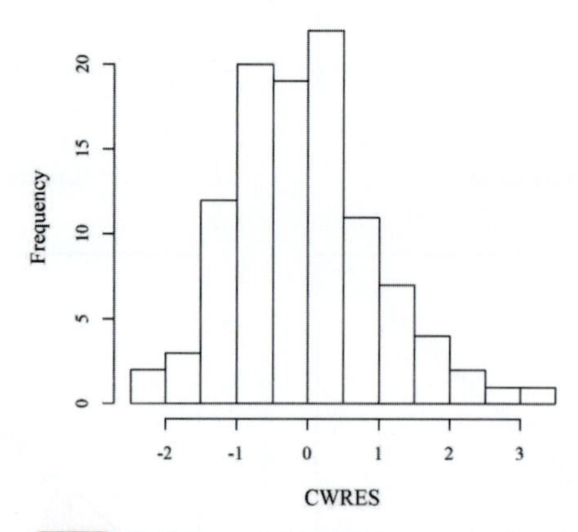

図7-14 診断プロット(CWRESのヒストグラム)

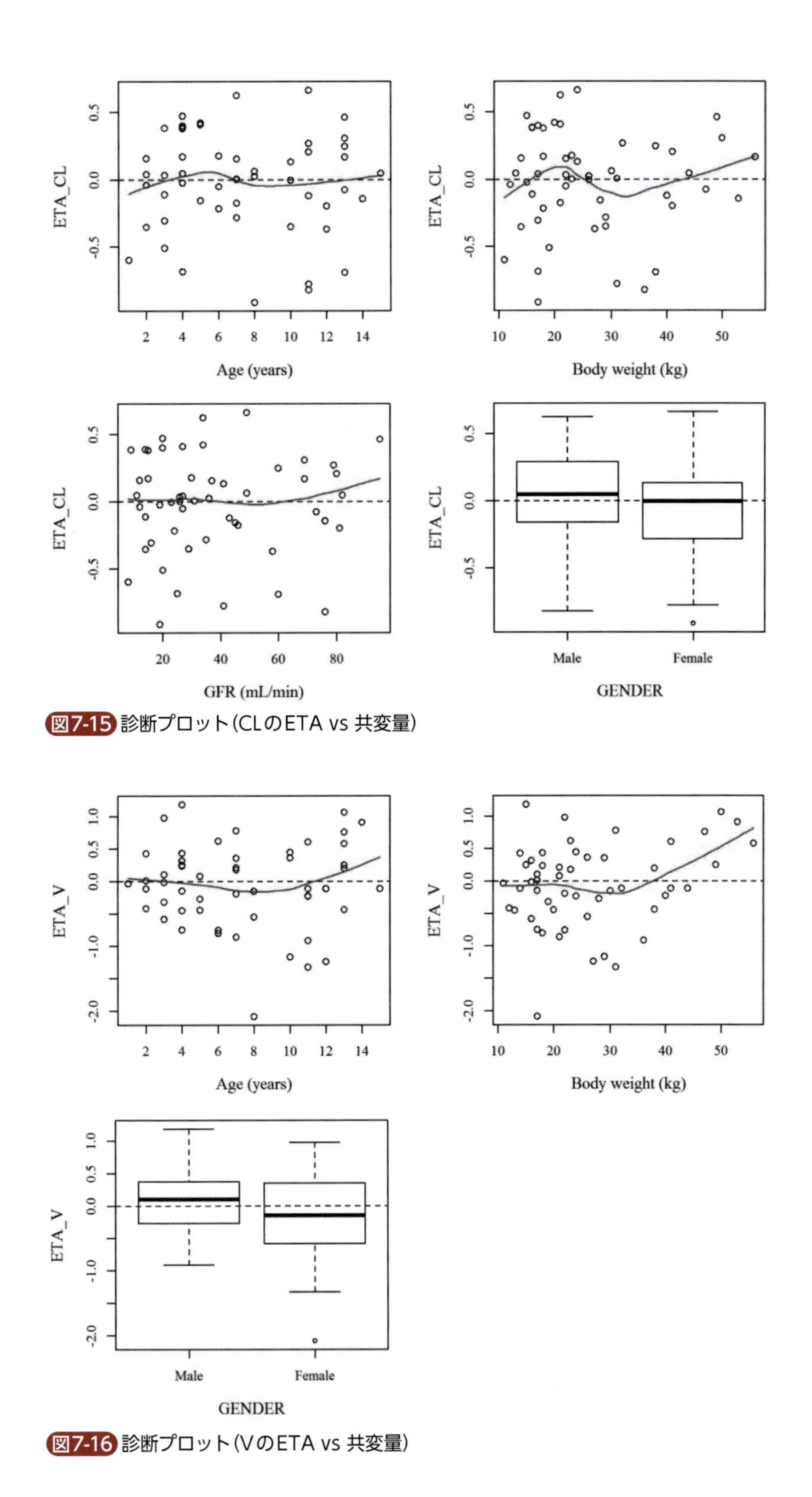

図7-15 診断プロット(CLのETA vs 共変量)

図7-16 診断プロット(VのETA vs 共変量)

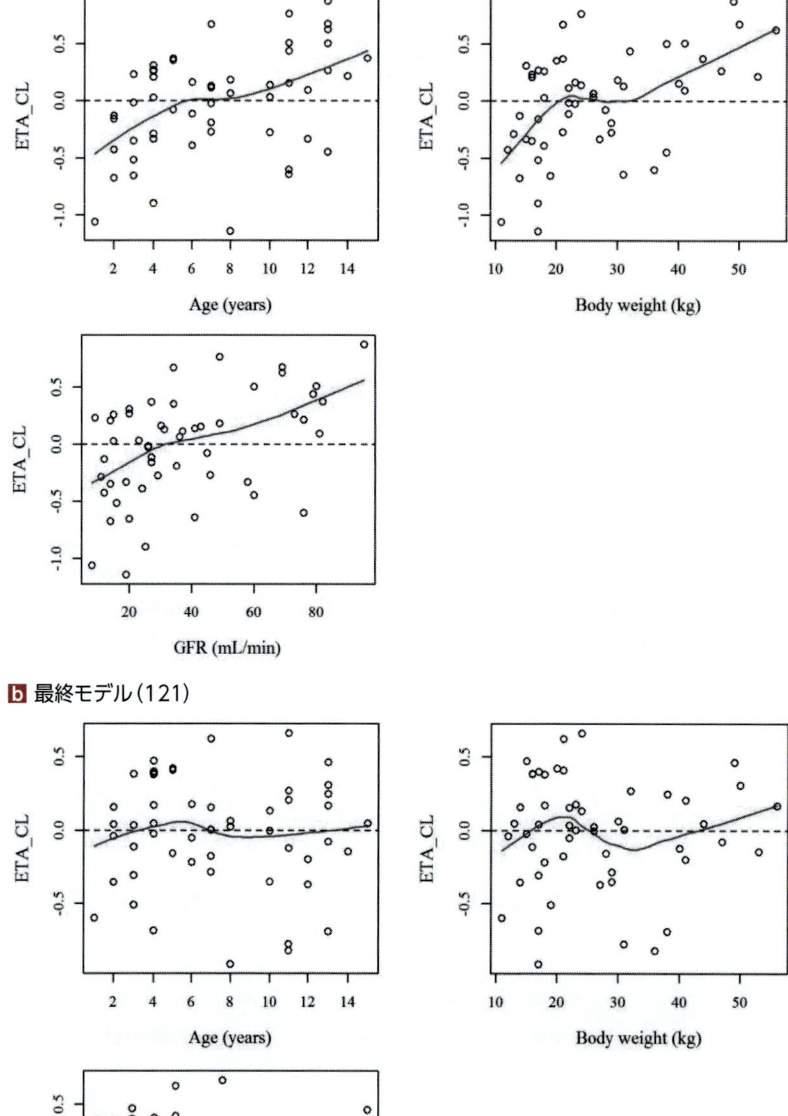

図7-17 基本モデル(モデル001)と最終モデル(モデル121)におけるCLのETA(η_{CL})と共変量候補の年齢, GFRおよび体重の関係の比較

D ブートストラップ

ブートストラップはモンテカルロシミュレーションに基づくサンプリング手法で，モデルの頑健性を評価するために用いられる．ある標本集団(被験者の観測データ)から同数の標本(同数の被験者)を無作為復元抽出し，Nセットの仮想標本集団(データセット)を生成する(N回のブートストラップサンプリング)．これらすべての仮想標本集団は同一の母集団に属すると考えられる．Nセットの仮想標本集団について最終モデルで母集団薬物動態解析を実施し，それぞれの仮想標本集団の母集団パラメータ値を推定する．得られたNセットの母集団パラメータ推定値の分布や要約統計量を算出する．モデルが妥当である場合，最終モデルの母集団パラメータ推定値は，ブートストラップによる母集団の推定値と類似する．

母集団薬物動態解析では一般に200～1,000回のブートストラップサンプリングを行い，モデルの安定性およびパラメータ推定精度(頑健性)を評価する．

モデルの安定性
- NONMEM解析の成功率(MINIMIZATION SUCCESSFULで終了回数/解析数N)の算出．90%以上の成功率で安定性がよい目安となる．

パラメータの推定精度
- 最終モデルでの「パラメータ推定値±標準誤差」とN回のブートストラップでの「パラメータ平均値±標準偏差」の比較．
- 最終モデルでの「標準誤差(SE)から算出される信頼区間(平均±1.96×SE)」とN回のブートストラップでの「パラメータ分布の2.5パーセンタイルと97.5パーセンタイルで推定される信頼区間」の比較．

「VCM.csv」の最終モデル(モデル121)について，ブートストラップによるモデル頑健性を評価する．ブートストラップはPsNのbootstrapコマンドを用いる(6.2.**B**)と簡単に実行することができる．PsNではコントロールファイルの拡張子がmodである必要があるので，最終モデル(モデル121)のコントロールファイル名(Final_0121.txt)を「Final_0121.mod」に変更する．コマンドプロンプトで次のようにPsNを実行する(図7-18)．図7-18では，あらかじめnmwokフォルダにbootstrapフォルダを作成し，nmworkフォルダ内の「Final_0121.mod」および「VCM.csv」をbootstrapフォルダにコピーした後，実行している．

```
nm74g64
Path for gfortran set to C:\nm74g64\gfortran\mingw64\libexec\gcc\x86_64-w64-mingw32\4.6.3;C:\nm74g64
\gfortran\mingw64\bin
c:\nm74g64\run>cd c:\nmwork\bootstrap

c:\nmwork\bootstrap>Bootstrap  Final_0121.mod  -samples=500  -seed=12345  -threads=2
Resampling from C:\nmwork\bootstrap\VCM.csv
|.......................................| ... done
Starting 500 NONMEM executions. 2 in parallel.
S:1 .. S:51 .. S:101 .. S:151 .. S:201 .. S:251 .. S:301 .. S:351 .. S:401 .. S:451 .. S:500 .. Wait
ing for all NONMEM runs to finish:
F:500 ..  done

Bootstrap done.

c:\nmwork\bootstrap>Bootstrap  Final_0121.mod  -directory="bootstrap_dir1" -summarize

Bootstrap done.

c:\nmwork\bootstrap>
```

図7-18 PsNによるブートストラップ実行画面

表7-9 Bootstrapのオプション

-samples	bootstrapのくり返し計算数
-seed	初期値
-threads	並行で計算する個数（CPUの個数より大きな値は推奨されない）

```
>Bootstrap  Final_0121.mod  -samples=500  -seed=12345
-threads=2
```

表7-9に主なPsNのbootstrapスクリプトのオプションを示す．その他のオプションはPsNの「Bootstrap user guide」を参照する．

自動で「bootstrap_dir#」（#は数字）というフォルダが作成され，ブートストラップ結果ファイルなどが出力される．ブートストラップの結果一覧の「raw_results_（コントロールファイル名）.csv」（ここではraw_results_final_0121.csv）をエクセルで開き，NONMEM解析の成功率や各パラメータの要約統計量（平均，標準偏差，パーセンタイル値など）を算出する．NONMEM解析の成功率は，E列（“minimization_successful”：MINIMIZATION SUCCESSFULで解析終了時1，その他0）が1の割合を計算する．U列以降に各パラメータの推定値が出力されるので，MINIMIZATION SUCCESSFULで解析終了時（E列が1の場合）の2.5パーセンタイルおよび97.5パーセンタイルから95%信頼区間を算出する．PsNではブートストラップの結果を要約するコマンドが用意されており，次のように実行する．要約結果は「bootstrap_results.csv」ファイルに出力される．

```
>Bootstrap  Final_0121.mod  -directory="bootstrap_dir#"
-summarize
```

#はブートストラップ結果ファイルが出力されたフォルダ(bootstrap_dir#)の数値

表7-10のように最終モデルの母集団パラメータ値をブートストラップの結果と比較する．各パラメータの最終モデルの推定値およびその95%信頼区間とブートストラップによるパラメータ推定値の平均と95%信頼区間は類似しており，最終モデルの頑健性が確認された．

E Visual Predictive Check (VPC)

構築した母集団薬物動態モデルは母集団のうち興味ある部分集団(例えば体重別，年齢別，腎機能別など)での薬物動態や用法用量を変更した場合の薬物動態のシミュレーションに用いられる．したがってモデルの予測性を把握することが重要である．薬物濃度推移のシミュレーションと実測値の分布を視覚的に比較するVisual Predictive Check (VPC) がモデルの予測性の評価に汎用される．

母集団薬物動態モデル構築に用いた濃度データの実測値と母集団薬物動態モデルによる濃度データの予測値の比較は，Pfizer Population Pharmacokinetic Analysis

表7-10 最終モデルの母集団パラメータとブートストラップ結果との比較

薬物動態パラメータ		最終モデル			ブートストラップ	
		推定値	%RSE	95%信頼区間(下限-上限)	平均	95%信頼区間(下限-上限)
CL (L/hr)		1.79	6.20	(1.57-2.01)	1.80	(1.57-2.00)
V (L)		9.93	16.9	(6.64-13.2)	10.5	(7.65-13.7)
CLにおける体重		0.587	23.9	(0.313-0.861)	0.566	(0.293-0.835)
Vにおける年齢		0.789	22.8	(0.436-1.14)	0.826	(0.478-1.16)
個体間変動	CLのCV(%)	40.4	26.5	(28.0-49.8)	40.9	(29.1-49.4)
	VのCV(%)	80.8	44.6	(28.7-110)	84.7	(26.2-109)
個体内変動(μg/mL)		7.03	70.9	(NA-10.9)	6.44	(2.47-11.6)

CV：coefficient of variation　NA：not applicable

Guidanceに紹介されているVPC (図7-19)が参考となる．図7-19のプロットは実測値，線は時間区切りごと(bin)に濃度を集計したもので，赤実線は実測の中央値，赤破線は実測の10パーセンタイルおよび90パーセンタイルを示しており，図7-19aの黒実線は予測の中央値，黒破線は予測の10パーセンタイルおよび90パーセンタイルを示す．図7-19bの赤色の帯は時間区切りごとの予測の中央値の90%信頼区間，青色の帯は時間区切りごとの予測の10パーセンタイルおよび90パーセンタイルのそれぞれの90%信頼区間を示す．図7-19aは実測の中央値および10または90パーセンタイルの赤色の線や実測値のプロットと予測線を比較し評価する．中央値および10または90パーセンタイルの予測は実測とおおむね一致しており，また，10～90パーセンタイル範囲外に実測値がそれぞれ10%程度存在している．図7-19bは実測値の赤色線やプロットと予測の中央値および10または90パーセンタイルの90%信頼区間を比較し評価する．赤色実線の実測の中央値は予測の中央値の90%信頼区間の中央を通っており，実測と予測がよく一致している．また，実測の10パーセンタイルおよび90パーセンタイルの値は予測の90%信頼区間幅に含まれている．これらのことから，このモデルの予測性は良好であると考えられる．

実測と予測の濃度推移が部分的に乖離している場合や，ある特定の背景などで層別にVPCを行い実測と予測に乖離がある場合には，その乖離の要因を探索しモデルの改良に努める．

VPCはPsNとXposeを用いると簡便に図7-19のように図示できる．図7-19を作成するためのPsNおよびXposeのスクリプトはPfizer Population Pharmacokinetic Analysis GuidanceのSupplementary Appendix S2 (online: https://doi.org/10.1038/psp.2013.26)に公開されている．

「VCM.csv」の最終モデル(モデル121)について，VPCを行い最終モデルの予測性を評価する．VPCはPsNのvpcコマンドを用いる(6.2.B参照)と簡単に実行することができる．PsNではコントロールストリームの拡張子がmodである必要があるので，最終モデル(モデル121)のコントロールストリーム名「Final_0121.txt」を「Final_0121.mod」に変更する．VPCは濃度推移の実測値と予測値を視覚的に比較することから，複数の用量がデータに含まれる場合や複数の共変量(covariate)がモデルに含まれる場合は，用量ごと(あるいは用量比例換算する)や共変量ごとにデータを分け濃度推移を比較する必要がある．しかし，複数の場合分けが煩雑であったり，データが十分になく評価が難しい場合分けが生じることがある．このような場

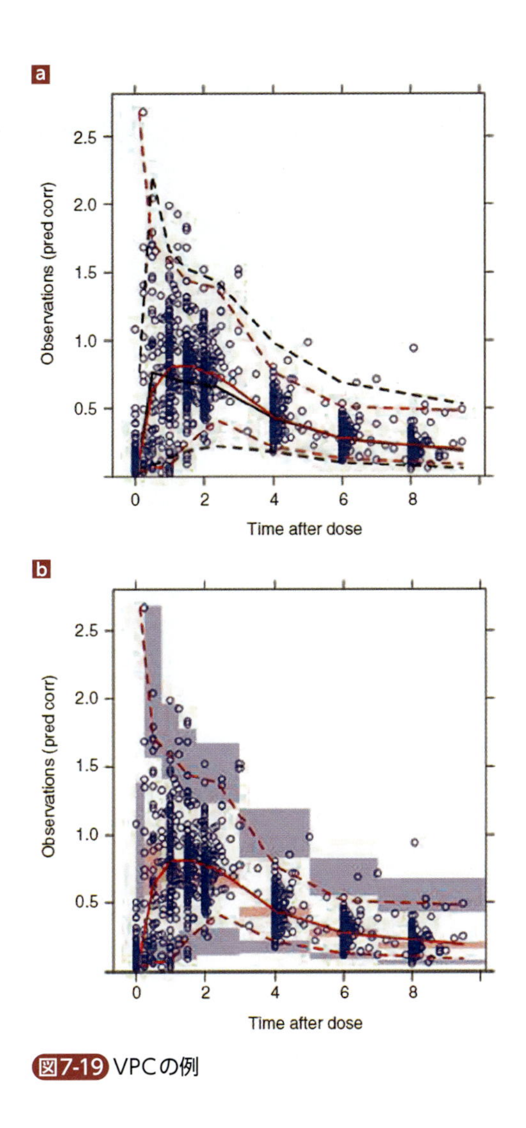

図7-19 VPCの例

合，データの時間区切り(bin)での時間の中央値における典型予測値で実測値と予測値を標準化するprediction-corrected VPC (pc-VPC)によって全データを一括で評価する．コマンドプロンプトで次のようにPsNを実行する（図7-20）．図7-20では，あらかじめnmwokフォルダにVPCフォルダを作成し，nmworkフォルダ内の「Final_0121.mod」および「VCM.csv」をvpcフォルダにコピーした後，実行している．

```
>vpc  Final_0121.mod  -predcorr  -idv=TAD  -dv=DV
-samples=500  -bin_by_count=0 -bin_array=4,5,7,9
```

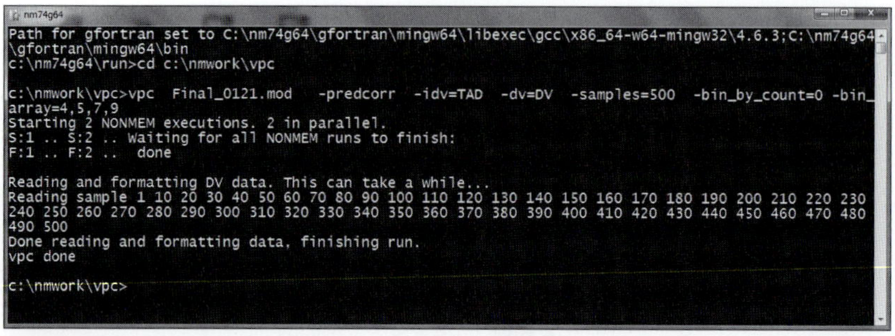

```
nm74g64
Path for gfortran set to C:\nm74g64\gfortran\mingw64\libexec\gcc\x86_64-w64-mingw32\4.6.3;C:\nm74g64
\gfortran\mingw64\bin
c:\nm74g64\run>cd c:\nmwork\vpc

c:\nmwork\vpc>vpc  Final_0121.mod   -predcorr  -idv=TAD  -dv=DV  -samples=500  -bin_by_count=0 -bin_
array=4,5,7,9
Starting 2 NONMEM executions. 2 in parallel.
S:1 .. S:2 .. Waiting for all NONMEM runs to finish:
F:1 .. F:2 ..  done

Reading and formatting DV data. This can take a while...
Reading sample 1 10 20 30 40 50 60 70 80 90 100 110 120 130 140 150 160 170 180 190 200 210 220 230
240 250 260 270 280 290 300 310 320 330 340 350 360 370 380 390 400 410 420 430 440 450 460 470 480
490 500
Done reading and formatting data, finishing run.
vpc done

c:\nmwork\vpc>
```

図7-20 PsNによるVPC実行画面

表7-11 VPCのオプション

-predcorr	pc-VPCによって全データを一括で評価する.
-idv	独立変数を指定する. デフォルトはTIMEだが, VCM.csvデータはVCM反復投与時のトラフと直後の投与後の濃度データであるため, 投与後経過時間TADで示す.
-dv	従属変数を指定する. デフォルトはDV.
-samples	予測値のセット数
-bin_by_count=0 -bin_array=4,5,7,9	-binの設定オプションで, binの時間区切りを投与後経過時間(TAD) 4, 5, 7, 9時間で区切る.
-auto_bin=auto	-binの設定オプションで, binの時間区切りを自動で区切る. 通常, まず, 時間区切りを自動で行い, VPCのグラフを確認し, 適切に設定するとよい.

表7-11に主なPsNのVCPスクリプトのオプションを示す. その他のオプションはPsNの「VPC and NPC user guide」を参照する.

自動でvpc_dir# (#は数字)というフォルダが作成され, VPCの結果(予測値の要約統計量など)が「vpc_results.csv」に出力される.

次にXposeを用いVPCをグラフ化する. Rを起動し, Rコンソールで作業フォルダ(VPCの結果ファイルがある1つ上位のフォルダ)を指定する. xpose4パッケージをロードする. XposeのVPCスクリプトを実行する(図7-21).

実測の中央値や10および90パーセンタイルと比べ予測のそれらの線は下回っており(図7-22a), 予測の中央値や10および90パーセンタイルの90%信頼区間からも外れている(図7-22b). 「VCM.csv」は小児患者52人が対象のデータで, 患者一

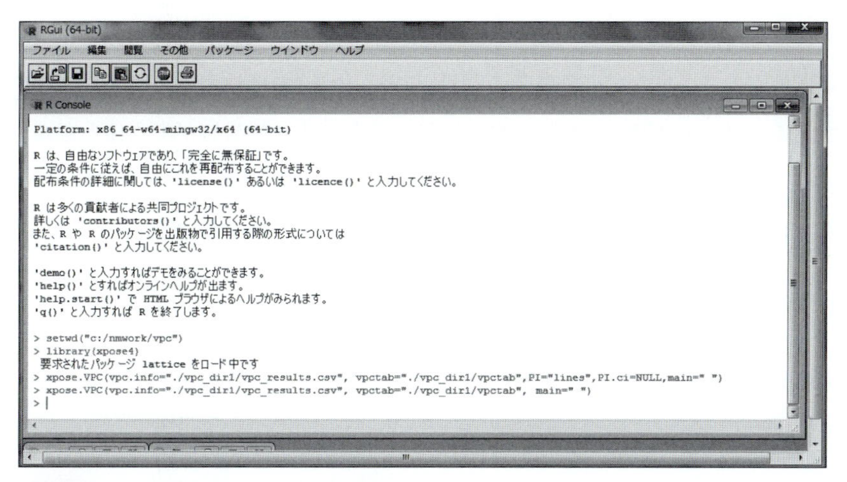

図7-21 RによるXposeスクリプト実行

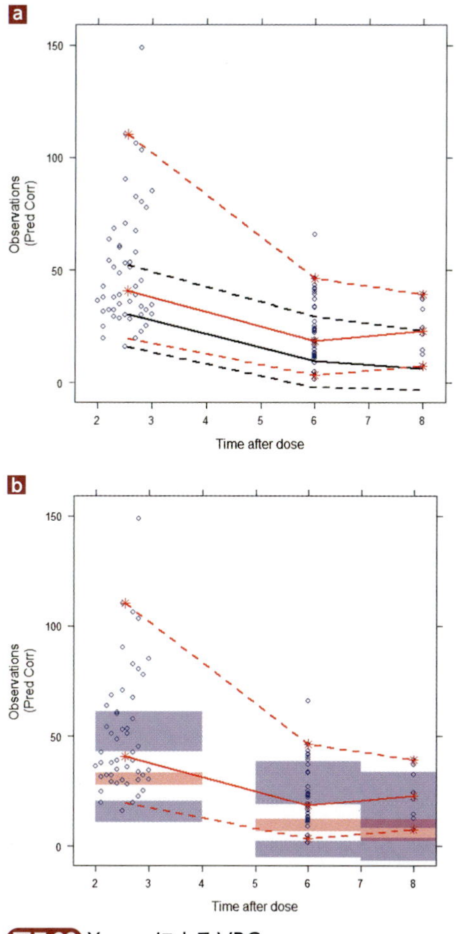

図7-22 XposeによるVPC

人あたりからの採血ポイント数や採血時間の制限が大きく，モデル構築が十分でない可能性がある．また，小児患者の背景(年齢，体重)や用法用量がさまざまなデータであるため，pc-VPCにより標準化しているものの，予測値が実測値と乖離した可能性が考えられる．

```
> setwd("c:/nmwork/vpc")
> library(xpose4)
```

図7-22aのVPCスクリプト

```
> xpose.VPC(vpc.info="./vpc_dir1/vpc_results.csv",
vpctab="./vpc_dir1/vpctab",PI="lines",PI.ci=NULL,main=" ")
```

図7-22bのVPCスクリプト

```
> xpose.VPC(vpc.info="./vpc_dir1/vpc_results.csv",
vpctab="./vpc_dir1/vpctab",main=" ")
```

4 シミュレーション

到達目標

1. 母集団パラメータを用い，任意の用法用量での薬物動態をシミュレーションできる．
2. 母集団パラメータを用い，任意の背景の患者の薬物動態をシミュレーションできる．

NONMEM®はコントロールストリームで定義した母集団パラメータに基づいて，個別背景，用法用量，採血ポイントを設定したデータファイルについて濃度(DV)をシミュレーションする機能を有する．シミュレーションはさまざまな目的に用いられる．

ここでは，母集団パラメータ「Final_0121」を用い，8歳，20kgの小児患者にバンコマイシン(VCM) 20mg/kgを2時間かけて8時間間隔で反復投与するとき，定常状態でのトラフ濃度(TAD＝8hr)を予測する．500回シミュレーションし，トラフ濃度の算術平均と標準偏差を計算する．

はじめに，シミュレーション用のコントロールストリームを作成する．「Final_0121.txt」を編集し，$THETA, $OMEGA, $SIGMAを推定された最終モデルのパラメータ値(図7-10：Out_Final_0121.txt)に置き換える．$DATAはシミュレーション用のデータファイル名(VCM_sim.csv)に変更する．

```
$DATA   VCM_sim.csv    IGNORE=@
$THETA
        1.79  ; CL (L/h)
        9.93  ; V (L)
        0.587 ; BW on CL
        0.789 ; AGE on V
$OMEGA
        0.163 ; OMEGA1*OMEGA1 for CL
```

```
        0.653; OMEGA2*OMEGA2 for V
$SIGMA
        49.4 ; SIGMA1*SIGMA1
```

$EST, $COVは削除し，シミュレーションの設定に，$SIMULATIONまたは$SIMを加える．出力するデータを$TABLEで指定する．コントロールファイルのファイル名を「Sim_0121.txt」として保存する．「Sim_0121.txt」を図7-23に示す．

```
$SIM
     (12345)   ONLYSIM   NSUB=500
$TABLE
     NOPLINT  NOHEADER FILE=Sim_0121.csv
     ID  TIME  TAD  MDV  PRED   IPRED
```

```
Sim_0121.txt - メモ帳
ファイル(F) 編集(E) 書式(O) 表示(V) ヘルプ(H)
$PROB VCM PEDIATRICS

$DATA VCM_sim.csv IGNORE=@

$INPUT ID TIME TAD AMT RATE ADDL II DV GEN AGEC AGE BW GFR

$SUB ADVAN1 TRANS2

$PK
 TVCL=THETA(1)*(BW/22.5)**THETA(3)
 CL  =TVCL*EXP(ETA(1))

 TVV =THETA(2)*(AGE/7)**THETA(4)
 V   =TVV*EXP(ETA(2))

 S1  =V

$ERROR
 Y=F+EPS(1)
 IPRED=F

$THETA
       1.79  ; CL (L/h)
       9.93  ; V (L)
       0.587 ; BW on CL
       0.789 ; AGE on V

$OMEGA
       0.163 ; OMEGA1*OMEGA1 for CL
       0.653; OMEGA2*OMEGA2 for V

 $SIGMA
       49.4 ; SIGMA1*SIGMA1

$SIM
     (12345)   ONLYSIM   NSUB=500

$TABLE
     NOPRINT  NOHEADER FILE=Sim_0121.csv FORMAT=, NOAPPEND
     ID  TIME  TAD  IPRED
1行、1列
```

図7-23 Sim_0121.txt

	A	B	C	D	E	F	G	H	I	J	K	L	M
1	ID	TIME	TAD	AMT	RATE	ADDL	II	DV	GEN	AGEC	AGE	BW	GFR
2	1	0	0	400	200	11	8	0	1	2	8	20	25
3	1	72	8	0	0	0	0	0	1	2	8	20	25
4													
5													

図7-24 シミュレーション用データファイルVCM_sim.csv

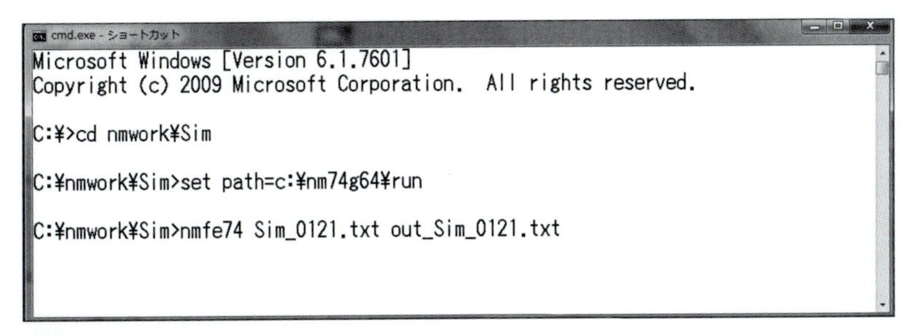

図7-25 コマンドプロンプトでのNONMEM実行画面

次にExcelなどでシミュレーション用のデータファイル「VCM_sim.csv」を作成する．コントロールストリーム「Sim_0121.txt」の$INPUTと同じ形式とし，値を図7-24のように1行目に投与に関する情報を，2行目にシミュレーションしたい時点を入力する．図7-24では，1行目に時間0（TIME＝0）から投与量400mg（AMT＝400）を投与速度200mg/hr（RATE＝200）で8時間間隔（II＝8）11回追加反復投与（ADDL＝11）することを記述し，2行目にシミュレーションする濃度の時点（TIME＝72）を記述する．「VCM_sim.csv」というファイル名で保存する．

コマンドプロンプトでNONMEMを実行する（図7-25）．出力された「Sim_0121.csv」をExcelで開き，TIME（B列）あるいはTAD（C列）でソートし，TIME（あるいはTAD）= 72hrのIPRED（D列）の算術平均および標準偏差を算出する．シミュレーションは$SIMで指定したseedの値で乱数発生が異なるため出力結果が異なる．このようなシミュレーションには，出力結果の偏りが生じないよう500回以上のシミュレーションを行う必要がある．この場合，8歳，20kgの小児患者にバンコマイシン（VCM）20mg/kgを2時間かけて8時間間隔で反復投与するとき，定常状態でのトラフ濃度（点滴開始後8時間）の算術平均は18.6μg/mLおよび標準偏差は12.9μg/mLと予測された．

5 PPKモデルに基づくベイズ推定と個別化投与設計

到達目標

1. 母集団平均パラメータに基づくシミュレーションによる初期投与設計ができる.
2. 血漿中濃度測定値を用いベイズ推定した個体パラメータに基づく個別化投与設計ができる.

治療薬物モニタリング(therapeutic drug monitoring：TDM) は血中薬物濃度を測定し，効果や副作用を適切にコントロールするために個別に用法・用量を設定(個別化投与設計)することであるが，薬物動態や有効性・安全性に関係する要因や患者背景を基に投薬開始前あるいは投薬開始後の薬物血中濃度測定なしに個別の用法・用量を設定する場合(初期投与設計)も含め，個別化投与設計全体をTDMと呼ぶようになった.

本項では，TDMの実施が望ましいとされるVCMについて，7章で得られた小児における母集団パラメータ(Final_0121)を用い，薬物動態の影響因子である体重，年齢を基に，VCMによる治療開始時の用法・用量設定を行う．さらに，VCM投与後に測定された血中濃度を基に用法・用量の再設定の検討を行う.

A シミュレーションによる初期投与設計

13歳，体重47kgの男性小児患者にVCMを2時間かけて8時間間隔で反復投与し，3日目朝(投与開始後48時間) のトラフ濃度を測定する計画を立てる．トラフ濃度の目標値を10～15μg/mLとし，10，15および20mg/kgで投与した場合の投与開始後48時間の濃度をシミュレーションすることにより用量を設定する.

7.4「シミュレーション」で用いたシミュレーションのコントロールストリーム「Sim_0121.txt」を引用し，次のように書き換える，ファイル名を「TDM_0121_1.txt」として保存する(図7-26)．$DATAをこの患者のシミュレーション用のデータファイル名に書き換える．初期投与設計では最も起こりうる値として母集団平均で

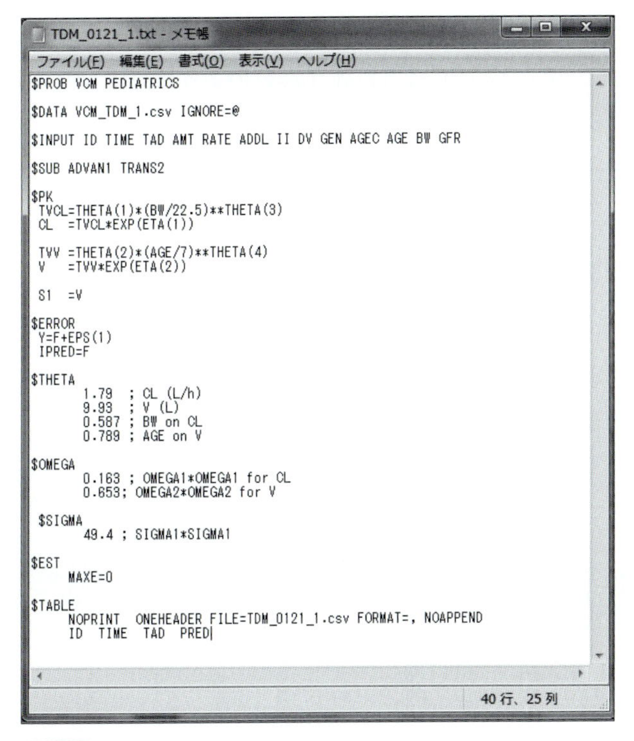
TDM_0121_1.txt - メモ帳

ファイル(F) 編集(E) 書式(O) 表示(V) ヘルプ(H)

```
$PROB VCM PEDIATRICS

$DATA VCM_TDM_1.csv IGNORE=@

$INPUT ID TIME TAD AMT RATE ADDL II DV GEN AGEC AGE BW GFR

$SUB ADVAN1 TRANS2

$PK
 TVCL=THETA(1)*(BW/22.5)**THETA(3)
 CL  =TVCL*EXP(ETA(1))

 TVV =THETA(2)*(AGE/7)**THETA(4)
 V   =TVV*EXP(ETA(2))

 S1  =V

$ERROR
 Y=F+EPS(1)
 IPRED=F

$THETA
       1.79  ; CL (L/h)
       9.93  ; V (L)
       0.587 ; BW on CL
       0.789 ; AGE on V

$OMEGA
       0.163 ; OMEGA1*OMEGA1 for CL
       0.653; OMEGA2*OMEGA2 for V

 $SIGMA
       49.4 ; SIGMA1*SIGMA1

$EST
     MAXE=0

$TABLE
     NOPRINT  ONEHEADER FILE=TDM_0121_1.csv FORMAT=, NOAPPEND
     ID  TIME  TAD  PRED
```

40 行、25 列

図7-26 コントロールファイル(TDM_0121_1.txt)

予測するため，$THETA，$OMEGAおよび$SIGMAは母集団平均パラメータを定義し(Sim_0121.txtから変更なし)，$ESTでMAXE＝0とする．MAXEはパラメータの最大推定回数を指定するオプションで，MAXE＝0はパラメータを推定せず，$THETAで指定したパラメータ値(初期値)でシミュレーションする．出力する濃度はPREDを参照する．$TABLEにはPREDを指定する．

```
$DATA   VCM_TDM_1.csv IGNORE=@
$EST
     MAXEVAL=0
$TABLE
     NOPRINT  NOHEADER FILE=TDM_0121_1.csv FORMAT=,
NOAPPEND
     ID  TIME  TAD  PRED
```

データファイルは7.4「シミュレーション」のデータファイル(VCM_sim.csv)の形式を参考にし，図7-27 (VCM_TDM_1.csv)のように，10，15および20mg/kgの3用量でシミュレーションするため，異なるIDで別個体として記入する．

コマンドプロンプトでNONMEM®を実行する(図7-28)．

出力されたシミュレーション結果(TDM_0121_1.csv)を図7-29に示す．ID (A列)，TIME (B列)，TAD (C列)，PRED (D列)が出力されており，ID＝1，2，3それぞれ10，15，20mg/kg投与時の3日目朝(TIME＝48hr)のトラフ値(PRED)は，11.9，17.8，23.8μg/mLであった．トラフ濃度の目標値10～15μg/mLの範囲となる10mg/kgを選択し，治療開始することとする．

	A	B	C	D	E	F	G	H	I	J	K	L	M
1	ID	TIME	TAD	AMT	RATE	ADDL	II	DV	GEN	AGEC	AGE	BW	GFR
2	1	0	0	470	235	9	8	0	1	3	13	47	89
3	1	48	8	0	0	0	0	0	1	3	13	47	89
4	2	0	0	705	352	9	8	0	1	3	13	47	89
5	2	48	8	0	0	0	0	0	1	3	13	47	89
6	3	0	0	940	470	9	8	0	1	3	13	47	89
7	3	48	8	0	0	0	0	0	1	3	13	47	89
8													

図7-27 初期投与設計のためのデータファイル(VCM_TDM_1.csv)

図7-28 初期投与設計のシミュレーションのNONMEM実行

	A	B	C	D	E
1	TABLE NO. 1				
2	ID	TIME	TAD	PRED	
3	1	0	0	0	
4	1	48	8	11.889	
5	2	0	0	0	
6	2	48	8	17.838	
7	3	0	0	0	
8	3	48	8	23.778	
9					
10					

図7-29 初期投与設計のシミュレーション結果(TDM_0120_1.csv)

B ベイズ推定による個別化投与設計

治療開始後3日目朝(TIME＝48hr)のトラフ値の血中濃度を測定したところ，25μg/mLであった．目標値を大きく上回り，安全性の観点から用量を調整することとする．この患者から得られた血中濃度データを用い，ベイジアン法によってこの患者個人の薬物動態パラメータを推定し，用量の個別化投与設計を行うこととする．

初期投与設計に用いたシミュレーションのコントロールストリーム(TDM_0120_1.txt)を引用し，次に示すようにコントロールストリームを書き換える．ベイズ推定用のデータに$DATAのデータファイル名を書き換える．

$ESTのMAXE＝0はパラメータ推定をせず，$THETA，$OMEGA，$SIGMAに定義した母集団パラメータ値を使用することを意味する．METHOD＝CONDで推定アルゴリズムにはFOCE法を用い，POSTHOCでベイズ推定を行う(ただし，POSTHOCオプションは，FOCE法でデフォルト設定となっているため，必ずしも記載しなくてもよい)．$TABLEのFILE＝TDM_0121_2.csvで出力するファイル名を指定する．改行し，出力する内容(ID，TIME，TAD，DV，PRED，IPRED，TVCL，TVV，CL，V)を指定する．DVは実測値，PREDは母集団平均パラメータによる予測値，IPREDはベイズ推定値を出力する．3歳，体重47kgの小児での母集団平均値(TVCL，TVV)およびベイズ推定値(CL，V)を出力する．ファイル名を「TDM_0121_2.txt」として保存する(図7-30)．

```
$DATA   VCM_TDM_2.csv IGNORE=@
$EST
     MAXE=0   POSTHOC PRINT=1  METHOD=COND
$TABLE
     NOPRINT  ONEHEADER FILE=TDM_0121_2.csv FORMAT=,
NOAPPEND
     ID  TIME  TAD  DV  PRED IPRED  TVCL TVV CL  V
```

初期投与設計に用いたシミュレーション用のデータファイル (VCM_TDM_1.csv)を引用し，10mg/kgで投与したとき，TIME＝48 hrの血中濃度(DV)＝25μg/mLを入力する．

使用しない投与データ(その他のIDのデータ)は削除する．図7-31のようにデー

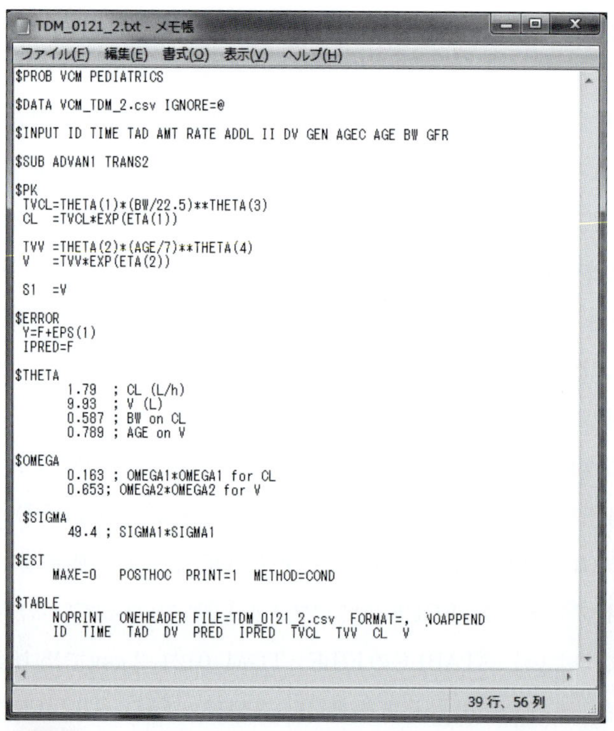

```
TDM_0121_2.txt - メモ帳
ファイル(F) 編集(E) 書式(O) 表示(V) ヘルプ(H)
$PROB VCM PEDIATRICS

$DATA VCM_TDM_2.csv IGNORE=@

$INPUT ID TIME TAD AMT RATE ADDL II DV GEN AGEC AGE BW GFR

$SUB ADVAN1 TRANS2

$PK
 TVCL=THETA(1)*(BW/22.5)**THETA(3)
 CL  =TVCL*EXP(ETA(1))

 TVV =THETA(2)*(AGE/7)**THETA(4)
 V   =TVV*EXP(ETA(2))

 S1  =V

$ERROR
 Y=F+EPS(1)
 IPRED=F

$THETA
       1.79  ; CL (L/h)
       9.93  ; V (L)
       0.587 ; BW on CL
       0.789 ; AGE on V

$OMEGA
       0.163 ; OMEGA1*OMEGA1 for CL
       0.653; OMEGA2*OMEGA2 for V

 $SIGMA
       49.4 ; SIGMA1*SIGMA1

$EST
     MAXE=0   POSTHOC  PRINT=1  METHOD=COND

$TABLE
     NOPRINT  ONEHEADER FILE=TDM_0121_2.csv  FORMAT=,  NOAPPEND
     ID  TIME  TAD  DV  PRED  IPRED  TVCL  TVV  CL  V

39 行、56 列
```

図7-30 ベイズ推定のコントロールファイル(TDM_0120_2.txt)

	A	B	C	D	E	F	G	H	I	J	K	L	M
1	ID	TIME	TAD	AMT	RATE	ADDL	II	DV	GEN	AGEC	AGE	BW	GFR
2	1	0	0	470	235	9	8	0	1	3	13	47	89
3	1	48	8	0	0	0	0	25	1	3	13	47	89
4													
5													

図7-31 ベイズ推定用データファイル(VCM_TDM_2.csv)

タファイルを作成し，ファイル名を「VCM_TDM_2.csv」として保存する．

コマンドプロンプトでNONMEM®を実行する(図7-32)．

出力されたベイズ推定結果(TDM_0121_2.csv)を図7-33に示す．投与開始後48時間の血中濃度は，初期投与設計時の予測濃度のPRED＝11.9μg/mLに対し，実測値はDV＝25μg/mLで，予測より高い値であった．予測時のクリアランス(TVCL＝2.76L/hr)および分布容積(TVV＝16.2L)と比べ，この患者のクリアランス(CL＝2.00L/hr)は低く，分布容積(V＝21.3L)は大きく推定された．本薬物動態モデルは1-コンパートメントモデルであることから，次式により消失半減期($t_{1/2}$)を容易に算出できる．

```
cmd.exe - ショートカット
Microsoft Windows [Version 6.1.7601]
Copyright (c) 2009 Microsoft Corporation.  All rights reserved.

C:¥>cd c:¥nmwork¥TDM

c:¥nmwork¥TDM>set path=c:¥nm74g64¥run

c:¥nmwork¥TDM>nmfe74 TDM_0121_2.txt out_TDM_0121_2.txt
```

図7-32 ベイズ推定のためのNONMEM®実行

	A	B	C	D	E	F	G	H	I	
1	TABLE NO. 1									
2	ID	TIME	TAD	PRED	IPRED	TVCL	TVV	CL	V	
3	1	0	0	0	0	2.7583	16.183	2.0011	21.343	
4	1	48	8	11.889	21.44	2.7583	16.183	2.0011	21.343	
5										

図7-33 ベイズ推定結果(TDM_0120_2.csv)

消失速度定数　$K_e = CL/V$　(3)

消失半減期　$t_{1/2} = 0.693/K_e$　(4)

予測時の消失半減期$t_{1/2}$が4.1時間であるのに対し，この患者の$t_{1/2}$は7.4時間となり，消失が予測より遅かったことが実測濃度が高い原因と考えられた．血漿中濃度のベイズ推定値はIPRED＝21.4μg/mLと，実測値より若干低い値が推定されたが，個体内変動を考慮すると，推定値は妥当であると考えられる．

血漿中濃度のベイズ推定値および実測値が目標の約2倍の濃度であったことから，個別最適投与量は投与した半分の5mg/kgに減量することを推奨する．薬物動態パラメータ(CL，V)のベイズ推定値から半減期が7.4時間と推定されていることから，1回の休薬で8時間後(8時間間隔の投与であるため)に血漿中濃度が半減すると予測されるので，その後に5mg/kg投与を開始することで，速やかに血漿中濃度を目標に設定できると考えられる．この症例の場合，投与設計の目安を立てやすい数値であったが，データによっては投与量だけでなく，投与間隔や休薬期間の調整など複雑な投与設計の変更が必要となることがある．複雑な投与設計は7.5.A「シミュレーションによる初期投与設計」の要領でコントロールストリームのパラメータをベイズ推定値に置き換えシミュレーションするとよい．

6 演習

臨床現場においては，NONMEM®による自らのPPKモデル構築もさることながら，PPKモデルを用いた初期投与設計，その後の薬物濃度測定値に基づいた個別最適投与設計が，実際的な状況として想定される．そこで，PPKモデルを活用した投与設計の流れに沿って，部分てんかん治療第一選択薬のカルバマゼピン経口投与を例としたNONMEM®演習を行う．

PPKモデルを活用した投与設計の流れ

①症例の初期投与設計（各投与法における薬物血中濃度推移の予測）

　↓薬物投与の開始

②薬物血中濃度の測定

　↓症例の個体パラメータ推定

③症例の個別最適投与設計（各投与法における薬物血中濃度推移の予測）

患者は，年齢10歳で体重35.8kgの女児．部分てんかん発作が発現し，カルバマゼピン単剤による治療を開始する予定となっている．カルバマゼピン細粒の承認用法・用量は「カルバマゼピンとして通常，成人には最初1日量200～400mgを1～2回に分割経口投与し，至適効果が得られるまで（通常1日600mg）徐々に増量する．症状により1日1,200mgまで増量することができる．小児に対しては，年齢，症状に応じて，通常1日100～600mgを分割経口投与する」とされている．

カルバマゼピンのPPKパラメータ（経口1-コンパートメントモデル）には，日本人での報告[5]を用いることとする．

カルバマゼピンのPPKパラメータ（経口1-コンパートメントモデル）

分布容積（V/F［L］）：$\theta = 1.61 \times$ 体重（BW［kg］），$\omega = 0.35$

吸収速度定数（K_a［1/hr］）：$\theta = 1.23$，$\omega = 0.86$

①年齢（AGE［years］）≧15歳

　消失速度定数（K_e［1/hr］）：

　　単剤投与時　$\theta = 0.0363 - 0.0001888 \times \mathrm{AGE}$

フェニトインまたはフェノバルビタール併用時

$$\theta = 0.0548 - 0.000284 \times \mathrm{AGE}$$

$\omega = 0.30$

②年齢(AGE)<15歳

クリアランス(CL/F[L/hr]):

単剤投与時　$\theta = (0.0618 - 0.00189 \times \mathrm{AGE}) \times \mathrm{BW}$

フェニトインまたはフェノバルビタール併用時

$$\theta = (0.09333 - 0.00285 \times \mathrm{AGE}) \times \mathrm{BW}$$

$\omega = 0.325$

$\sigma = 0.66$mg/L

例題 1

カルバマゼピン経口投与のPPKパラメータを用いて，症例Aにおける3つの投与法(1回100mgを1日1回，1日2回，1日3回投与した場合)での薬物血中濃度推移を予測せよ．そして，薬物血中濃度推移が4～8mg/L(最大でも12mg/L以下)の範囲[6,7]に入るような初期投与法を選択せよ．

例題 2

カルバマゼピン経口投与(1回100mg，1日2回)を開始して6日目朝の投与直前値(120時間後のトラフ濃度)を測定した結果，2.7mg/Lであった．この薬物血中濃度測定値に基づいて，症例Aの個体パラメータを推定せよ．そして，個体パラメータを用い，薬物血中濃度推移が4～8mg/L(最大でも12mg/L以下)の範囲[6,7]に入るようにカルバマゼピンの投与法を個別最適化せよ．

解答 1

症例Aが母集団平均パラメータに従うと仮定して，薬物血中濃度推移を予測する．AGE=10(years)，BW=35.8(kg)を代入すると，$K_a = 1.23$(1/hr)，$CL/F = 1.54$(L/hr)，$V/F = 57.6$(L)となり，$K_e = 0.0266$(1/hr)，$t_{1/2} = 26.0$(hr)となった．

よって，定常状態に達すると考えられる$t_{1/2}$の4～5倍にあたる120時間までの薬物濃度推移を予測する．

下記のとおり，コントロールストリーム「CBZ_Initial.txt」を作成する．

```
$PROB CBZ PEDIATRICS
$DATA CBZ_Initial.csv IGNORE=@
$INPUT ID TIME AMT ADDL II DV AGE BW EVID
$SUB ADVAN2 TRANS2
$PK
 KA  =THETA(1)*EXP(ETA(1))
 TVCL=(THETA(2)-THETA(3)*AGE)*BW; when AGE<15 and
monotherapy
 CL  =TVCL*EXP(ETA(2))
 TVV =THETA(4)*BW
 V   =TVV*EXP(ETA(3))
 KE  =CL/V
 S2  =V

$ERROR
 Y    =F+EPS(1)
 IPRED=F

$THETA
 1.23   ; THETA(1) KA (1/h)
 0.0618 ; THETA(2) CL/F (L/h) when AGE<15 and
 0.00189; THETA(3) CL/F (L/h) when AGE<15 and
 1.61   ; THETA(4) V/F (L)

$OMEGA
 0.740; ETA(1) KA
 0.106; ETA(2) CL/F when AGE<15 and monotherapy
 0.123; ETA(3) V/F
```

```
$SIGMA
 0.436; EPS(1)


$EST MAXEVAL=0 PRINT=1 METHOD=COND


$TABLE
 NOPRINT ONEHEADER NOAPPEND FILE=CBZ_Initial_A.csv
FORMAT=,
 ID TIME AMT ADDL II DV AGE BW EVID
 PRED KA CL V KE
```

$DATAのデータセット「CBZ_Initial.csv」は，図7-34のとおり作成する．ID＝1を1回100mg，1日1回，ID＝2を1回100mg，1日2回，ID＝3を1回100mg，1日3回で，120時間まで反復投与する．「EVID」がなくてもNONMEM®は実行できるが，EVID＝0で観測イベント(DVは薬物濃度測定値として認識される)，EVID＝1で投与イベント，EVID＝2ではその他のイベント(DVは観測でも投与でもないと認識される)をより明確にするため，設定している．

$SUBおよび$PKでは，経口1-コンパートメントモデルを設定する．

$ESTでは，パラメータ推定を行わず濃度予測のみであるためMAXEVAL＝0と設定し，$COVも不要となる．

$TABLEでは，ベイズ推定を行わず，母集団平均パラメータによる濃度予測のみであるため，「PRED」と設定する(IPREDを追加で設定してもPREDと等しい値が出力される)．

そして，NONMEM®実行結果出力の「CBZ_Initial_A.csv」より，図7-35のグラフが得られた．定常状態における薬物濃度推移は，1回100mg，1日1回で1.83～3.28mg/L，1日2回で4.51～5.74mg/L，1日3回では7.16～8.25mg/Lと予測された．よって，薬物血中濃度推移が4～8mg/L(最大でも12mg/L以下)の範囲に入るような初期投与法として，1回100mg，1日2回投与を選択した．

	A	B	C	D	E	F	G	H	I
1	ID	TIME	AMT	ADDL	II	DV	AGE	BW	EVID
2	1	0	100	4	24	0	10	35.8	1
3	1	1	0	0	0	0	10	35.8	2
4	1	2	0	0	0	0	10	35.8	2
5	1	3	0	0	0	0	10	35.8	2
6	1	4	0	0	0	0	10	35.8	2
7	1	5	0	0	0	0	10	35.8	2
8	1	6	0	0	0	0	10	35.8	2
9	1	7	0	0	0	0	10	35.8	2
10	1	8	0	0	0	0	10	35.8	2

（中略）

	A	B	C	D	E	F	G	H	I
117	1	115	0	0	0	0	10	35.8	2
118	1	116	0	0	0	0	10	35.8	2
119	1	117	0	0	0	0	10	35.8	2
120	1	118	0	0	0	0	10	35.8	2
121	1	119	0	0	0	0	10	35.8	2
122	1	120	0	0	0	0	10	35.8	2
123	2	0	100	9	12	0	10	35.8	1
124	2	1	0	0	0	0	10	35.8	2
125	2	2	0	0	0	0	10	35.8	2
126	2	3	0	0	0	0	10	35.8	2
127	2	4	0	0	0	0	10	35.8	2
128	2	5	0	0	0	0	10	35.8	2

（中略）

	A	B	C	D	E	F	G	H	I
238	2	115	0	0	0	0	10	35.8	2
239	2	116	0	0	0	0	10	35.8	2
240	2	117	0	0	0	0	10	35.8	2
241	2	118	0	0	0	0	10	35.8	2
242	2	119	0	0	0	0	10	35.8	2
243	2	120	0	0	0	0	10	35.8	2
244	3	0	100	14	8	0	10	35.8	1
245	3	1	0	0	0	0	10	35.8	2
246	3	2	0	0	0	0	10	35.8	2
247	3	3	0	0	0	0	10	35.8	2
248	3	4	0	0	0	0	10	35.8	2
249	3	5	0	0	0	0	10	35.8	2

図7-34 初期投資設計（3つの投与法における120時間までの薬物血中濃度予測）のためのデータセット（CBZ_Initial. csv）

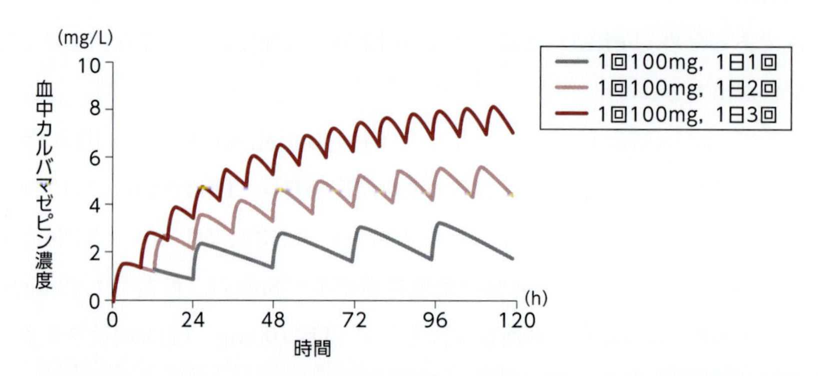

図7-35 初期投与設計された3つの投与法における血中カルバマゼピン予測濃度の推移

なお，その他の方法として，120時間後のトラフ濃度のみに着目したランダムシミュレーションを参考として示す.「$EST」ではなく「$SIMULATION」を用い，100回試行(NSUBPROBLEMS=100)を設定した．個体間変動ETAの分布に従った個体パラメータ(KA，CL，V)が100組発生して，100個のIPREDが出力されることになる.

```
$PROB CBZ PEDIATRICS

$DATA CBZ_Initial_2.csv IGNORE=@

                    (中略)

;$EST MAXEVAL=0 PRINT=1 METHOD=COND

$SIMULATION
 ONLYSIMULATION (12345) NSUBPROBLEMS=100

$TABLE
 NOPRINT ONEHEADER NOAPPEND FILE=CBZ_Initial_A_2.csv
FORMAT=,
 ID TIME AMT ADDL II DV AGE BW EVID
 IPRED  KA CL V KE
```

$DATAのデータセット「CBZ_Initial_2.csv」は，図7-36のとおりである.

NONMEM®実行結果出力の「CBZ_Initial_A_2.csv」より，120時間後のトラフ濃度の分布(平均±標準偏差，n=100)は，1回100mg，1日1回で1.91±0.78mg/L，1日2回で4.51±1.37mg/L，1日3回では7.01±2.06mg/Lと予測された.

	A	B	C	D	E	F	G	H	I
1	ID	TIME	AMT	ADDL	II	DV	AGE	BW	EVID
2	1	0	100	4	24	0	10	35.8	1
3	1	120	0	0	0	0	10	35.8	2
4	2	0	100	9	12	0	10	35.8	1
5	2	120	0	0	0	0	10	35.8	2
6	3	0	100	14	8	0	10	35.8	1
7	3	120	0	0	0	0	10	35.8	2

図7-36 初期投与設計(3つの投与法における120時間後のみの薬物血中濃度予測)のためのデータセット(CBZ_Initial_2. csv)

解答2

「CBZ_Initial_A.csv」より，1回100mg，1日2回における120時間後のトラフ濃度は4.51mg/Lと予測されたが，測定値は2.7mg/Lであった．この測定値に基づいて，下記のコントロールストリーム「CBZ_Bayes_Optimiz.txt」でベイズ推定を行う．「$DATA」および「$TABLE」(IPREDを必ず設定)が，コントロールストリーム「CBZ_Initial.txt」と異なっている．

```
$PROB CBZ PEDIATRICS


$DATA CBZ_Bayes_Optimiz.csv IGNORE=@

                         (中略)


$TABLE
 NOPRINT ONEHEADER NOAPPEND FILE=CBZ_Bayes_Optimiz_
A.csv FORMAT=,
 ID TIME AMT ADDL II DV AGE BW EVID
 IPRED  KA CL V KE
```

図7-37のデータセット「CBZ_Bayes_Optimiz.csv」において，120時間の「DV」はトラフ濃度測定値であるため，EVID＝0と設定する．ベイズ推定に加えて，個体パラメータに基づいた薬物濃度推移の予測を行うように，データセットを工夫する．クリアランスのみに基づいた大まかな比例計算(予測値4.51/測定値2.7＝1.67)により，本症例は母集団平均に比べて*CL*/*F*が1.67倍大きいと思われる．よって100mgの1.67倍，すなわち1回167mg,1日2回への個別最適化が示された．そこで，1回150mg，1日2回，および，1回100mg，1日3回(ともに300mg/日)の投与法を設定する．

そして，NONMEM®実行結果出力である図7-38「CBZ_Bayes_Optimiz_A.csv」より，本症例の個体パラメータは，K_a＝1.31 (1/hr)，*CL*/*F*＝2.16 (L/hr)，*V*/*F*＝54.2 (L)と推定された．母集団平均パラメータはK_a＝1.23 (1/hr)，*CL*/*F*＝1.54 (L/hr)，*V*/*F*＝57.6 (L)であり，トラフ濃度測定値だけを用いたベイズ推定のため，トラフ濃度へ特に影響しやすい*CL*/*F*だけしか大きく変化していない(5.4.F，p.194参照)．

	A	B	C	D	E	F	G	H	I
1	ID	TIME	AMT	ADDL	II	DV	AGE	BW	EVID
2	1	0	100	9	12	0	10	35.8	1
3	1	1	0	0	0	0	10	35.8	2
4	1	2	0	0	0	0	10	35.8	2
5	1	3	0	0	0	0	10	35.8	2
6	1	4	0	0	0	0	10	35.8	2

（中略）

	A	B	C	D	E	F	G	H	I
117	1	115	0	0	0	0	10	35.8	2
118	1	116	0	0	0	0	10	35.8	2
119	1	117	0	0	0	0	10	35.8	2
120	1	118	0	0	0	0	10	35.8	2
121	1	119	0	0	0	0	10	35.8	2
122	1	120	0	0	0	2.7	10	35.8	0
123	1	120	150	9	12	0	10	35.8	1
124	1	121	0	0	0	0	10	35.8	2
125	1	122	0	0	0	0	10	35.8	2
126	1	123	0	0	0	0	10	35.8	2
127	1	124	0	0	0	0	10	35.8	2
128	1	125	0	0	0	0	10	35.8	2

（中略）

	A	B	C	D	E	F	G	H	I
238	1	235	0	0	0	0	10	35.8	2
239	1	236	0	0	0	0	10	35.8	2
240	1	237	0	0	0	0	10	35.8	2
241	1	238	0	0	0	0	10	35.8	2
242	1	239	0	0	0	0	10	35.8	2
243	1	240	0	0	0	0	10	35.8	2
244	2	0	100	9	12	0	10	35.8	1
245	2	1	0	0	0	0	10	35.8	2
246	2	2	0	0	0	0	10	35.8	2
247	2	3	0	0	0	0	10	35.8	2
248	2	4	0	0	0	0	10	35.8	2
249	2	5	0	0	0	0	10	35.8	2

（中略）

	A	B	C	D	E	F	G	H	I
359	2	115	0	0	0	0	10	35.8	2
360	2	116	0	0	0	0	10	35.8	2
361	2	117	0	0	0	0	10	35.8	2
362	2	118	0	0	0	0	10	35.8	2
363	2	119	0	0	0	0	10	35.8	2
364	2	120	0	0	0	2.7	10	35.8	0
365	2	120	100	14	8	0	10	35.8	1
366	2	121	0	0	0	0	10	35.8	2
367	2	122	0	0	0	0	10	35.8	2
368	2	123	0	0	0	0	10	35.8	2
369	2	124	0	0	0	0	10	35.8	2
370	2	125	0	0	0	0	10	35.8	2

（以下，略）

図7-37 ベイズ測定（2つの投与法へ変更後の240時間までの薬物血中濃度予測）のためのデータセット（CBZ_Bayes_Optimiz. csv）

	A	B	C	D	E	F	G	H	I	J	K	L	M	N
1	ID	TIME	AMT	ADDL	II	DV	AGE	BW	EVID	IPRED	KA	CL	V	KE
2	1	0	100	9	12	0	10	35.8	1	0	1.3096	2.157	54.186	0.039807
3	1	1	0	0	0	0	10	35.8	2	1.3153	1.3096	2.157	54.186	0.039807
4	1	2	0	0	0	0	10	35.8	2	1.619	1.3096	2.157	54.186	0.039807
5	1	3	0	0	0	0	10	35.8	2	1.6517	1.3096	2.157	54.186	0.039807
6	1	4	0	0	0	0	10	35.8	2	1.6131	1.3096	2.157	54.186	0.039807
7	1	5	0	0	0	0	10	35.8	2	1.5571	1.3096	2.157	54.186	0.039807

図7-38 ベイズ測定の＄TABLE結果（CBZ_Bayes_Optimiz_A. csv）

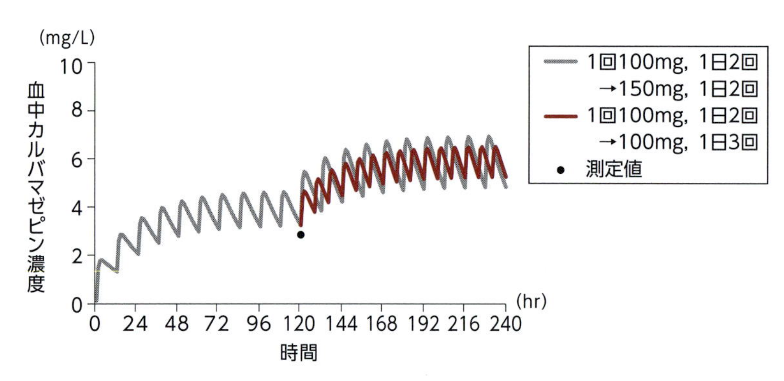

図7-39 ベイズ測定に基づいて個別化された2つの投与法における血中カルバマゼピン予測濃度の推移

「CBZ_Bayes_Optimiz_A.csv」をグラフ化して示す(図7-39)．1回100mg，1日2回の120時間以降に投与法を個別最適化することで，1回150mg，1日2回で4.65～6.71mg/L，1回100mg，1日3回では5.06～6.28mg/Lの範囲で濃度推移すると予測された．よって，薬物血中濃度推移が4～8mg/L(最大でも12mg/L以下)の範囲に入るような個別最適投与法として，1回150mg，1日2回または1回100mg，1日3回を選択した．1日3回の服薬に支障がなければ，より狭い濃度範囲で推移する1回100mg，1日3回の方が，薬物濃度が日間で変動したとしても4～8mg/Lに収まりやすいと考えられる．測定値のないピーク濃度については，ベイズ推定による個体パラメータを用いた濃度予測の精度は低い(5.4.F，p.194参照)．

引用文献

1. Radojka M, et al : Importance of shrinkage in empirical Bayes estimates for diagnostics : problems and solutions. AAPS J, 11 : 558-569, 2009.
2. 高井啓二ほか編：欠測データの統計科学——医学と社会科学への応用(調査観察データ解析の実際 第1巻)，岩波書店，2016.
3. Holford N, et al : A pharmacokinetic standard for babies and adults. J Pharm Sci, 102 : 2941-2952, 2013.
4. Savic RM, et al : Importance of shrinkage in empirical bayes estimates for diagnostics : problems and solutions. AAPS J, 11 : 558-569, 2009.
5. 堀 了平ほか：日本人におけるpopulation pharmacokinetic parametersの推定II. カルバマゼピン. 薬剤学，49：304-312，1989.
6. 日本TDM学会抗てんかん薬TDM標準化ガイドライン策定委員会：抗てんかん薬TDM標準化ガイドライン(STATEMENT)．TDM研究，34：67-95，2017.
7. Abbott Laboratories : Therapeutic drug monitoring clinical guide (4th edition), pp55-56, 2017. Available at : 〈https : //www.corelaboratory.abbott/sal/learningGuide/ADD-00061347_TDM_Learning_Guide.pdf〉

第 8 章

解析プログラムNONMEM®を用いたpopulation PK/PDの理解

1 到達目標と概説

到達目標

1. NONMEM®を用い，直接反応モデル，効果コンパートメントモデル，間接反応モデルによるPPK/PDモデルを構築することができる．
2. PPK/PDモデルと患者情報を用い，個別化投与計画を立案できる．

本章では，解析プログラム「NONMEM®」を用いたpopulation PK/PDモデリングの解説を行う．初めに薬物血中濃度と薬効の関係を表すpopulation PD(PPD)モデル構築について説明し，次いでPPKモデルとPPDモデルの統合方法を説明する．PPK/PDモデルは，直接反応モデル，効果コンパートメントモデル，間接反応モデルの解析方法を説明する．ここで説明するPK/PDモデルは比較的シンプルなモデルであり，PK/PD関連の文献を調べると，ここで紹介するモデルに比べコンパートメント数が多く，複雑で理解が難しい印象があるかもしれない．しかし，現在報告されているPK/PDモデルの多くは本章で説明するPK/PDモデルを組み合わせたものであり，本章で説明する方法で解析が可能である．章末には，PPK/PDモデルに基づくベイズ推定と個別化投与設計として，仮想症例の応用例を説明する．この症例ではやや複雑なPPK/PDモデルを用いベイズ推定を行うので，コントロールストリームを比較し，シンプルなPK/PDモデルの組み合わせにすぎないことを確認してほしい．

本章で用いる直接反応モデル，効果コンパートメントモデル，間接反応モデルの説明は第4章にあるため，ここでの説明は省略した．NONMEM®およびエクセルを用いた解析を想定しているため，Wings for NONMEMやPerl-speaks-NONMEMなどの解析ツールを利用し，複雑なシミュレーションやパラメータ推定を複数回実行する必要があるvisual predictive checkやブートストラップ法によるパラメータ推定値の信頼区間推定は本章では取り扱わない．

2 PPDモデル(PDモデルでの個体間・個体内変動の設定)

到達目標

1. PDモデルのパラメータとは何か説明できる.
2. 「$PRED」を用い, PPDモデルのパラメータ推定ができる.

PKモデルとは, 薬物血中濃度と投与後経過時間の関係を表す数理モデルである. PPKモデルでは, 薬物血中濃度推移の個体差を説明するため, PKモデルのパラメータであるクリアランスや分布容積の個体差を統計モデルにより表した. さらに, 個体差の要因を調べるため共変量探索を行い, 未知の原因による個体差を, クレアチニンクリアランスや体重などの要因の差として説明した. 個体内の血中濃度のばらつきを統計モデルとして表し, 個体内変動としてPPKモデルを構築した. 一方, PDモデルとは, 薬物血中濃度と薬効の関係を表す数理モデルである. 受容体のタンパク構造や発現数には個人差があるため, 同じ作用部位濃度でも薬効には個人差が生じる. この感受性の個人差をPDパラメータの個人差として表す必要がある. PPDモデルでは, PPK解析と同様に, PDモデルのパラメータに個体間変動や共変量を設定することが可能であり, 個体内の薬効のばらつきを個体内変動としてPPDモデルを構築する.

図8-1に, Fukudoらが報告した免疫抑制薬(カルシニューリン阻害薬)タクロリムスのPPDパラメータ[1]よりモンテカルロ・シミュレーションにより発生させた仮想患者3症例の, カルシニューリン活性-血中タクロリムス濃度曲線を示す. 血中タクロリムス濃度はトラフ値である. 仮想患者3症例の曲線は異なり, 血中タクロリムス濃度のトラフ値が10ng/mLのとき, カルシニューリン活性はそれぞれ47, 69, 81pmol/min/mg proteinと異なる値を示している. これは, 薬物血中濃度が同じ患者でも, 薬の効果に差が生じることを示している. 本節では, Fukudoらが報告した肝移植患者におけるタクロリムスのPPDパラメータを用い, モンテカルロ・シミュレーションにより発生させた仮想カルシニューリン活性データを対象にPPDモデル構築を行うことにより, PDモデルでの個体間・個体内変動の設定につ

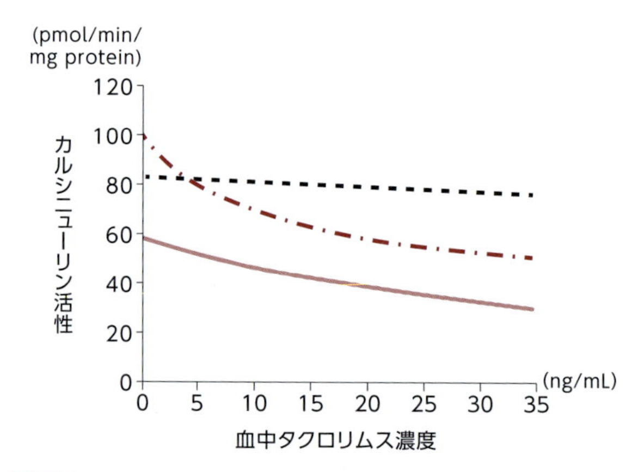

図8-1 カルシニューリン活性-血中タクロリムス濃度曲線

Fukudoらが報告したタクロリムスPPDパラメータより発生させた症例の仮想患者を比較した．血中タクロリムス濃度が等しくてもカルシニューリン活性が異なっている．

いて説明する．

❶ 対象データ・条件

仮想肝移植患者は100例，採血数は1例につき10点とする．採血は，タクロリムス投与開始前に1回，投与開始後は全て投与直前（トラフ値）に行われ，投与開始前の採血を除き，すべての血液サンプルで血中タクロリムス濃度およびカルシニューリン活性の測定が行われているとする．タクロリムス投与開始前の血中タクロリムス濃度は0ng/mLとし，定量下限は得られた血中タクロリムス濃度およびカルシニューリン活性に比べ十分低く，PPD解析を行う上で考慮する必要はない．図8-2に，対象データのカルシニューリン活性と血中タクロリムス濃度の散布図を示す．

❷ データセットの作成

データセットの一部を表8-1に示す．薬物血中濃度値とそれに対応するバイオマーカー（活性）値が，データセットとなっている．「CONC」は血中タクロリムス濃度，「DV」にはPDの観測値であるカルシニューリン活性，「CANB」はカルシニューリン活性のベースラインである．「CONC＝0」の「DV」がカルシニューリン活性のベースラインであるため，「CANB」と「CONC＝0」の行の「DV」は同じ値となっている．共変量探索は行わないため，症例ごとの血中タクロリムス濃度とカルシニューリン活性のみのデータセットとなっている．

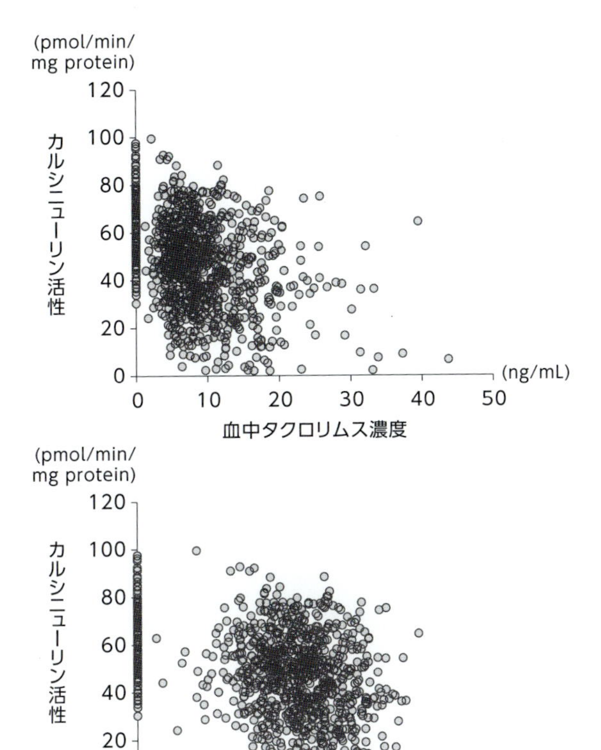

図8-2 カルシニューリン活性-血中タクロリムス濃度曲線
上段は線形軸，下段は，血中タクロリムス濃度を対数軸とした

表8-1 データセットの一部

ID	CONC	DV	CANB
1	0	97.536	97.536
1	2.17	99.473	97.536
1	3.83	92.642	97.536
1	5.25	81.798	97.536
1	5.28	57.553	97.536
1	5.33	73.846	97.536
1	8.04	79.528	97.536
1	8.68	58.704	97.536
1	9.02	66.617	97.536
1	12.04	79.975	97.536
2	0	44.917	44.917
2	4.25	32.123	44.917
2	4.44	32.921	44.917

❸ $PREDを用いたコントロールストリームの作成

PDモデルを最大効果モデルとしたコントロールストリームを以下に示す.

```
$PROB 8.2 PPD(TACROLIMUS)
$DATA TACPPDdata.dat IGNORE=@
$INPUT ID CONC DV CANB
$THETA
(0, 61.9, 100)  ; TVCAN0
(0, 59.8, 100)  ; TVEMAX
(0, 9, 40) ; TVEC50
$OMEGA
182.25  ; ETACAN0
0 FIX ;ETAEMAX
0.662596  ; ETAEC50
$SIGMA
73.96 ; EPSADD
$PRED
CAN0=THETA(1)+ETA(1)
EMAX=THETA(2)*EXP(ETA(2))
EC50=THETA(3)*EXP(ETA(3))
IPRED = CAN0 - (EMAX*CONC)/(EC50+CONC)
Y=IPRED+EPS(1)
IRES = DV - IPRED
$ESTIM METHOD=1 INTER MAXEVAL=9000 PRINT=50 POSTHOC
$COV
$TABLE ID CONC DV CAN0 EMAX EC50 IPRED CWRES IRES
NOPRINT ONEHEADER FILE=TACPPD.fit
```

PPD解析は$PREDにモデル式を入力し行う.PREDPPライブラリは使用しないため,「$SUBROUTINES」は不要である.PDパラメータの定義も「$PRED」で行うため,「$PK」も不要である.

コントロールストリームの「$PRED」に記述している

```
IPRED = CAN0 - (EMAX*CONC)/(EC50+CONC)
```

が最大効果モデルを表している.「IPRED」はカルシニューリン活性の個別予測値,「CAN0」はカルシニューリン活性の投与前値(ベースライン),「EMAX」は最大効果,「EC50」は最大効果の50%の効果が得られる血中タクロリムス濃度である. 上記のコントロールファイルでは,「CAN0」を「THETA」とし推定しているが, 症例すべてにおいてベースラインを測定している場合,「THETA」として推定せず, 測定値を「CAN0」としてPDモデルを構築できる. その場合は, あらかじめデータセット中にベースラインのバイオマーカー列「CANB」を作成し,

```
IPRED = CANB - (EMAX*CONC)/(EC50+CONC)
```

とし,

```
CAN0 = THETA(1)+ETA(1)
```

を削除する. また, 薬物血中濃度の上昇によりバイオマーカーが低下する現象を最大効果モデルで記述する場合, 薬物血中濃度が無限大となるとバイオマーカーは0になると仮定すると,「CAN0＝EMAX」の関係が成り立つ. すると,

```
IPRED = CAN0 - (CAN0*CONC)/(EC50+CONC)
```

あるいは,

```
IPRED = CANB - (CANB*CONC)/(EC50+CONC)
```

と記述でき, 推定するパラメータの数を減らすことができる.「CAN0」の初期値は, 薬物血中濃度＝0におけるバイオマーカーの値,「EMAX」の初期値は上記の考え方に基づいて「CAN0」の初期値と同じ値,「EC50」は片対数グラフ(表8-2下段)の方から大まかに読み取って, バイオマーカーが50%となる薬物血中濃度の値を参考に決定する.

❹ PPDモデルにおける個体間変動と個体内変動の設定

PPDモデルのPDパラメータもPPKモデルのPKパラメータと同様に, 個体間変動を設定できる. 正規分布, または対数正規分布に従うと仮定する場合が多い. 上記のコントロールストリームでは,「CAN0」の個体間変動は正規分布,「EMAX」お

よび「EC50」の個体間変動はPKパラメータと同じ種類の分布が想定されるため対数正規分布を仮定し，カルシニューリン活性の個体内変動は正規分布を仮定した．「CAN0」の個体間変動分散の初期値は，ベースラインのカルシニューリン活性の値から計算した値を用いた．「EC50」の個体間変動分散の初期値は，「EC50」の初期値近辺の血中タクロリムス濃度の分散の値を用いた．今回対象としたデータは，血中タクロリムス濃度が高濃度の症例は少なく，「EMAX」の個人差に関する情報は少ないと考え，「EMAX」の個体間変動分散は0とし，推定しなかった．バイオマーカーの個体内変動も，PPKモデルにおける個体内変動と同様に設定する．個体内変動は，混合誤差モデル，比例誤差モデル，絶対誤差モデルを検討する．

❺ モデルの評価

PPDモデル構築におけるモデル評価においても，PPKモデル構築と同様に，NONMEM®によって算出される目的関数値，推定値の標準誤差，推定値の生理学的・薬力学的妥当性，モデル診断プロットやvisual predictive checkの評価を行う．以下には，PDモデルを最大効果モデルとし，PDパラメータとしてカルシニューリン活性のベースライン「CAN0」，「EMAX」および「EC50」を推定し，その個体間変動は「CAN0」が正規分布，「EMAX」は個体間変動なし，「EC50」は対数正規分布，個人内変動は正規分布に従うと仮定したPPDモデルにおける推定値を表8-2に，モデル診断プロットを図8-3に示す．

Visual predictive checkは推定したPPDパラメータを用い，モンテカルロ・シミュ

表8-2 PPDパラメータ推定値

	推定値(標準誤差%)
目的関数値(OBJ)	5680.096
パラメータ	
CAN0(pmol/min/mg protein)	61.7 (2.4)
E_{MAX}(pmol/min/mg protein)	50.7 (6.6)
EC_{50}(ng/mL)	19.7 (16.1)
個体間変動	
ベースライン(SD, pmol/min/mg protein)	12.7 (14.7)
EC_{50}(CV%)	85.2 (25.9)
個体内変動(SD, pmol/min/mg protein)	8.48 (5.1)

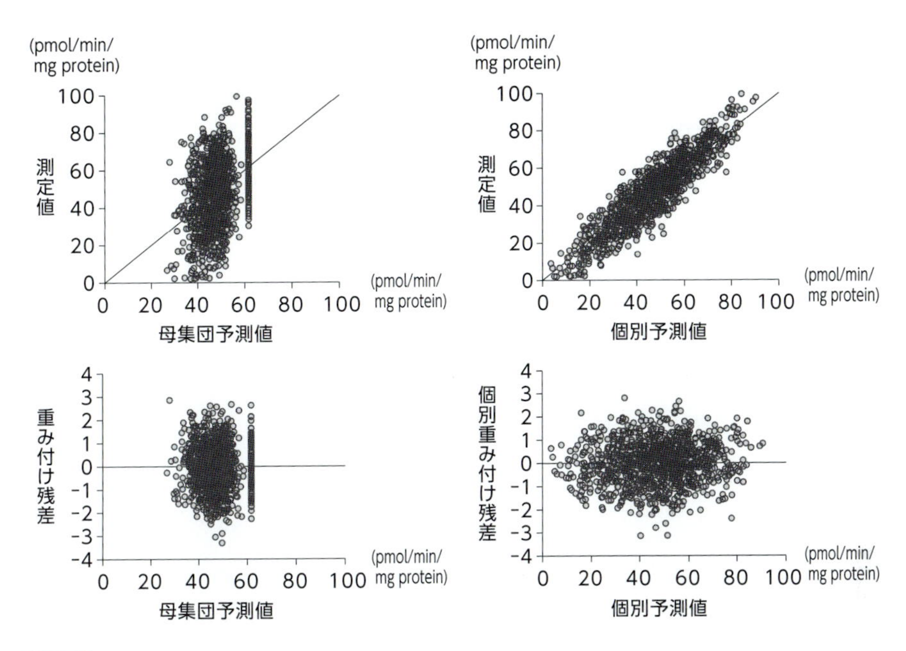

図8-3 モデル診断プロット

個別重み付け残差は，上記のコントロールストリームを実行して出力したIRESを個人内変動の標準偏差で除した.

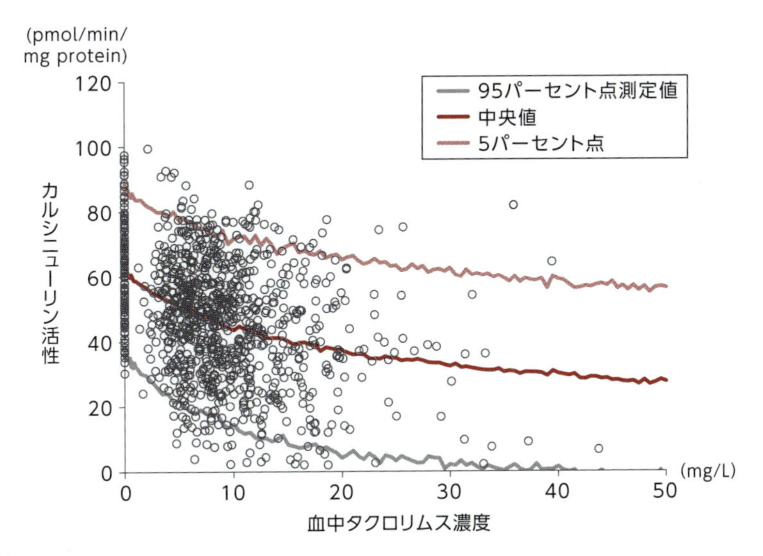

図8-4 測定値とモデル予測値の比較

PPDモデルを用い仮想患者1000症例のモンテカルロ・シミュレーションを行い，5パーセント点，中央値，95パーセント点を線で示した.

レーションによりバイオマーカーを発生させ，その発生させたバイオマーカーのばらつきと測定値のばらつきを比較することにより，モデルを評価する手法である．モデルによる予測区間の算出は，perl-speaks-NONMEMや，Wings for NONMEMといった解析補助ソフトと統計解析環境Rを用いると比較的容易に算出でき，グラフも作成できる(図8-4)．

❻ シミュレーション

PPDモデルを構築すると，血中濃度がある値となったとき，どの程度の薬効が得られるか，また，その個人差はどの程度あるのかをモンテカルロ・シミュレーションにより予測することが可能となる．以下では，上記で検討した最大効果モデルを用い，NONMEM®およびExcel®を使用してモンテカルロ・シミュレーションを行う方法を説明する．

PDモデルを最大効果モデルとしたモデルの推定結果を用いたモンテカルロ・シミュレーションには，下記のコントロールストリームを使用した．

```
$PROB 8.2 PPD (TACROLIMUS SIMULATION)
$DATA vpcdat.csv IGNORE=@
$INPUT ID CONC DV
$THETA
61.7 ; TVCAN0
50.7 ; TVEMAX
19.7 ; TVEC50
$OMEGA
161 ; ETACAN0
;0 FIX ;ETAEMAX
0.726 ; ETAEC50
$SIGMA
71.8 ; EPSADD
$PRED
CAN0=THETA(1)+ETA(1)
EMAX=THETA(2)
EC50=THETA(3)*EXP(ETA(2))
```

```
IPRED = CAN0 - (EMAX*CONC)/(EC50+CONC)
Y=IPRED + EPS(1)
REP=IREP
$SIMULATION (12345 NEW) ONLYSIM SUBPROBLEMS=1000
$TABLE ID REP CONC DV CAN0 EMAX EC50 IPRED PRED Y
NOPRINT NOHEADER NOAPPEND FILE=TACPPD.fit
```

「$THETA」「$OMEGA」「$SIGMA」には，推定値を入力している．「$PRED」に記載している「IREP」は，シミュレーション回数を意味する予約語である．1回目のシミュレーションでは1, 10回目のシミュレーションでは10が代入される．しかし，「IREP」は「$PRED」内での予約語のため，そのままではテーブルに出力できない．「$PRED」で「REP＝IREP」とし，「REP」に代入し直し，「$TABLE」に「REP」を追加することによってシミュレーション回数をテーブルに出力している．「$SIMULATION」を記載すると，モンテカルロ・シミュレーションを行うことができる.「SUBPROBLEMS」がシミュレーション回数の指定である.「SUBPROBLEMS」を1000と設定すると，1回目のシミュレーション結果の下側に2回目のシミュレーション結果，その下側に3回目という構造のテーブルファイルが出力されるが，シミュレーション結果ごとにヘッダーがあり，出力されたテーブルファイルを編集する際にヘッダーを削除する処理が必要になる．そこで，テーブルファイルにはヘッダーを表示しないよう「$TABLE」で「NOHEADER」を指定している．

上記のモンテカルロ・シミュレーション用コントロールストリームを実行し，得られた「TACPPD.fit」の一部を表8-3に示す．この「TACPPD.fit」にはヘッダーが出力されない設定のため,テーブルファイル作成後にヘッダー部分を追記している．表8-3には，1000回のシミュレーションデータから，1回目のシミュレーションの最初の2行と最後の2行，および2回目のシミュレーションの最初の2行を抽出して示している．実際は，「CONC」は0.001から50まで，刻み幅を変え126点を設定しシミュレーションした．「REP」はシミュレーション回数を示すため，「REP＝2」となる行は2回目のシミュレーション結果である．このようにシミュレーション回数を増やすと，表の下部にシミュレーション結果が追加されて出力される．「REP」が異なると個体間変動を設定したPDパラメータである「CAN0」「EC50」が異なり，個体間変動を0とした「EMAX」は同じ値であることに注目してほしい．「PRED」は

表8-3 シミュレーション結果の一部

ID	REP	CONC	DV	CAN0	EMAX	EC50	IPRED	PRED	Y
1	1	0.001	95.104	96.916	50.7	6.7567	96.908	61.697	95.104
1	1	0.002	107.96	96.916	50.7	6.7567	96.901	61.695	107.96
1	1	49.5	56.016	96.916	50.7	6.7567	52.305	25.433	56.016
1	1	50	63.69	96.916	50.7	6.7567	52.251	25.33	63.69
1	2	0.001	36.301	43.495	50.7	44.606	43.494	61.697	36.301
1	2	0.002	37.574	43.495	50.7	44.606	43.493	61.695	37.574

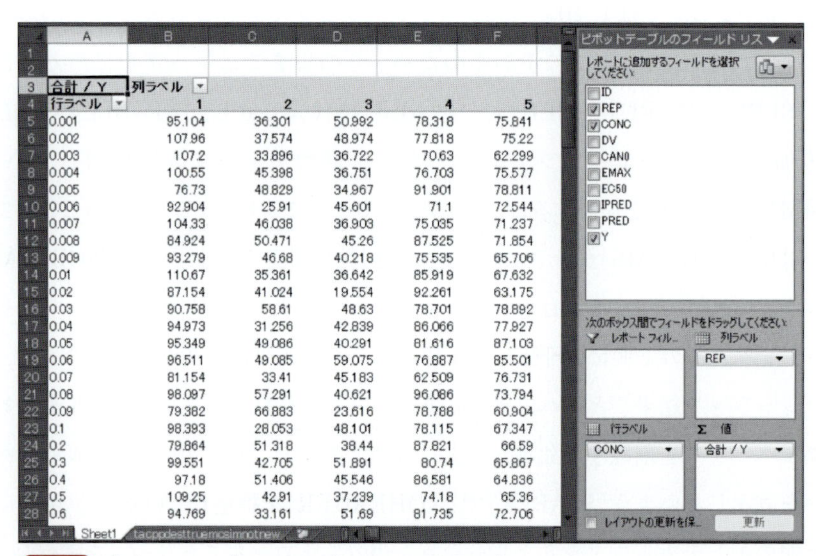

合計 / Y	列ラベル				
行ラベル	1	2	3	4	5
0.001	95.104	36.301	50.992	78.318	75.841
0.002	107.96	37.574	48.974	77.818	75.22
0.003	107.2	33.896	36.722	70.63	62.299
0.004	100.55	45.398	36.751	76.703	75.577
0.005	76.73	48.829	34.967	91.901	78.811
0.006	92.904	25.91	45.601	71.1	72.544
0.007	104.33	46.038	36.903	75.035	71.237
0.008	84.924	50.471	45.26	87.525	71.854
0.009	93.279	46.68	40.218	75.535	65.706
0.01	110.67	35.361	36.642	85.919	67.632
0.02	87.154	41.024	19.554	92.261	63.175
0.03	90.758	58.61	48.63	78.701	78.892
0.04	94.973	31.256	42.839	86.066	77.927
0.05	95.349	49.086	40.291	81.616	87.103
0.06	96.511	49.085	59.075	76.887	85.501
0.07	81.154	33.41	45.183	62.509	76.731
0.08	98.097	57.291	40.621	96.086	73.794
0.09	79.382	66.883	23.616	78.788	60.904
0.1	98.393	28.053	48.101	78.115	67.347
0.2	79.864	51.318	38.44	87.821	66.59
0.3	99.551	42.705	51.891	80.74	65.867
0.4	97.18	51.406	45.546	86.581	64.836
0.5	109.25	42.91	37.239	74.18	65.36
0.6	94.769	33.161	51.69	81.735	72.706

図8-5 ピボットテーブルによるデータハンドリング

「THETA」の値を用い計算されるため，「REP」が異なっても同じ値が出力される．「IPRED」は個体間変動のばらつきを考慮した予測値，「Y」は，「IPRED」に加え個体内変動を考慮した予測値である．

カルシニューリン活性のばらつきをグラフ化するためには，各「REP」の同一「CONC」における「Y」のパーセント点を算出する必要がある．この処理には，Excel®のピボットテーブルを用いる．ピボットテーブルのフィールドリストで行ラベルに「CONC」，列ラベルに「REP」，値に「Y」を指定すると図8-5に示すように，同一「CONC」における各「REP」の「Y」の値が，同一行に表示される．A列に列を挿入し，

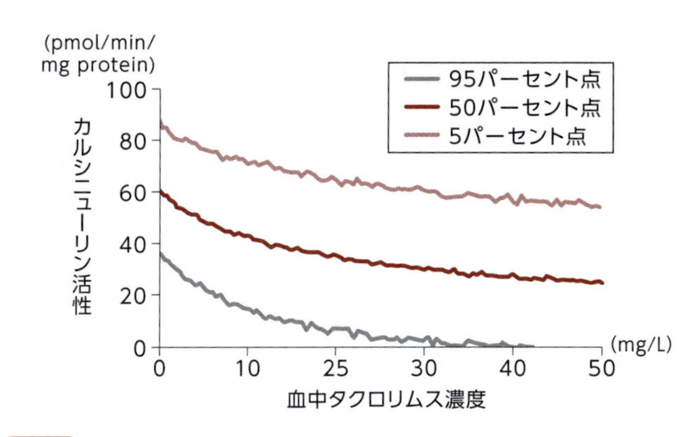

図8-6 モンテカルロ・シミュレーションによるカルシニューリン活性-血中タクロリムス濃度

「percentile.exc」関数により各「CONC」の5, 50, 95パーセント点を算出し,「CONC」に対してプロットすると, 図8-6のモデル予測値のグラフが作成できる.

❼ PPD解析を行う上での注意点

本節で示したPPD解析では時間の概念がないため, 効果の経時推移と血中濃度の経時推移のずれを, ある血中濃度における効果発現の個人差として評価してしまうことが考えられる. 解析対象データの採血時間が複数あるのか, あるいはトラフ値だけなのかなど, データの吟味が必要である. 解析対象のデータがトラフ値だけの場合, トラフ値における薬効は構築したPPDモデルから予測可能であるが, 血中薬物濃度がピーク値付近の薬効予測は困難である.

3 PPKモデルとPPDモデルの統合方法

到達目標

1. 逐次解析を行う時の薬物血中濃度推移の取り扱いを説明できる.
2. 同時解析と逐次解析のメリット・デメリットを説明できる.

前節の8.2「PPDモデル」では，薬物血中濃度の測定値とバイオマーカーの関係の母集団モデルを構築する手法を説明した．PPDモデルは薬物血中濃度とバイオマーカーの関係を表すモデルであり，時間経過という概念がないため，患者の薬効の時間経過を予測することは困難である．一方，PPKモデルは，薬物血中濃度の経時推移を表すモデルである．PPKモデルとPPDモデルを統合することにより，薬効の経時推移を記述することができる.

PPK/PDモデルの構築方法は，PPKモデルを構築したのち，PPDモデルを構築する逐次解析と，PPKモデルとPPDモデルを同時に構築する同時解析に大別される．逐次解析は，PPKモデルを構築し，PKに関するパラメータをすべて推定した後，PPDモデルを構築する解析方法である．PPDモデルを構築する際，モデル構築に用いる薬物血中濃度は，母集団推定値による予測値(PRED)またはベイズ推定値による個別予測値(IPRED)の2通りがある．母集団推定値による予測値を用いる方法をpopulation PK parameter (PPP)法，ベイズ推定値による予測値を用いる方法をindividual PK parameter (IPP)法と呼ぶ[2]．同時解析は，PPKパラメータとPPDパラメータを同時に推定する手法である．これらの手法の比較表を**表8-4**に示す．本節では，PKモデルを経口1-コンパートメントモデル(バイオアベイラビリティは便宜上，1として省略)，PDモデルをシグモイドE_{max}モデルの直接反応モデルとして，NONMEM®を用い逐次解析および同時解析を行う場合のデータ構造の違いと，それぞれの解析方法の特徴を概説する.

表8-4 逐次解析(IPP法，PPP法)および同時解析によるPPDモデル構築の比較

	逐次解析		同時解析
	IPP法	PPP法	
解析に必要なPKデータ	対象薬物のPPKパラメータと個別PKパラメータのベイズ推定に必要な薬物血中濃度測定値，患者情報	対象薬物のPPKパラメータ	PPKモデル構築可能な血中濃度データ
解析に必要なPDデータ	バイオマーカーの経時的データ	バイオマーカーの経時的データ	バイオマーカーの経時的データ
特徴	PKパラメータ推定とPDパラメータの推定が独立している	PDパラメータの個人間変動に，PKの個人差が含まれる	PKおよびPDデータが，PKおよびPDパラメータ推定にお互いに干渉しあう

A IPP法によるPPDパラメータの推定

IPP法によるリバーロキサバンのPPDパラメータ推定のコントロールストリームとデータセットの一部を示す(表8-5)．PPKモデルに関する部分は，第7章に記載の方法を用いた．

```
$PROB 8.3.A PPK/PD sequential analysis(IPP)
$DATA S821IPPDATA.csv IGNORE @
$INPUT ID TIME AMT DV ICL IVD IKA
$SUB ADVAN2 TRANS2
$THETA
(0,17.9) ;TVE0
(0,43.2) ;TVEMAX
(0,240) ;TVEC50
(0,1.18) ;TVHILL
$OMEGA
0.0228 ;ETAE0
0.0113 ;ETAEC50
$SIGMA
0.0477 ;EPSPD
```

```
$PK
; PK PARAMETER
CL=ICL
V=IVD
KA=IKA
SC=V
; PD PARAMETER
TVE0 =THETA(1)
TVEMAX =THETA(2)
TVEC50=THETA(3)
TVHILL=THETA(4)
E0=TVE0*EXP(ETA(1))
EMAX=TVEMAX
EC50=TVEC50*EXP(ETA(2))
HILL=TVHILL
$ERROR
IPRED=F
EFFE=EMAX*IPRED**HILL/(EC50**HILL+IPRED**HILL)
E=E0+EFFE
Y=E*EXP(EPS(1))
$ESTIM METHOD=ZERO
$COV
```

データセットにあらかじめ推定したPKパラメータのベイズ推定値を記入しておく．「$INPUT」では「CL」「V」「KA」のベイズ推定値のラベルは「ICL」「IVD」「IKA」としているが，これは予約語ではないため他の文字列でもよい．IPP法では，PKパラメータの母集団推定値は用いないため，「$THETA」ではPDパラメータのみ定義する．

「$PK」で「CL=ICL」「V=IVD」「KA=IKA」とすることにより，個人のベイズ推定値を「CL」「V」「KA」に代入する．「$ERROR」はIPP法とPPP法（次項8.3.B）とで変わりがないが，IPP法では，PKパラメータにベイズ推定値が代入されるため，「IPRED」には個人ごとに異なる薬物血中濃度が算出される．IPP法では，PPP法と異なりPDパラメータの個体間変動には，PKの個体差は含まれない．したがって，

表8-5 IPP法による逐次解析のデータセット作成例(S821IPPDATA.csv)

ID	TIME	AMT	DV	ICL	IVD	IKA
1	0	10000	0	8.5153	42.9	0.25528
1	24	0	25.981	8.5153	42.9	0.25528
1	336	0	36.453	8.5153	42.9	0.25528
1	337.53	0	40.042	8.5153	42.9	0.25528
2	0	10000	0	4.2757	42.9	0.51799
2	24	0	18.716	4.2757	42.9	0.51799
2	336	0	29.646	4.2757	42.9	0.51799
2	337.74	0	31.596	4.2757	42.9	0.51799

PDパラメータの共変量探索は，薬力学的要因のみを検討する．IPP法では，薬物血中濃度推移はベイズ推定により求めた個別PKパラメータを用いるため，各症例最低1点の血中薬物濃度データとベイズ推定を行うためのPPKモデルが必要である．

B PPP法によるPPDパラメータの推定

PPP法のコントロールストリームとデータセットの一部(**表8-6**)を示す．

```
$PROB 8.3.B PPK/PD sequential analysis(PPP)
$DATA S821PPPDATA.csv IGNORE @
$INPUT ID TIME AMT DV
$SUB ADVAN2 TRANS2
$THETA
4.72 FIX ;TVCL(L/H)
42.9 FIX ;TVV(L)
0.6 FIX ;TVKA(/H)
(0,17.9) ;TVE0
(0,43.2) ;TVEMAX
(0,240) ;TVEC50
```

```
(0,1.18) ;TVHILL
$OMEGA
0.0228 ;ETAE0
0.0113 ;ETAEC50
$SIGMA
0.0477 ;EPSPD
$PK
; PK PARAMETER
TVCL=THETA(1)
TVV=THETA(2)
TVKA=THETA(3)
TVF1=THETA(4)
CL=TVCL
V=TVV
KA=TVKA
SC=V
; PD PARAMETER
TVE0 =THETA(5)
TVEMAX =THETA(6)
TVEC50=THETA(7)
TVHILL=THETA(8)
E0=TVE0*EXP(ETA(1))
EMAX=TVEMAX
EC50=TVEC50*EXP(ETA(2))
HILL=TVHILL
$ERROR
CP=F
EFFE=EMAX*CP**HILL/(EC50**HILL+CP**HILL)
E=E0+EFFE
Y=E*EXP(EPS(1))
$ESTIM METHOD=ZERO
$COV
```

表8-6 PPP法による逐次解析のデータセット作成例(S821PPPDATA.csv)

ID	TIME	AMT	DV
1	0	40000	0
1	0.39	0	26.548
1	1.06	0	35.511
2	0	40000	0
2	0.42	0	34.99
2	3.42	0	46.021

データセットの「DV」には，PDの観測値であるバイオマーカー値を記載する(PKの観測値である薬物血中濃度ではない)．逐次解析におけるPPKモデルとPPDモデルの統合では，推定するパラメータはPDモデルに関するパラメータのみではあるが，薬物血中濃度の母集団予測値(PRED)を計算するために「$SUB」でPKモデルを指定する．PKパラメータは推定しないため，「$THETA」のPKパラメータは，PPKモデル解析によって事前に得られた推定値で固定(FIX)している．「$OMEGA」と「$SIGMA」では，PDモデルの個体間変動分散，個体内変動分散の初期値のみ設定している．

「$ERROR」でPDモデル(この例ではシグモイド$E_{max}$モデル)を定義する．コントロールストリーム中では，「CP＝F」とし薬物血中濃度モデル予測値を「CP」に代入している．「$PK」でPKパラメータの個体間変動を定義していないため，「CP」は全症例同じ薬物血中濃度，すなわち「PRED」が算出される．PPP法では，各個体で異なるはずの薬物血中濃度の推移をすべて同じと仮定しPDパラメータを推定するため，本来は存在しているはずのPKの個体差を，PDの個体差としてPPK/PDモデルを構築することになる．したがって，PKとPDの個体差を区別して評価することができない．共変量をPDパラメータに組み込む際には，PKの個体差を説明する因子と，PDの個体差を説明する因子を検討する必要があり，検出された共変量の解釈には注意が必要である．また，PPP法では薬物血中濃度推移はPKモデルによる予測値を用いるため，解析対象として，薬物血中濃度データは必要なく，バイオマーカーの経時推移データとPPKモデルさえあればPPK/PDモデルを構築することができる．

C PPKモデルとPPDモデルの同時解析

PPKパラメータとPPDパラメータを同時に推定する手法を同時解析(simultaneous：SIM法)という．同時解析では，DVデータとして薬物血中濃度とバイオマーカーを用いる必要があるため，データセットの作成に工夫が必要である．例として，以下に同時解析を行うためのデータセットの一部を示す(表8-7)．

データセットの「DV」には，薬物血中濃度またはバイオマーカーが入力されている．1回の採血により得られた血液サンプルから，薬物血中濃度とバイオマーカーが測定された場合では，採血時間が同じになる．この場合は，同じ「TIME」の値を2行に入力する．入力された「DV」データが薬物血中濃度かバイオマーカーか識別するために，「DVID」列を作成し，薬物血中濃度が「DV」に入力されている行では「DVID＝1」，バイオマーカーがDVに入力されている行では，「DVID＝2」としている．「DVID」は予約語ではないため，「DVID」ではなく「FLAG」でも何でもよい．表8-7の「ID＝1」の症例は，「TIME＝0」のとき「AMT＝40000」の薬物を投与し，「TIME＝0.39」のとき採血が行われ，薬物血中濃度測定値(DVID＝1の行)は66.813，バイオマーカー測定値(DVID＝2の行)は26.548であることを意味している．

表8-7 同時解析のデータセット作成例(S822data.csv)

ID	TIME	AMT	DV	DVID
1	0	40000	0	1
1	0.39	0	66.813	1
1	0.39	0	26.548	2
1	1.06	0	363.3	1
1	1.06	0	35.511	2
2	0	40000	0	1
2	0.42	0	169.89	1
2	0.42	0	34.99	2
2	3.42	0	278.42	1
2	3.42	0	46.021	2

同時解析のコントロールストリームを以下に示す.

```
$PROB 8.3.C PPK/PD simultaneous analysis
$DATA S822data.csv IGNORE @
$INPUT ID TIME AMT DV DVID
$SUB ADVAN2 TRANS2
$THETA
(0,4.72)  ;TVCL(L/H)
(0,42.9)  ;TVV(L)
(0,0.6) ;TVKA(/H)
(0,17.9) ;TVE0
(0,43.2) ;TVEMAX
(0,240) ;TVEC50
(0,1.18) ;TVHILL
$OMEGA
0.0452  ;ETACL
0.463 ;ETAKA
0.23 ;ETAE0
0.0113 ;ETAEC50
$SIGMA
0.162 ;EPSPK
0.00477 ;EPSPD
$PK
; PK PARAMETER
TVCL=THETA(1)
TVV=THETA(2)
TVKA=THETA(3)
CL=TVCL*EXP(ETA(1))
V=TVV
KA=TVKA*EXP(ETA(2))
SC=V
```

```
; PD PARAMETER
TVE0 =THETA(4)
TVEMAX =THETA(5)
TVEC50=THETA(6)
TVHILL=THETA(7)
E0=TVE0*EXP(ETA(3))
EMAX=TVEMAX
EC50=TVEC50*EXP(ETA(4))
HILL=TVHILL
$ERROR
IPRED=F
IF(DVID.EQ.1)THEN
Y=IPRED*EXP(EPS(1))
ELSE
EFFE=EMAX*IPRED**HILL/(EC50**HILL+IPRED**HILL)
E=E0+EFFE
Y=E*EXP(EPS(2))
ENDIF
$ESTIM METHOD=ZERO POSTHOC
$COV
```

同時解析では，PPKパラメータとPPDパラメータを推定するため，「$THETA」「$OMEGA」「$SIGMA」にPKモデルとPDモデルのパラメータの初期値を入力する．「$SIGMA」には，PKモデルの個体内変動とPDモデルの個体内変動の2つのσ^2を定義することに注目してほしい．

逐次解析と異なり，PPKパラメータも推定するため，PPP法のような「$THETA」の「FIX」や，IPP法のようなベイズ推定値の読み込みは行っていない．同時解析では，PKモデルの個体内変動と，PDモデルの個体内変動を設定する必要がある．これには，データセットに作成した「DVID」を利用する．「$ERROR」ではIF文を用い，「DVID＝1」のときはPKモデルの個体内変動を定義し，「DVID＝2」のときは，PDモデルと，その個体内変動を定義している．このように「$ERROR」に記述することにより「EPS (1)」は薬物血中濃度の個体内変動，「EPS (2)」はバイオマーカーの個体内変動として推定することができる．

一般に，同時解析では推定するパラメータ数が多くなるため，1回の計算時間が長くなる．さらに，パラメータ推定のくり返し計算の間に，バイオマーカーの実測値とモデル予測値の残差を小さくするためにPKパラメータの値が変化する可能性，あるいはその逆に，薬物血中濃度実測値とモデル予測値の残差を小さくするためにPDパラメータの値が変化する可能性がある．逐次解析では，PPDモデルの検討時にはPPKモデル解析は終了しているため，PDデータがPKモデルに干渉することはない．これらの点から，PPK/PDモデル構築は逐次解析で行うことを原則推奨する．ただし，薬物の作用機序，PKおよびPDデータの予備解析結果から，薬物の効果が自らの薬物動態にも影響していると考えられる場合には，逐次解析によるPPK/PDモデル構築を行うべきではない．

4 PPK/PDモデリング&シミュレーションの実際

到達目標

1. 直接反応モデル，効果コンパートメントモデル，間接反応モデルのコーディングができる．
2. PPK/PDモデルを用い薬効の推移をシミュレーションできる．

本節では，代表的なPK/PDモデルである直接反応モデル，効果コンパートメントモデル，間接反応モデルのPPK/PD解析を行う．解析対象のデータセットは，文献により報告されたPPK/PDモデルを基にモンテカルロ・シミュレーションにより作成した．PPKモデル構築(第7章)については概説にとどめ，PPK/PD解析はIPP法による逐次解析で行い，主にPPDモデルの検討を行う．

A 直接反応モデルの場合

直接反応モデルの対象データは，Tanigawaらが報告した抗凝固薬(第Xa因子阻害薬)リバーロキサバンのPPK/PDモデル[3]よりモンテカルロ・シミュレーションにより作成した．本節では，PPKモデルは，Tanigawaらが報告した経口1-コンパートメントモデルとして，PPDモデルの検討を行う．

❶ 対象データ・条件

リバーロキサバン1回10mg，1日1回投与20例，1回15mg，1日2回投与160例，1回20mg，1日2回投与20例，合計200例を対象とした．リバーロキサバンの薬効は，HepTestにより測定した．HepTestは第Xa因子活性を間接的に測定する検査法である．採血は初回投与24時間前，投与開始14日目の投与直前，投与後1～3時間に1点，3～7時間に1点，投与開始28日目の投与直前，投与後1～3時間に1点，3～6時間に1点の合計7点である．薬物血中濃度は初回投与24時間前の測定を除く6点の採血サンプルについて測定した．PPK解析を行った結果，経口1-コンパートメントモデル，クリアランスと吸収速度定数のみ個体間変動を設定したモデルが最終モデル(バイオアベイラビリティは便宜上，1として省略)であり，患者の血中濃度の経時推移は最終モデルによって精度よく正確に記述されているものとする．リバーロキサバンのPPKパラメータを表8-8に示す．以上の条件から，直接反応モデルの検討を行い，PPK/PDモデルを構築する．

はじめに，データの全体象を把握するため，血中濃度-時間曲線，効果-時間曲線，効果-濃度曲線を作成する．図8-7に，ベースライン測定のためのHepTest用採血(初回投与24時間前)からの経過時間をX軸とし，薬物血中濃度-時間曲線および効果-時間曲線を示す．この図では血中リバーロキサバン濃度推移の把握が難しい．図8-8に，投与14日目の投与からの経過時間と，投与28日目の投与からの経過時間(time after dose：TAD)をX軸とした薬物血中濃度-時間曲線および効果-時間曲線を示す．こうすることによって，投与後の薬物血中濃度の推移を把握しやすくなる．図8-9には効果-血中濃度曲線を示す．

表8-8 作成したデータより推定したリバーロキサバンPPKパラメータ

パラメータ	推定値	個体間変動(CV%)
CL (L/hr)	4.74 (1.8)	20.3 (5.9)
V (L)	51 (1.8)	—
Ka (/hr)	0.562 (2.8)	72.3 (5.4)
個体内変動(CV%)	3.2 (5.9)	—

カッコ内は推定値の標準誤差%である．
個体間変動および個体内変動はCV%=SD＊100%として表した．

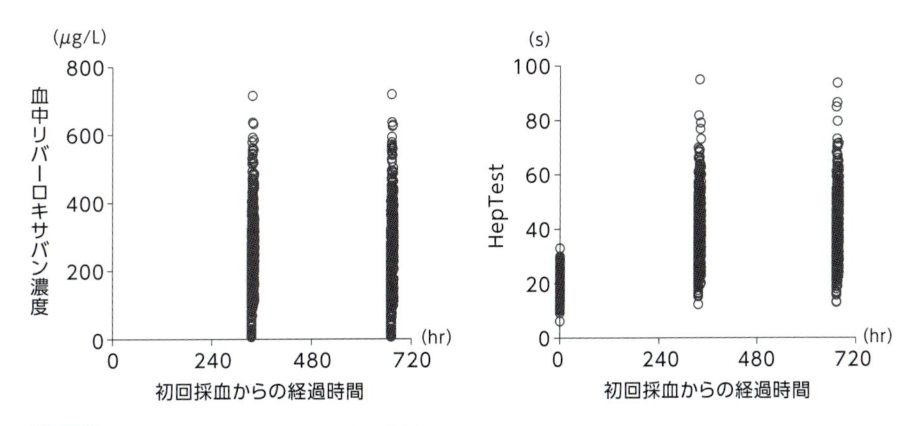

図8-7 血中濃度-時間曲線と効果時間曲線
血中リバーロキサバン濃度の推移を把握することができず，PKの情報が少ない．

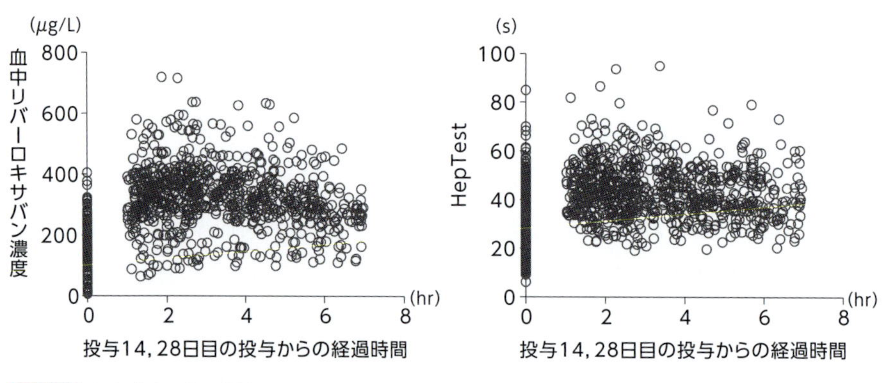

図8-8 血中濃度-時間曲線と効果-時間曲線

0時間の血中濃度はトラフ濃度を示す．

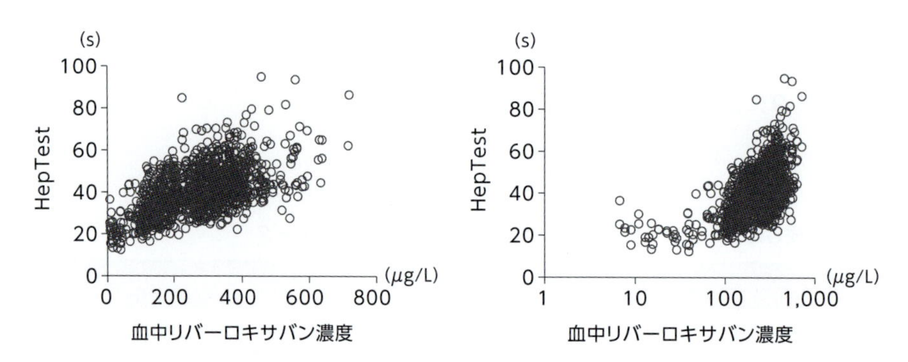

図8-9 効果-血中薬物濃度曲線

左は線形軸，右は血中薬物濃度を対数軸としたもの．

図8-7の投与0日目のHeptestの測定値から，そのベースラインは20s程度であり，投与14日目と28日目の血中リバーロキサバン濃度とHeptestの測定値がほぼ同じであることから，投与14日目では，PK，PDともに定常状態に達していると考えられる．X軸をTADとしたグラフ(図8-8)から，血中リバーロキサバン濃度の変化に対するHepTest測定値の時間的遅れは認められないようにみえるが，HepTestの経時変化が小さく，判別は困難である．そこで，症例ごとの効果-血中濃度曲線を作成した(図8-10)．症例ごとのプロットをみると，効果-濃度関係にヒステレシスは認められない．図8-9に示した効果-血中濃度曲線から，PDモデルは線形モデルとE_{max}モデルを検討することとした．E_{max}モデルでは，HepTestのベースラインが20s程度と考えると，E_{max}は70s，EC_{50}は300μg/Lを初期値として検討を行う．

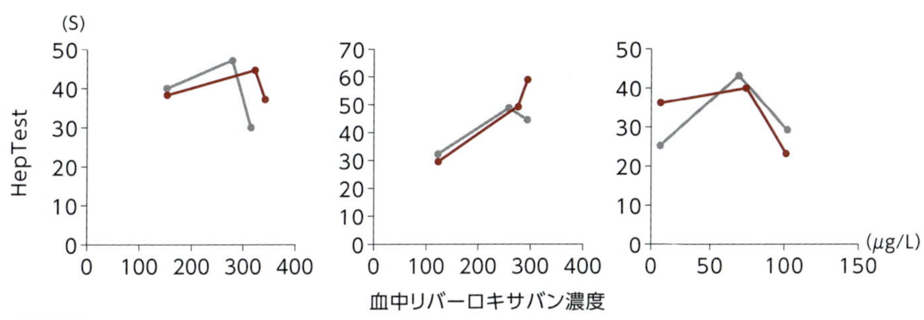

図8-10 症例ごとの効果-薬物血中濃度曲線

投与14日目と投与28日目を別のラインとし，3症例の効果時間曲線を示した．ヒステレシスループは認められない．

表8-9 データセットの一部

ID	TIME	DV	AMT	II	ADDL	ICL	IVD	IKA	EVID	MDV
1	0	25.981	0	0	0	8.5153	42.9	0.25528	0	0
1	24	0	10000	24	27	8.5153	42.9	0.25528	1	1
1	336	36.453	0	0	0	8.5153	42.9	0.25528	0	0
1	337.53	40.042	0	0	0	8.5153	42.9	0.25528	0	0
1	339.74	23.679	0	0	0	8.5153	42.9	0.25528	0	0
1	672	25.233	0	0	0	8.5153	42.9	0.25528	0	0
1	673.34	43.334	0	0	0	8.5153	42.9	0.25528	0	0
1	676.76	29.301	0	0	0	8.5153	42.9	0.25528	0	0
2	0	13.111	0	0	0	4.2757	42.9	0.51799	0	0
2	24	0	10000	24	27	4.2757	42.9	0.51799	1	1
2	336	18.716	0	0	0	4.2757	42.9	0.51799	0	0
2	337.74	29.646	0	0	0	4.2757	42.9	0.51799	0	0
2	341.81	31.596	0	0	0	4.2757	42.9	0.51799	0	0

❷ データセットの作成

表8-9に，データセットの一部を示す．PDモデルを検討するので，「DV」にはHepTest測定値を記入する．初回投与24時間前に，HepTestのベースライン測定のために採血をしているため，1行目は「DV」行とし，「TIME＝24」より投与を開始する．投与28日目までの連続投与のため，投与間隔を意味する「II」，追加投与回数を意味する「ADDL」を作成している．2行目は，「TIME＝24hrに，リバーロキサバ

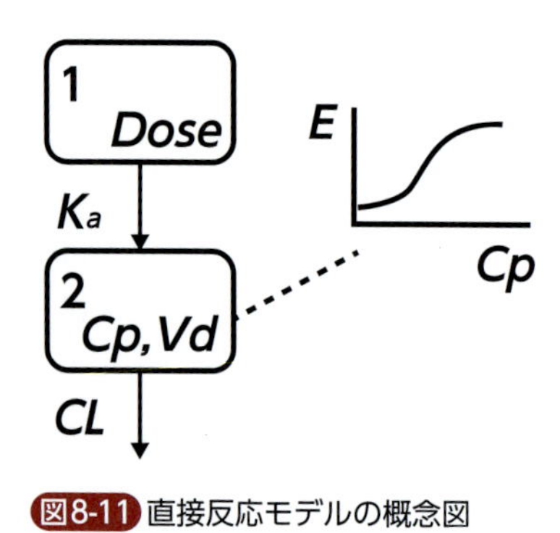

図8-11 直接反応モデルの概念図

ン10,000μg投与し，以降24時間ごとに追加で27回投与する」という意味になる．IPP法でPDモデルを構築するため，事前に行なったPPK解析より得られたPKパラメータのベイズ推定値を，「ICL」「IVD」「IKA」としてデータセットに記入する．

❸ コントロールストリームの作成

本節で扱うPK/PDモデルの概念図を図8-11に示す．PKモデルは経口1-コンパートメントモデル，PDモデルはE_{max}モデルとした直接反応モデルである．コントロールストリームを以下に示す．

```
$PROB 8.4.A PPK/PD (DIRECT RESPONSE MODEL)
$DATA S831DATA.csv IGNORE @
$INPUT ID TIME DV AMT II ADDL ICL IVD IKA EVID MDV
$SUB ADVAN2 TRANS2
$THETA
(0,17.9,50) ;TVE0
(0,43.2,200) ;TVEMAX
(0,140,1000) ;TVEC50
1 FIX;TVHILL
$OMEGA
0.0228 ;ETAE0
0.0113 ;ETAEC50
0 FIX ;ETAEMAX
$SIGMA
0.0477 ;EPSPD
```

```
$PK
CL=ICL
V=IVD
KA=IKA
S2=V
KE=CL/V
TVE0 =THETA(1)
TVEMAX =THETA(2)
TVEC50=THETA(3)
TVHILL=THETA(4)
E0=TVE0*EXP(ETA(1))
EMAX=TVEMAX*EXP(ETA(3))
EC50=TVEC50*EXP(ETA(2))
HILL=TVHILL
$ERROR
CP=A(2)/V
EFFE=EMAX*CP**HILL/(EC50**HILL+CP**HILL)
E=E0+EFFE
Y=E*EXP(EPS(1))
IPRED=E
IRES=E-DV
$ESTIM MAXEVALS=9999 METHOD=1 INTE POSTHOC
$COV
$TABLE ID TIME AMT DV CL V KA E0 EMAX EC50 HILL EFFE E IPRED CP
CWRES
NOPRINT ONEHEADER FILE=RIVSIM.fit
```

コントロールストリームは，シグモイドE_{max}モデルとして作成し，ヒル係数を1で固定することによってE_{max}モデルとして解析している．逐次解析のIPP法でPDモデルの検討のみ行うため，PKパラメータの初期値はない．PKモデルは経口1-コンパートメントモデルのため，「$SUB」で「ADVAN2」を指定する．

「$PK」では，PDパラメータだけでなく，PKパラメータも定義する．PKパラメータは，データセットに記載しているベイズ推定値(ICL, IVD, IKA)を読み込んでいる．

直接反応モデルの解析では，PKモデルはPPK解析と同様に定義し，PDモデルは「$ERROR」にモデル式を記載する．「ADVAN2」では「A (2)」が体内コンパートメントの薬物量を表すため，「$ERROR」で「CP＝A(2)/V」として血中濃度を計算し，「EFFE (effectの略)＝」にシグモイドE_{max}モデルの式を記入している．上記のコントロールストリームのPDモデルを線形モデルとする場合，「$THETA」「$OMEGA」「$PK」「$ERROR」を変更する．変更部分のみを以下に示す．

```
$THETA
(0,17.9,50) ;TVE0
(0,0.01,200) ;TVSLOPE
$OMEGA
0.0228 ;ETAE0
0.113 ;ETASLOPE
$PK
CL=ICL
V=IVD
KA=IKA
S2=V
KE=CL/V
TVE0 =THETA(1)
TVSLOPE =THETA(2)
E0=TVE0*EXP(ETA(1))
SLOPE=TVSLOPE*EXP(ETA(2))
$ERROR
CP=A(2)/V
EFFE=SLOPE*CP
E=E0+EFFE
Y=E*EXP(EPS(1))
IRES=E-DV
IPRED=E
```

線形モデルのPDパラメータは，ベースライン「E0」と，効果-濃度関係の傾きを表す「SLOPE」のみである．「$ERROR」に「EFFE＝E0＋SLOPE＊CP」とモデル式を定義する．

❹ モデル評価

E_{max}モデルおよび線形モデルの推定値を表8-10に示す．それぞれのモデルのモデル診断プロットを図8-12および図8-13に示す．E_{max}モデルは，線形モデルに比べ目的関数値が144.688低かった．モデル診断プロットを比べると，E_{max}モデルの重み付け残差および個別重み付け残差は，線形モデルに比べ均一に分布し，測定値-母集団予測値プロットも，E_{max}モデルは線形モデルに比べ，ばらつきが小さい．以上のことから，E_{max}モデルを選択すべきと考える．ただし，E_{max}モデルのEC_{50}の個体間変動分散の標準誤差が85.3%と大きい点について，確認しておくことは重要と考える（EC_{50}の個体間変動分散を「0 FIX」としたモデル構築とその適格性評価など）．

❺ シミュレーション

PKモデルは1次吸収経口1-コンパートメントモデル，PDモデルはE_{max}モデルとして，1日1回，1回15mg，7日間投与における血中リバーロキサバン濃度とHeptestの経時推移の決定論的シミュレーションを行う．PKパラメータおよびPDパラメータは，表8-8および表8-10に示した値を用いる．コントロールストリームを示す．

表8-10 E_{max}モデルおよび線形モデルのパラメータ推定値

	E_{max}モデル	線形モデル
目的関数値（OBJ）	**7240.544**	**7385.232**
パラメータ推定値		
E_0 (s)	18.4 (1.70)	20 (1.70)
E_{MAX} (s)	53.5 (7.80)	—
EC_{50} (μg/L)	357 (14.5)	—
SLOPE	—	0.0748 (2.20)
個体間変動（CV%）		
E_0	12.9 (25.6)	12.4 (22.6)
EC_{50}	14.7 (85.3)	—
SLOPE	—	0FIX
個体内変動（CV%）	**21.2 (4.00)**	**22.6 (4.00)**

カッコ内は推定値の標準誤差％である．個体間変動および個体内変動は，CV%=SD*100%として表した．

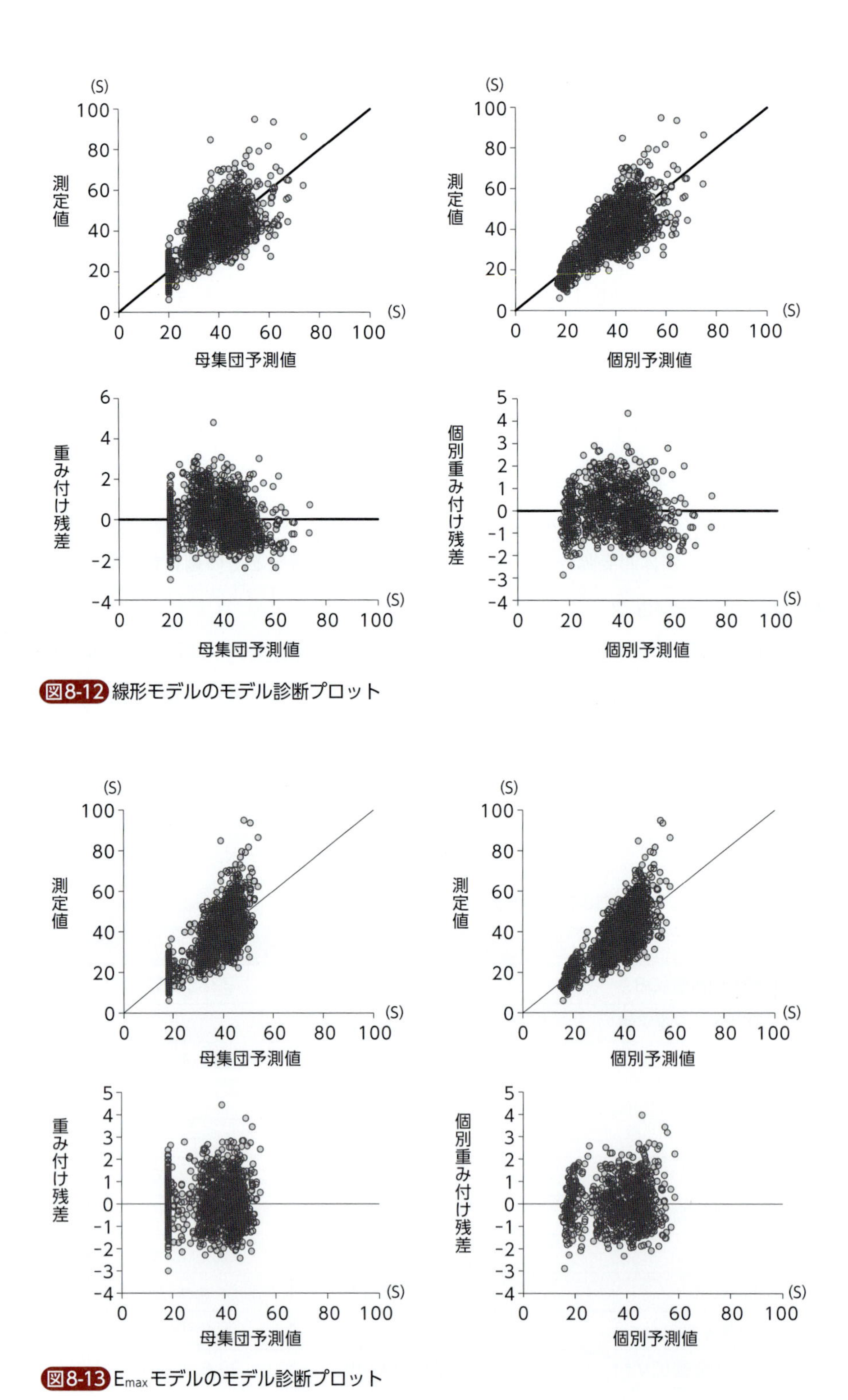

図8-12 線形モデルのモデル診断プロット

図8-13 E_{max} モデルのモデル診断プロット

```
$PROB 8.4.A PPK/PD deterministic simulation
$DATA S831simdata.csv IGNORE @
$INPUT ID TIME DV AMT II ADDL EVID MDV
$SUB ADVAN2 TRANS2
$THETA
4.72 ;TVCL(L/H)
42.9 ;TVV(L)
0.6 ;TVKA(/H)
18.4 ;TVE0
53.5 ;TVEMAX
357 ;TVEC50
$OMEGA
0.1 ;ETADUMMY
$SIGMA
0.1 ;DUMMY
$PK
CL=THETA(1)
V=THETA(2)
KA=THETA(3)
S2=V
KE=CL/V
E0 =THETA(4)
EMAX =THETA(5)
EC50=THETA(6)
DUMMY=ETA(1)
$ERROR
CP=A(2)/V
EFFE=EMAX*CP/(EC50+CP)
E=E0+EFFE
Y=E*EXP(EPS(1))
```

```
$SIMULATION(12345 NEW)ONLYSIM SUBPROBLEMS=1
$TABLE ID TIME CP E AMT DV CL V KA E0 EMAX EC50 EFFE
NOPRINT ONEHEADER FILE=s83directsim.fit
```

「$THETA」には最終モデルにおける推定値を入力する．パラメータは推定しないため，上限と下限は不要である．「$OMEGA」と「$SIGMA」はばらつきを考えない決定論的シミュレーションでは計算には用いないが，「$OMEGA」と「$SIGMA」がコントロールストリームに記載されていないとNONMEM®は動かない．そこで，「$PK」でパラメータの定義を少し工夫することによって，決定論的シミュレーションを行う．ここでは「$OMEGA」と「$SIGMA」に0.1と入力しているが，意味がある数値ではない．

パラメータ推定時と同様に「$PK」でパラメータの定義を行う．「$SIMULATION」では「SUBPROBLEMS＝1」としてシミュレーション回数を1回と指定するが，これは1回のモンテカルロ・シミュレーションを意味するため，パラメータ推定を行う場合と同様に「CL＝TVCL＊EXP(ETA(1))」と「$PK」に記載してしまうと，「CL」には個体間変動のばらつきが含まれてしまう．そこで，「$PK」で計算に使用しない変数「DUMMY＝ETA (1)」と定義することにより，個体間変動のばらつきを無視してシミュレーションすることができる．「$ERROR」に血中リバーロキサバン濃度「CP」とHeptestを表す「E」を定義し，「$TABLE」で「TIME」「CP」「E」を出力することにより決定論的シミュレーションを行うことができる．「$ERROR」には，「Y＝E＊EXP (EPS (1))」と記載しているが，今回は決定論的シミュレーションなので，個体内変動のばらつきが含まれる「Y」は使用しない．

シミュレーション用のデータセットを表8-11に示す．「DV」の値はゼロを入力する．「TIME」は，血中リバーロキサバン濃度とHepTestを算出する時間を入力する．今回のシミュレーションでは，投与後0, 1, 2, 3, 4, 6, 8, 12, 16, 20時間の血中リバーロキサバン濃度とHepTestを算出した．これらの時間の行では，「EVID＝2」「MDV＝1」とする．薬物投与行の「EVID」は，パラメータ推定用のデータセットと同じで，1を入力する．今回のシミュレーションでは，HepTestのベースラインを示すため，「TIME＝0」では投与なし，「TIME＝24」から，投与間隔を24時間とし，6回追加投与している．「AMT」の単位はμgである．

上記のコントロールストリームを実行し，作成される「s83directsim.fit」ファイ

表8-11 決定論的シミュレーションに用いるデータセットの一部

ID	TIME	DV	AMT	II	ADDL	EVID	MDV
1	0	0	0	0	0	2	1
1	1	0	0	0	0	2	1
1	2	0	0	0	0	2	1
1	3	0	0	0	0	2	1
1	4	0	0	0	0	2	1
1	6	0	0	0	0	2	1
1	8	0	0	0	0	2	1
1	12	0	0	0	0	2	1
1	16	0	0	0	0	2	1
1	20	0	0	0	0	2	1
1	24	0	15000	24	6	1	1
1	25	0	0	0	0	2	1
1	26	0	0	0	0	2	1
1	27	0	0	0	0	2	1

ル中の「TIME」「CP」「E」を用いグラフを作成すると，以下のシミュレーション結果が得られる(図8-14)．次項以降に説明する効果コンパートメントモデルおよび間接反応モデルも同様に，パラメータ推定に用いたコントロールストリームを変更することにより，シミュレーションを行うことができる．

ここではNONMEM®によるシミュレーション方法を示したが，直接反応モデルの場合はExcel®単独によるシミュレーションももちろん可能である．Excel®単独のシミュレーションも行い結果を比較すると，NONMEM®によるシミュレーションの検算にもなる．

B 効果コンパートメントモデルの場合

効果コンパートメントモデルは，薬物血中濃度と効果発現に時間的なずれが認められる場合に用いられる．薬物血中濃度の経時推移を記述するPKモデルに，効果コンパートメントという架空のコンパートメントを連結する．PDモデルを効果コ

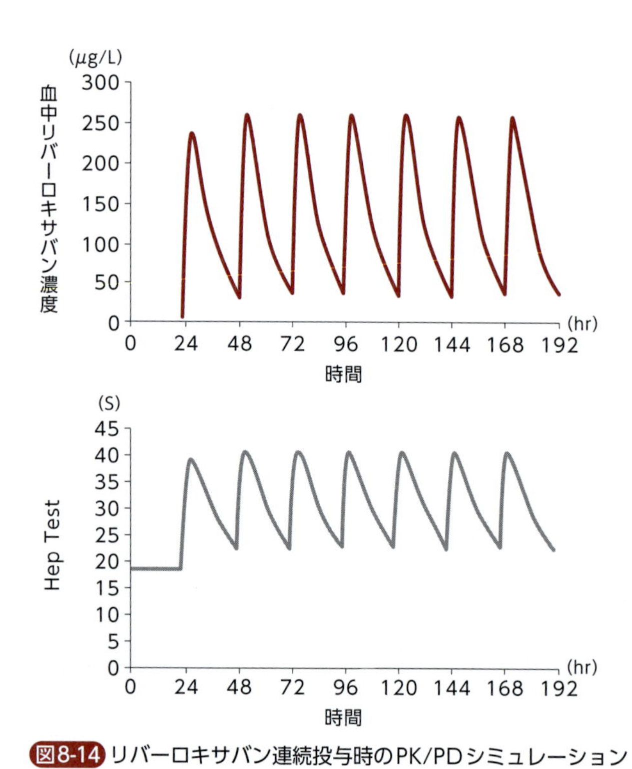

図8-14 リバーロキサバン連続投与時のPK/PDシミュレーション

ンパートメント内薬物濃度の関数とすることにより，薬物血中濃度と効果発現の時間的なずれを，薬物血中濃度推移と効果コンパートメント内薬物濃度推移の時間的なずれとして表す．効果コンパートメントはあくまで架空のコンパートメントであるため，効果コンパートメント内薬物濃度と実際の作用部位濃度は乖離していると考えられる．したがって，血中濃度推移と薬効の時間的なずれのメカニズムが判明している場合(例えば，HMG-CoA還元酵素阻害薬のように，ある酵素を阻害する薬物を投与し，その酵素により生成される物質をバイオマーカーとしているような場合)は，メカニズムを考慮した間接反応モデル(p.344参照)が適している．効果コンパートメントモデルは，時間的なずれのメカニズムが不明の場合や，鎮静薬や鎮痛薬など，作用部位が中枢であり，血中から作用部位への移行に時間的なずれがあると考えられる場合に用いられることが多い．本節では，小児を対象とした抗炎症薬アセトアミノフェンのPPK/PDモデル[4]より作成したデータを対象に，効果コンパートメントモデルによる解析を行う．

❶ 対象データ・条件

扁桃摘出術を受けた仮想小児患者120例を対象とした．アセトアミノフェンの投与量は20mg/kg単回投与で，投与後0.25～8時間まで13回の採血とnumerical rating scale（NRS）により痛みの測定を行った．NRSは0から10までの11段階で，0が痛みなし，10が想像できる最大の痛みである．アセトアミノフェンはエリキシル剤として投与した．投与量や剤形，採血時間は，データ作成に用いたPPK/PDモデルの文献より設定した．日本における投与量，剤形とは異なることに注意してほしい．対象データの要約を表8-12に示す．

データの把握のため，全症例をまとめて血中濃度-時間曲線，効果-時間曲線を作成した（図8-15）．このグラフでは，一見すると，血中濃度と薬効には相関がないようにみえ，血中濃度と効果の関係を把握することが難しい．そのため，症例ごとのグラフを作成した．ID＝5，14の血中濃度-効果-時間曲線を図8-16に示す．2症例とも投与0.5時間後の血中アセトアミノフェン濃度が最も高いが，NRSは投与0.5

表8-12 対象データの要約

症例数	120
体重（kg） 中央値（最小値－最大値）	38（29－50）
投与量（mg/kg）	20
採血およびNRS測定時間（hr）	0.25，0.5，1，1.5，2，2.5，3，3.5，4，4.5，5，6，8
血中アセトアミノフェン濃度定量下限（mg/L）	1.5

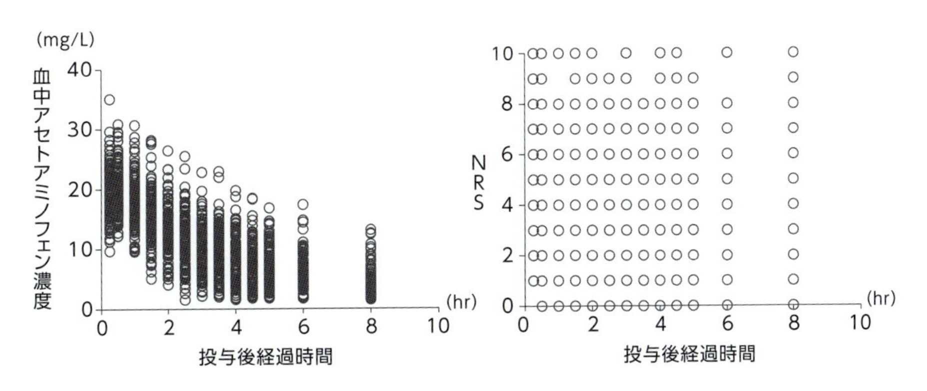

図8-15 血中濃度-時間曲線および効果-時間曲線

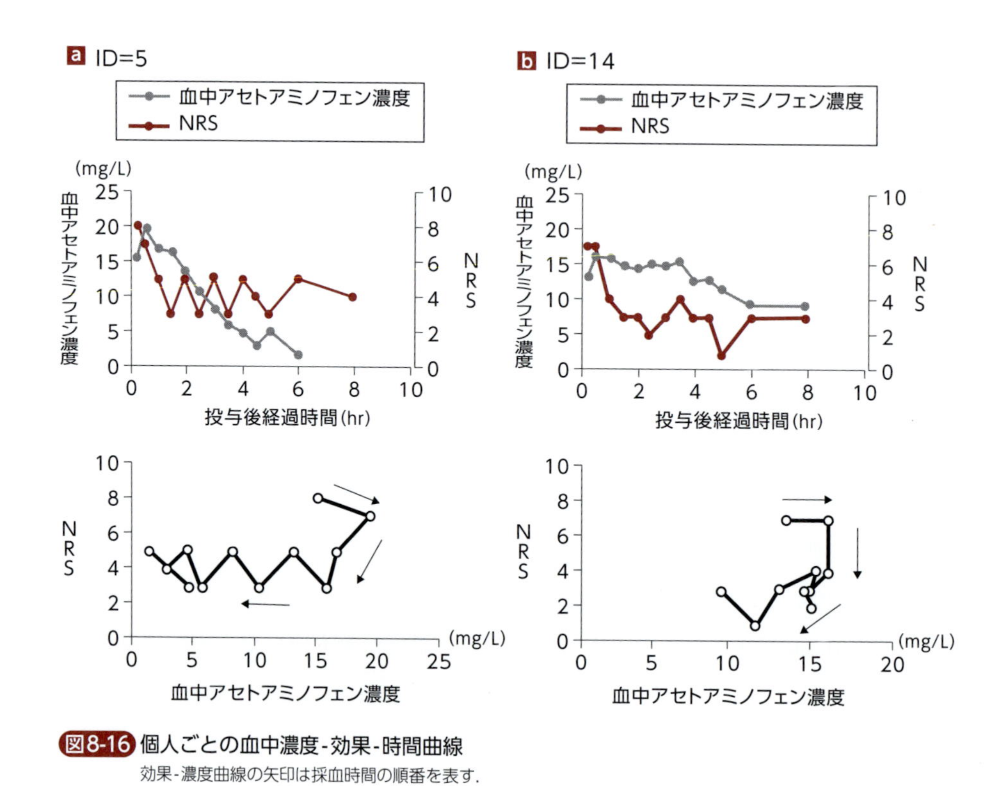

図8-16 個人ごとの血中濃度-効果-時間曲線
効果-濃度曲線の矢印は採血時間の順番を表す．

時間以降も低下している．効果-濃度曲線はループを描くことが確認できる．

❷ PPK解析

PPKモデルは，「CL」は体重の3/4乗，分布容積は体重の1乗に比例すると仮定し，1次吸収経口1-コンパートメントモデル（バイオアベイラビリティは便宜上，1として省略）とした．個体間変動は対数正規分布，個体内変動は正規分布に従うと仮定した．PPK解析のコントロールファイルの「$PK」部分を以下に示す．コントロールファイル中「BW」は患者の体重を示す．70kgで標準化することにより，「THETA」推定値は，70kgの場合のPKパラメータが推定され，成人のパラメータとの比較が容易になる．推定されたPPKパラメータと，モデル診断プロットを表8-13および図8-17に示す．対象としたデータは，文献に記載されたPPKパラメータよりモンテカルロ・シミュレーションにより作成したため，表8-13に示したPPKパラメータは，文献に記載されているPPKパラメータとは異なることに注意してほしい．モデル診断プロットでは，個別重み付け残差と個別予測値の散布図に歪みが認められた．

表8-13 作成したデータより推定したアセトアミノフェンPPKパラメータ

パラメータ	推定値	個体間変動(CV%)
CL (L/hr)	14.1 (3.2)	45.7 (14.4)
VC (L)	61.9 (1.7)	19.0 (16.0)
Ka (/hr)	9.33 (3.3)	50.8 (23.6)
個体内変動(mg/L)	1.493 (4.7)	

カッコ内は推定値の標準誤差%である．個体間変動はCV%=SD*100%として表した．
個体内変動は絶対誤差モデルのため標準偏差で表した．

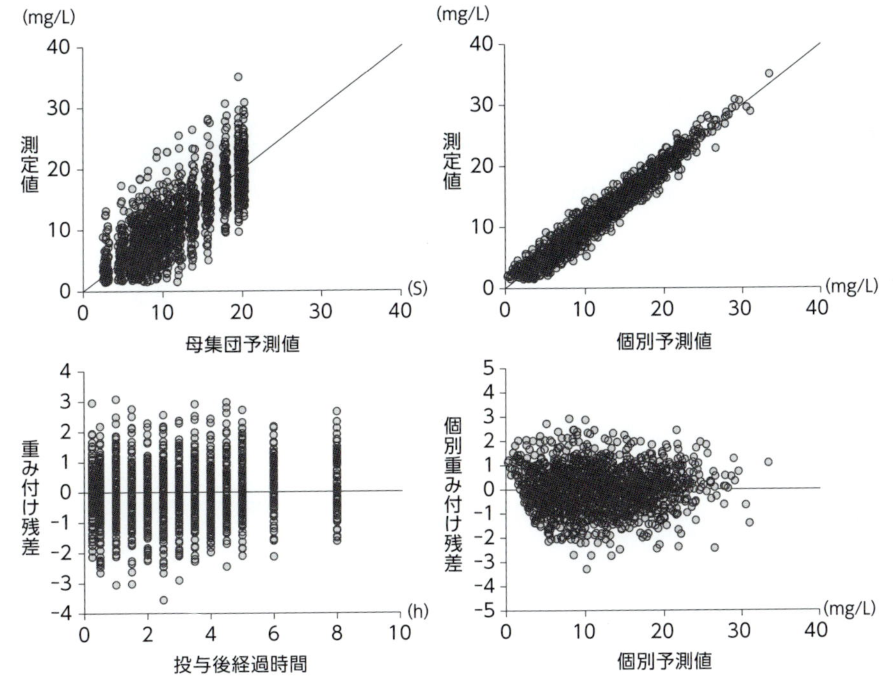

図8-17 PPKモデルのモデル診断プロット
個別重み付け残差-個別予測値プロットに歪みが認められる．

これは，アセトアミノフェンの定量下限が1.5mg/Lのため，定量下限以下の血中濃度はすべて「MDV=1」として解析したためと考えられる．定量下限データの取り扱いについては，「2.2. K 検出限界と定量下限」および他の文献[5-7]を参考にしてほしい．本節では，このPPKモデルを採用し，PPDモデルの検討には，表8-13に示したPPKパラメータを用いベイズ推定により得られた患者PKパラメータ推定値を用いる．

```
$PK
TVCL  =THETA(1)*(BW/70)**0.75
TVVC  =THETA(2)*(BW/70)
TVKA  =THETA(3)
CL=TVCL*EXP(ETA(1))
VC=TVVC*EXP(ETA(2))
KA=TVKA*EXP(ETA(3))
KE=CL/VC
SC=VC
```

❸ データセットの作成

本節で使用するデータセットの一部を抽出し，**表8-14**に示す．実際は投与後8時間までのデータである．「DV」にNRSを記入している．「CMT」はコンパートメント番号を表す予約語である．「CMT＝1」を投与コンパートメント，「CMT＝2」を血中濃度コンパートメントメント，「CMT＝3」を効果コンパートメントとする．NRSは効果コンパートメント内濃度*Ce*の関数として表すため，「CMT＝3」である．

表8-14 効果コンパートメントモデルのデータセット作成例

ID	TIME (h)	DV	AMT (mg)	EVID	MDV	CMT	WT (kg)	ICL (L/h)	IVC (L)	IKA (/h)
1	0	0	740	1	1	1	37	24.319	37.167	11.581
1	0.25	7	0	0	0	3	37	24.319	37.167	11.581
1	0.5	6	0	0	0	3	37	24.319	37.167	11.581
1	1	5	0	0	0	3	37	24.319	37.167	11.581
1	1.5	3	0	0	0	3	37	24.319	37.167	11.581
1	2	6	0	0	0	3	37	24.319	37.167	11.581
2	0	0	760	1	1	1	38	15.803	29.48	12.53
2	0.25	7	0	0	0	3	38	15.803	29.48	12.53
2	0.5	6	0	0	0	3	38	15.803	29.48	12.53
2	1	4	0	0	0	3	38	15.803	29.48	12.53
2	1.5	5	0	0	0	3	38	15.803	29.48	12.53
2	2	6	0	0	0	3	38	15.803	29.48	12.53

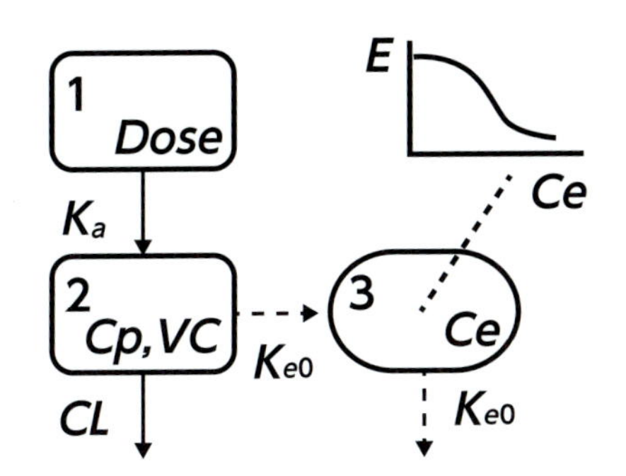

図8-18 効果コンパートメントモデル
コンパートメントの番号はコントロールストリームと対応している.

「ICL」「IVC」「IKA」は，PPK解析によって得られた患者PKパラメータのベイズ推定値である．IPP法による逐次解析のため，薬物血中濃度データはデータセット中に記載しない.

❹ コントロールストリームの作成

効果コンパートメントモデルの概念図を図8-18に示す．1番(CMT＝1)のコンパートメントが投与コンパートメント，2番(CMT＝2)のコンパートメントが血中濃度コンパートメントである．3番(CMT＝3)が効果コンパートメントであり，効果コンパートメント内薬物濃度*Ce*の関数としてNRS (E)を表す．この概念図を基に，コントロールストリームを作成する．本節では，微分方程式をコントロールストリームに記述することによりモデルを定義する方法で効果コンパートメントモデルを定義する．作成したコントロールストリームを以下に示す．コントロールストリームには，説明のため行番号を付した.

```
1    $PROBLEM 8.4.B PPK/PD (EFFECT COMPARTMENT MODEL)
2    $INPUT ID TIME DV AMT EVID MDV CMT BW ICL IVC IKA
3    $DATA s832apapPDdata.csv IGNORE=@
4    $SUBROUTINES ADVAN6 TOL=9
5    $MODEL
6     COMP (DEPO,DEFDOSE)
7     COMP (CENTRAL)
8     COMP (EFFECT)
```

```
 9   $THETA
10   1 FIX  ;TVEMAX
11   10 FIX  ;TVE0
12   (0, 3.4)  ;TVEC50(mg/L)
13   (0, 0.54) ;TVHILL
14   (0, 0.43) ;TVKEO(/h)
15   $OMEGA
16   0.8836 ;ETAEC50
17   0.1 ;ETAHILL
18   0.9 ;ETAKEO
19   $SIGMA
20   0.69 ;PDERR
21   $PK
22   TVEMAX=THETA(1)
23   TVE0  =THETA(2)
24   TVEC50=THETA(3)
25   TVHILL=THETA(4)
26   TVKEO =THETA(5)
27   CL=ICL
28   VC=IVC
29   KA=IKA
30   KE=CL/VC
31   SC=VC
32   EMAX =TVEMAX
33   E0   =TVE0
34   EC50 =TVEC50*EXP(ETA(1))
35   HILL =TVHILL+ETA(2)
36   KEO  =TVKEO *EXP(ETA(3))
37   $DES
38   DADT(1)=-KA*A(1)
```

```
39    DADT(2)=KA*A(1)-KE*A(2)
40    CP=A(2)/VC
41    DADT(3)=KEO*CP-KEO*A(3)
42    $ERROR
43    CE=A(3)
44    IF(CE.LE.0)CE=0.00001
45    IPRED = E0*(1-((EMAX*CE**HILL)/(EC50**HILL+CE**HILL)))
46    IRES  = DV-IPRED
47    Y = IPRED*(1+EPS(1))
48    $ESTIMATION MAXEVAL=9000 PRINT=50 METHOD=1 INTER POSTHOC
49    $COVR
50    $TABLE ID TIME DV AMT EVID MDV CMT BW ICL IVC IKA
51     EMAX E0 EC50 HILL KEO CP CE CWRES IRES IPRED
52     NOPRINT ONEHEADER FILE=s832data.fit
```

PPK解析によって得られたPKパラメータのベイズ推定値は,「ICL」「IVC」「IKA」としてデータセットに記載している.コントロールストリーム4行目,「$SUBROUTINES」の「ADVAN6」は,コンパートメント内の物質収支を微分方程式で定義するサブルーチンである.効果コンパートメントのマスバランスを微分方程式で定義する.「TOL」は計算の精度に関係する数値で,整数を入力する.数値が高いほど精度が高く,計算に時間がかかる.9程度の値が用いられる.5～8行目,「$MODEL」では,コンパートメントの名前と,性質を定義する.上から順に番号が振られ,1番のコンパートメントは「DEPO」という名前である.「DEFDOSE」は,データセット中に「CMT」の指定がなければ,「AMT」の薬物量は1番に投与されることを表している.2番のコンパートメントは「CENTRAL」という名前であり,3番のコンパートメントは「EFFECT」という名前と定義している.

21～36行目の「$PK」では,ベイズ推定したPKパラメータの読み込みと,PDパラメータの個体間変動の定義をしている.「SC」は「CENTRAL」コンパートメントのスケーリングファクターという意味の予約語である.「$MODEL」で「CENTRAL」と名前をつけたコンパートメントの分布容積という意味になる.上記のコントロールストリーム中には示していないが,本節では,個体間変動を設定したPDパラメータについて体重を共変量として共変量モデルも検討した．共変量モデルは以下に示すパワーモデルとした．

$$Pi = TVP * (BW/70) ** \theta \quad (1)$$

ここで，Piは個人のPDパラメータ，TVPは母集団推定値(BW＝70kgのときのPDパラメータ)，θは共変量の係数とする．

37～41行目「$DES」に微分方程式を記述する．微分方程式はコンパートメントごとに必要であるため，今回は以下の3つの式でモデルを定義する．

$$dA(1)/dt = -K_a*A(1) \quad (2)$$

$$dA(2)/dt = K_a*A(1) - (CL/VC)*A(2) \quad (3)$$

$$dA(3)/dt = K_{e0}*A(2)/VC - K_{e0}*A(3) \quad (4)$$

$A(1)$，$A(2)$は，それぞれ1番と2番のコンパートメントの薬物量を，$A(3)$は効果コンパートメント内薬物濃度を表す．効果コンパートメントへの薬物の移行は，全身循環の薬物量に比べ非常に微量のため，全身循環における薬物動態に影響しないと仮定し，式(3)には効果コンパートメントへの薬物の移行を表す項は記述しない．これは，薬物の作用部位(レセプター近傍など)に存在する薬物量は，全身循環に存在する薬物量に比べ非常に少なく，無視できる程度と考えられるからである．「$DES」には上記の式(2)～(4)の3つの式を記述する．「DADT (1)」が1番のコンパートメントの微分方程式を表し，「$dA(1)/dt$」に対応している．

42～47行目の「$ERROR」でPDモデルを定義する．「A (3)」が効果コンパートメント内薬物濃度になるので，「CE＝A (3)」とし，「CE」の関数としてNRSの個別予測値である「IPRED」を定義する．「CE」が0のとき計算が実行されないため，IF文を用い「CE」が0とならないように制限する必要がある．「IF (CE.LE.0) CE＝0.00001」の意味は，「もしCEが0以下となるならば，CEは0.00001の値とせよ」である．0.00001という値は，アセトアミノフェン投与後の効果コンパートメント内濃度に比べ十分低く，パラメータ推定に与える影響はない．モデル診断プロットの個別重み付け残差は，個体内変動を比例誤差モデルとしているので，テーブルファイルに出力された「IRES」を個体内変動の標準偏差と「IPRED」の積で除することによって算出する．

❺ モデル評価

痛みの投与前値は10，最大効果(E_{max})は1と仮定した．最大効果を1とする場合，アセトアミノフェン濃度を無限大にすると，痛みを完全になくすことができると仮定していることになる．E_{max}モデルの場合，正確なパラメータ推定には，低濃度から，最大効果の80%の効果が得られる濃度までのデータが必要である[8,9]ため，投与量が低く，薬物血中濃度が高濃度まで得られていないようなデータだとE_{max}やEC_{50}を推定できないことがある．薬理作用のメカニズムが，「ある酵素を阻害する」「ある受容体をブロックする」といった阻害効果を示す薬物の場合は，血中薬物濃度が無限大になれば酵素あるいは受容体を100%阻害すると仮定することによりE_{max}を1と固定し，EC_{50}などのパラメータが推定できることがある．しかし，薬理作用のメカニズムを考え，仮定に無理がないか常に考えることが必要である．

共変量を含めないベースモデルと，EC_{50}，HILL，K_{e0}に共変量として体重を検討した効果コンパートメントモデルにおけるパラメータ推定値を表8-15に示す．体重を共変量としても目的関数値の有意(α =0.01)な低下は認められなかった．ベースモデルのモデル診断プロットを図8-19に示す．NRSは0から10までの段階的な

表8-15 効果コンパートメントモデルのパラメータ推定値

	ベースモデル	WT on EC_{50}	WT on HILL	WT on K_{e0}
目的関数値	2853.963	2852.953	2851.240	2853.899
パラメータ				
E_0	10FIX	10FIX	10FIX	10FIX
E_{MAX}	1FIX	1FIX	1FIX	1FIX
EC_{50} (μg/L)	4.14 (10.0)	2.54 (45.3)	4.15 (11.4)	4.14 (11.4)
HILL	0.522 (4.4)	0.521 (7.4)	0.816 (21.7)	0.521 (7.3)
K_{e0} (/hr)	0.543 (11.4)	0.542 (13.9)	0.544 (13.9)	0.469 (18.5)
FACTOR	—	−0.816 (86.3)	0.759 (51.1)	−0.245 (129.4)
個体間変動				
EC_{50} (CV%)	101 (21.3)	101 (22.7)	101 (23.0)	101 (22.7)
HILL (SD)	0.221 (32.6)	0.219 (34.1)	0.216 (36.5)	0.220 (33.8)
K_{e0} (CV%)	109 (24.3)	109 (24.7)	109 (24.6)	109 (24.4)
個体内変動(SD)	1.28 (4.0)	1.28 (4.0)	1.28 (4.1)	1.28 (4.0)

カッコ内は推定値の標準誤差%である．EC_{50}，K_{e0}の個体間変動はCV%=SD*100%として表した．
個体内変動は絶対誤差モデルのため標準偏差で表した．

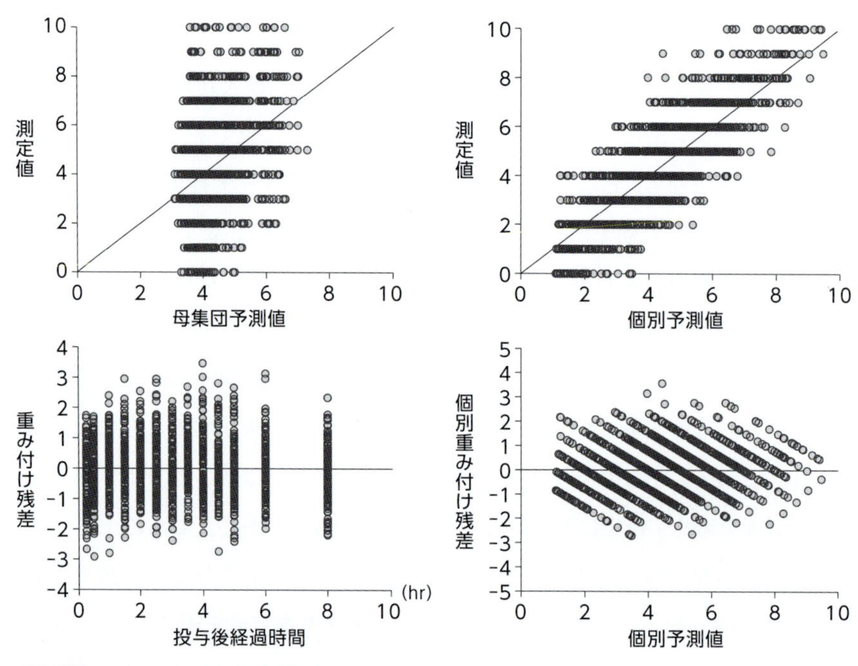

図8-19 PPDモデルのモデル診断プロット

スコアである．今回は，データ生成に使用した小児を対象としたアセトアミノフェンのPPK/PDモデルの報告と同様に，連続量としてPDモデルを構築した．しかし，段階的なスコアのPDモデルは，ロジスティックモデルが用いられることもある．ロジスティックモデルについては第4章(p.128)で詳述しているため，ここでは割愛するが，ロジスティックモデルのPDモデル構築に興味がある読者は，文献10，11を参照してほしい．

血中および効果コンパートメント内濃度とペインスコアの関係を図8-20に示す．血中アセトアミノフェン濃度とペインスコアの散布図では，ヒステレシスループが認められるが，効果コンパートメント内濃度とペインスコアの散布図では認められない．血中濃度に対する効果の時間的な遅れを，薬物が効果コンパートメントに移行する過程として記述している．

C 間接反応モデルの場合

間接反応モデルでは，薬物濃度の経時推移を現すコンパートメントモデルとは別

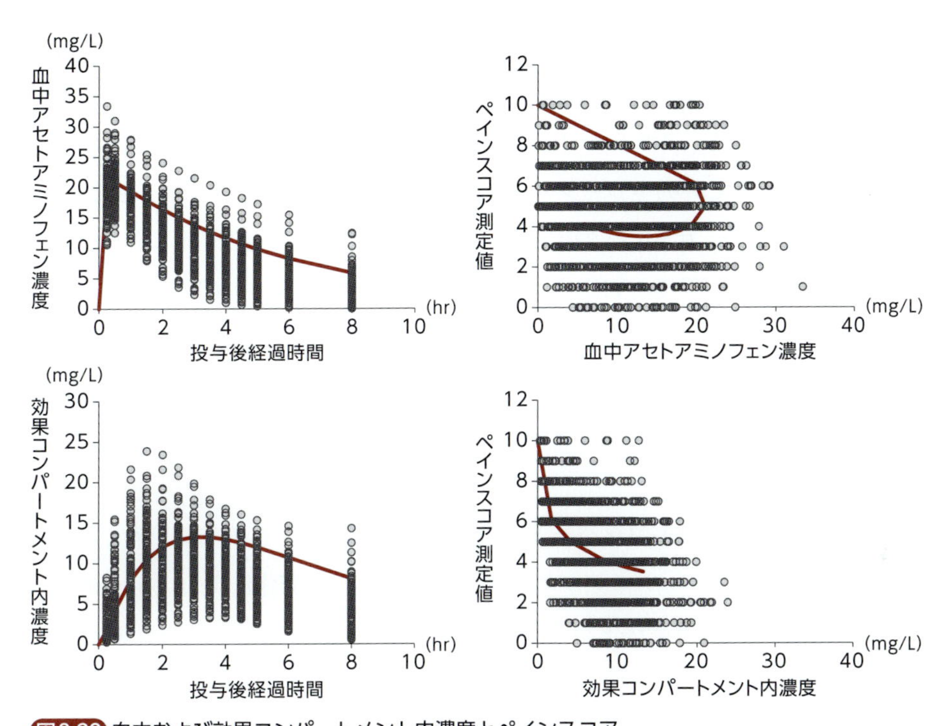

図8-20 血中および効果コンパートメント内濃度とペインスコア

左は濃度-時間曲線，右は効果-濃度曲線．濃度-時間プロットの点はIPRED，線は体重38kg，投与量20mg/kgのPREDを表す．効果-時間プロットの点は，血中濃度およびCeのIPREDに対するペインスコア測定値，線は血中濃度およびCeのPREDに対しペインスコアのPREDを表す．効果-Ce関係ではヒステレシスループが認められない．

に，バイオマーカーの経時推移を現すコンパートメントモデルを構築する．バイオマーカーの生成速度または消失速度を，薬物が促進または阻害するモデルが間接反応モデルである．本節では，薬物がバイオマーカーの生成を阻害する間接反応モデルである抗炎症薬メロキシカム投与後の血中メロキシカム濃度とトロンボキサンB_2生成阻害率のPK/PDモデルを例に，NONMEM®による間接反応モデルでの解析を説明する．対象データは，メロキシカムのPK/PDモデル[12]より，モンテカルロ・シミュレーションにより作成した．ただし，この報告は，PDモデルは母集団モデルではないため，PDパラメータの個人間変動分散は他の文献を参考に設定した．

❶ 対象データ・条件

仮想日本人健常被験者120例を対象とした．メロキシカムの投与量は7.5mg単回投与で，投与後1～72時間に血中メロキシカム濃度測定のための採血とトロンボキサンB_2生成量測定のための採血を行った．トロンボキサンB_2は，シクロオキシゲナーゼにより生成されるトロンボキサンA_2の分解物であり，トロンボキサンA_2に比べ安定であるため，NSAIDsのバイオマーカーとして利用される．各被験者の投与後0時間のトロンボキサンB_2生成量に対する各採血時間でのトロンボキサンB_2生成量を100分率で表し，これをトロンボキサンB_2生成率(TXB_2%)とした．TXB_2%の投与前値は100%であり，メロキシカムによりシクロオキシゲナーゼが阻害されると，TXB_2%は低下する．対象データの要約を表8-16に，*CYP2C9*遺伝子型により層別した血中メロキシカム濃度とTXB_2%の経時推移を図8-21に示す．*CYP2C9*1/*3*遺伝子型の被験者では，投与36時間後以降の血中メロキシカム濃度が，*CYP2C9*1/*1*遺伝子型の被験者に比べ高くみえる．TXB_2%は，*CYP2C9*遺伝子型による大きな違いは認められない．

❷ PPK解析

PPK解析では，経口1-コンパートメントモデル(バイオアベイラビリティは便宜上，1として省略)をベースモデルとし，共変量として除脂肪体重(lean body mass：LBM)および*CYP2C9*遺伝子型を検討した結果，クリアランスの共変量として*CYP2C9*遺伝子型，分布容積の共変量として除脂胞体重が組み込まれたPPKモデルが最終モデルとなった．最終モデルのコントロールストリームの「$INPUT」と「$PK」部分を以下に示す．データセットの「CYPG」には，*CYP2C9*1/*1*被験者は「1」，*CYP2C9*1/*3*被験者は「3」が入力されている．IF文により，「CYPG＝3」のときのみ，「FLAG＝1」となる．「POPCL＝THETA(1)＊CLCYP3＊＊FLAG」とすると，「THETA (1)」は*CYP2C9*1/*1*被験者のクリアランス，「CLCYP3」は*CYP2C9*1/*3*被験者のクリアランスと*CYP2C9*1/*1*被験者のクリアランスの比となる．共変量探索で検討したモデルと最終モデルのPPKパラメータおよび目的関数値を表8-17に示す．最終モデルのモデル診断プロットを図8-22に示す．前節の効果コンパートメントの場合でも説明したが，このPPKパラメータは，モンテカルロ・シミュレーションにより作成したデータに対し，モデル構築を行った推定値であるた

表8-16 対象データの要約

項目	値
被験者数(*CYP2C9*1/*1, *1/*3*)	120 (115, 15)
投与量(mg)	7.5
採血時間(hr)	1, 2, 3, 4, 5, 6, 8, 12, 24, 36, 48, 60, 72
除脂肪体重(kg)　中央値(最小値－最大値)	52.0 (42.1－65.2)

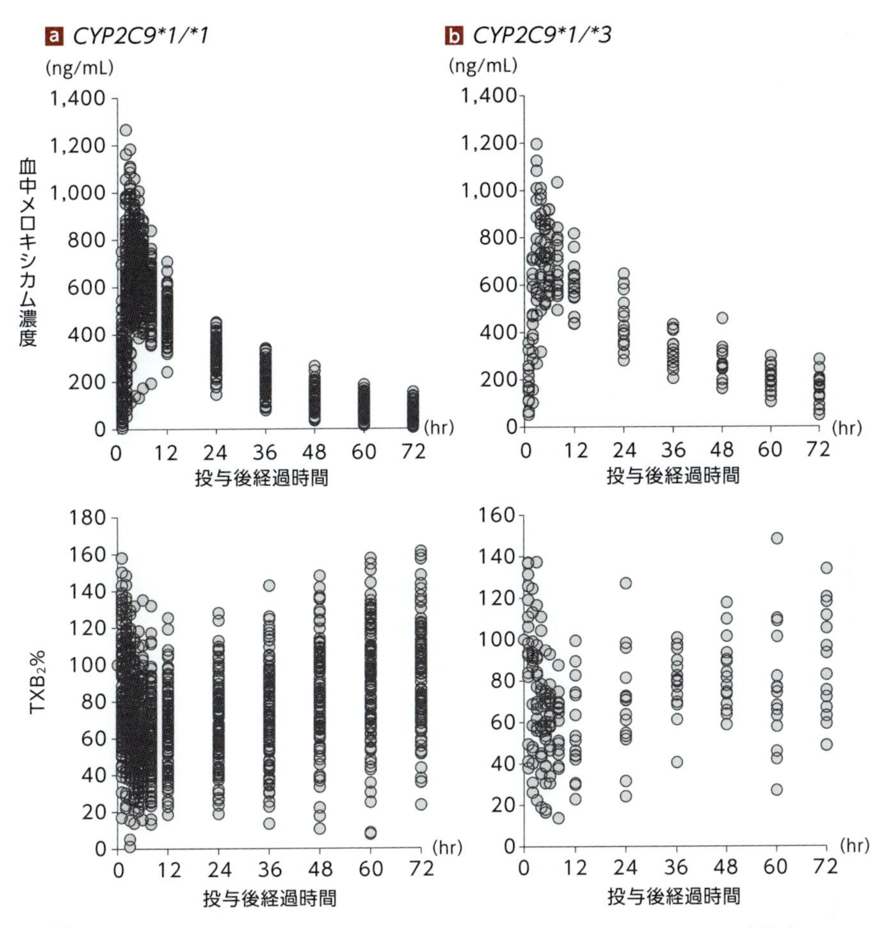

図8-21 *CYP2C9*遺伝子型により層別した血中メロキシカム濃度とTXB_2%の経時推移

め，文献の値とは異なる[11]．PPDモデル構築では，このPPKモデルにより得られたベイズ推定値を被験者のPKパラメータとし，解析する．

```
$INPUT ID TIME DV AMT EVID MDV CMT CYPG LBM
$PK
COV1 = LBM/52
VLBM=THETA(4)
CLCYP3=THETA(5)
FLAG=0
IF(CYPG.EQ.3)FLAG=1
```

表8-17 最終モデルおよび検討したモデルのPPKパラメータ

	最終モデル	CYP on CLモデル	LBM on Vdモデル	基本モデル
目的関数値(OBJ)	15490.831	15519.882	15551.041	15580.667
パラメータ				
CL	0.388 (1.9)	0.388 (1.9)	0.365 (2.4)	0.365 (2.4)
*CYP2C9*1/*3* on CL	0.609 (6.2)	0.61 (6.2)	—	—
Vd	9.49 (1.2)	9.59 (1.4)	9.48 (1.2)	9.59 (1.4)
LBM on Vd	0.893 (17.4)	—	0.902 (17.2)	—
K_a	0.564 (4.8)	0.566 (4.8)	0.536 (4.8)	0.565 (4.9)
個体間変動(CV%)				
CL	19.2 (17.0)	18.9 (17.4)	25.0 (17.8)	24.8 (18.2)
Vd	9.0 (30.4)	11.8 (22.2)	9.0 (31.3)	11.8 (22.7)
K_a	48.0 (30.2)	46.4 (31.9)	48.3 (30.0)	46.6 (31.8)
個体内変動(CV%)	22.9 (6.9)	23.0 (6.9)	22.9 (6.9)	23.0 (7.0)

カッコ内は，推定値の標準誤差％を表す．LBM：除脂肪体重

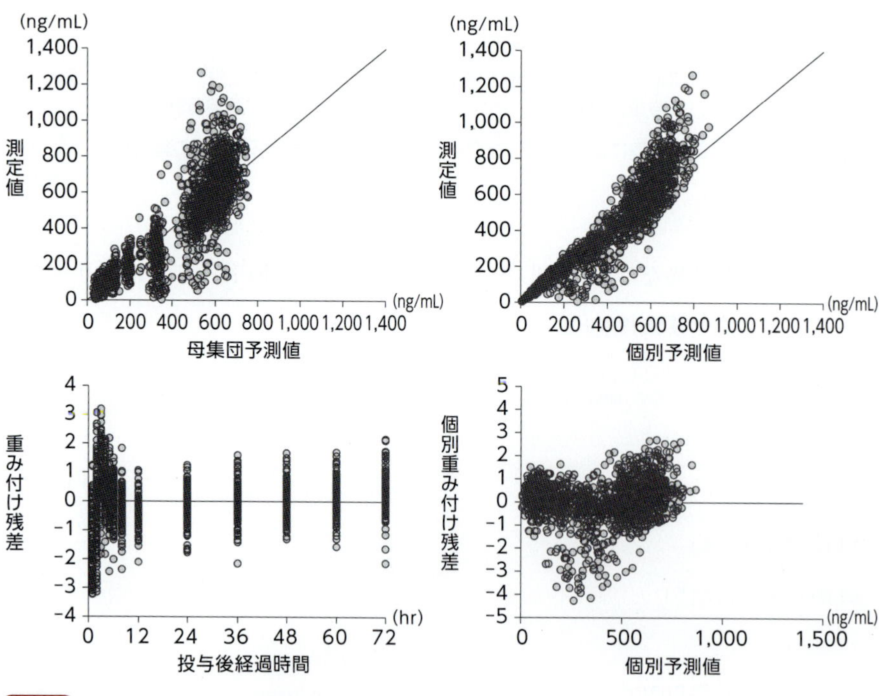

図8-22 PPKモデルのモデル診断プロット

```
TVCL =THETA(1)*CLCYP3**FLAG
TVV =THETA(2)*(COV1**VLBM)
TVKA=THETA(3)
CL=TVCL*EXP(ETA(1))
V=TVV*EXP(ETA(2))
KA=TVKA *EXP(ETA(3))
KE=CL/V
SC=V/1000
```

❸ データセットの作成

表8-18に間接反応モデルのデータセットの一部を示す．データセット中の「ICL」

表8-18 間接反応モデルのデータセット（一部）

ID	TIME	DV	AMT	EVID	MDV	CMT	ICL	IVD	IKA
1	0	0	7.5	1	1	1	0.62073	9.7314	0.70055
1	1	82.778	0	0	0	3	0.62073	9.7314	0.70055
1	2	70.33	0	0	0	3	0.62073	9.7314	0.70055
1	3	102.82	0	0	0	3	0.62073	9.7314	0.70055
1	4	59.342	0	0	0	3	0.62073	9.7314	0.70055
1	5	52.653	0	0	0	3	0.62073	9.7314	0.70055
1	6	40.129	0	0	0	3	0.62073	9.7314	0.70055
1	8	56.012	0	0	0	3	0.62073	9.7314	0.70055
1	12	42.691	0	0	0	3	0.62073	9.7314	0.70055
1	24	98.474	0	0	0	3	0.62073	9.7314	0.70055
1	36	34.194	0	0	0	3	0.62073	9.7314	0.70055
1	48	82.825	0	0	0	3	0.62073	9.7314	0.70055
1	60	137.67	0	0	0	3	0.62073	9.7314	0.70055
1	72	86.328	0	0	0	3	0.62073	9.7314	0.70055
2	0	0	7.5	1	1	1	0.25276	8.813	0.47563
2	1	41.343	0	0	0	3	0.25276	8.813	0.47563
2	2	58.581	0	0	0	3	0.25276	8.813	0.47563
2	3	90.907	0	0	0	3	0.25276	8.813	0.47563

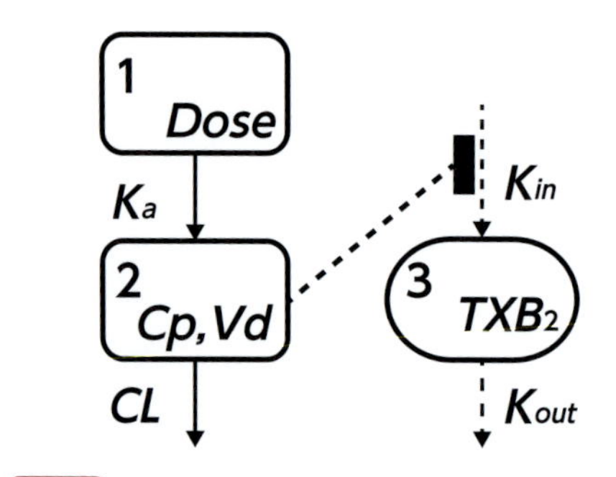

図8-23 間接反応モデル
黒四角は阻害効果を表す．コンパートメントの番号はコントロールストリームと対応している．

「IVD」「IKA」は，先に行ったPPK解析で構築した最終モデルのベイズ推定値である．「DV」にはTXB_2%が入力されている．「TIME＝0」のときのTXB_2%は100%であるが，データセット中には記入せず，コントロールストリームに入力する（後述）．「CMT」はコンパートメントの番号と対応している．1行目は，1番のコンパートメントにメロキシカム7.5mgを投与，2行目は3番のコンパートメントの観測値が82.778であることを示している．3番のコンパートメントがTXB_2%のコンパートメントである．

❹ コントロールストリームの作成

間接反応モデルの概念図を図8-23に示す．1番のコンパートメントが投与コンパートメント，2番のコンパートメントが血中メロキシカム濃度コンパートメントである．3番がTXB_2%コンパートメントであり，0次速度過程により生成し，1次速度過程により消失する．図中の黒四角はメロキシカムによる阻害効果を表す．この概念図を基に，コントロールストリームを作成する．

コントロールストリームを以下に示す．コントロールストリームには，説明のため行番号を付した．

```
1   $PROB 8.4.C PPK/PD (INDIRECT RESPONSE MODEL)
2   $INPUT ID TIME DV AMT EVID MDV CMT ICL IVD IKA
3   $DATA S833PD.csv IGNORE=@
4   $SUBROUTINES ADVAN6 TOL=6
5   $MODEL
6    COMP (DEPO1,DEFDOSE)
```

```
 7     COMP (CENTRAL)
 8     COMP (TXB2,DEFOBS)
 9    $THETA
10    (0,0.912) ;POPKOUT
11    (0,0.739) ;POPHILL
12    (0,1390) ;POPIC50
13    $OMEGA
14    0.16 ;ETAKOUT
15    0 FIX ;ETAHILL
16    0.16 ;ETAIC50
17    $SIGMA
18    0.09  ;PDRES
19    $PK
20    CL=ICL
21    V=IVD
22    KA=IKA
23    KE=CL/V
24    SC=V/1000
25    POPKOUT =THETA(1)
26    POPHILL =THETA(2)
27    POPIC50 =THETA(3)
28    KOUT=POPKOUT*EXP(ETA(1))
29    HILL=POPHILL*EXP(ETA(2))
30    IC50=POPIC50*EXP(ETA(3))
31    KIN=100*KOUT
32    A_0(3)=100
33    S3=1
34    EMAX=1
35    $DES
36    DADT(1)=-KA*A(1)
```

```
37    DADT(2)=KA*A(1)-KE*A(2)
38    CP=A(2)/SC
39    IF(CP.LE.0)CP=0.00001
40    EFFE=EMAX*CP**HILL/(IC50**HILL+CP**HILL)
41    DADT(3)=KIN*(1-EFFE)-KOUT*A(3)
42    $ERROR
43    IPRED = F
44    Y = IPRED*(1+EPS(1))
45    $ESTIMATION MAXEVAL=9000 PRINT=50 METHOD=1 INTER POSTHOC
46    $COVR
```

コンパートメントは全部で3つのため，5～8行目の「$MODEL」では3つのコンパートメントを定義している．IPP法でパラメータを推定するので使用する「DV」データはTXB_2%のみである．TXB_2%は3番のコンパートメントの観測値なので，3番目のコンパートメントに「DEFOBS」と入力している．2行目の「$INPUT」の「ICL」「IVD」「IKA」はPPK解析によって得られたベイズ推定値である．

経口1-コンパートメントモデルのパラメータは，先に行ったPPKモデル解析により得られたベイズ推定値を使う．19～34行目の「$PK」で「CL＝ICL」「V＝IVD」「KA＝IKA」と読み込み，血中メロキシカム濃度を計算する．PPD解析により推定するパラメータは，「KOUT」「HILL」「IC50」である．TXB_2%コンパートメントの微分方程式

$$dt(3)/dt = K_{in} - K_{out} \times A(3) \tag{5}$$

は，薬物非投与時を考えると，TXB_2%の変化速度はゼロなので，

$$K_{in} - K_{out} \times A(3) = 0 \tag{6}$$

という関係が成り立つ．TXB_2%の投与前値は100%のため，

$$K_{in} = 100 \times K_{out} \tag{7}$$

となる．このため，「KIN」は「THETA」として推定せず31行目のように記述し，TXB_2%の投与前値と「KOUT」から求める．「$PK」に記述している「A_0 (3)」(32

行目)は，3番のコンパートメントの時間ゼロにおける数値(初期条件)を表す予約後である．TXB_2%の投与前値は100%のため「A_0 (3)＝100」としている．「A_0 (3)＝THETA ()」とすれば，投与前値を推定することもできる．被験者全員の投与前置データがない場合に行う．

「$DES」に記述されている1番と2番のコンパートメントの微分方程式は(36，37行目)，経口1-コンパートメントモデルを意味するため，前節に記載した効果コンパートメントモデルの場合と同じである．バイオマーカーの前駆物質からバイオマーカーへの生成速度は，1次速度過程に従うが，前駆物質は大過剰であると仮定する．すると，バイオマーカーの生成速度は，前駆物質の量が一定と考えることができるため，0次速度過程と考えることができる．41行目の3番のコンパートメントの微分方程式では，生成が0次速度過程のため，「KIN」のみの項となり，消失は1次速度過程のため，「-KOUT＊A (3)」となる．メロキシカムによる生成阻害効果を40行目の「EFFE」により定義する．コントロールストリームではシグモイドE_{max}モデルにより生成阻害効果を表しているが，「EFFE」を書き換えれば，線形モデルや対数線形モデルによる定義も可能である．

なお，バイオマーカーの生成を促進する場合，消失を阻害する場合，消失を促進する場合は，それぞれ以下のように定義する．

```
DADT(3)=KIN*(1+EFFE)-KOUT*A(3)
DADT(3)=KIN-KOUT*(1-EFFE)*A(3)
DADT(3)=KIN-KOUT*(1+EFFE)*A(3)
```

メロキシカムのPPK/PDモデルでは，血中メロキシカム濃度が無限大になるとシクロオキシゲナーゼを完全に阻害すると仮定し，$E_{max}=1$とした．

❺ モデル評価

間接反応モデルのモデル診断プロットを図8-24に示す．測定値には100%以上の値が認められたが，ベースラインを100%とした生成阻害の間接反応モデルでは，モデル予測値は理論上100%以上の値を取り得ないため，モデル診断プロットでは測定値と予測値に乖離が認められる．このモデルでは，100%以上を示す測定値とモデル予測値との差は，個人内変動として記述していることになる．個別重み付け残差と個別予測値の散布図には，特に偏りは認められないため，個人内変動のモデルは妥当と判断できる．

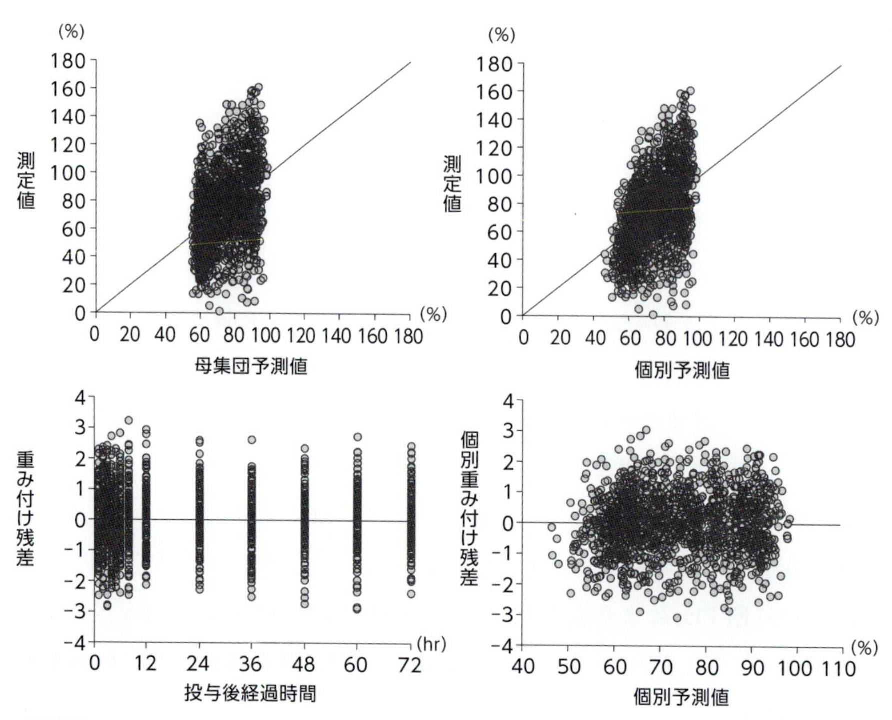

図8-24 PPDモデルのモデル診断プロット

表8-19 PPDモデルのパラメータ推定値

	間接反応モデル	効果コンパートメントモデル
目的関数値	11491.14	11495.965
パラメータ		
K_{out} (/hr)	0.696 (11.7)	—
hill	0.834 (8.4)	0.885 (7.9)
IC_{50} (ng/mL)	993 (7.8)	954 (7.1)
K_{e0} (/hr)	-	0.545 (14.3)
個体間変動(CV%)		
K_{out} (/hr)	56.1 (48.3)	—
hill	—	—
IC_{50} (ng/mL)	26.6 (52.2)	24.3 (55.7)
K_{e0} (/hr)	—	67.2 (51.8)
個体内変動(CV%)	31.9 (4.3)	31.9 (4.4)

間接反応モデルのパラメータ推定値を表8-19に示す．同じデータにおける効果コンパートメントモデルの結果も示した．効果コンパートメントモデルにおける薬効の遅れを表すK_{e0}と，間接反応モデルのK_{out}の推定値が近い値である．これは，間接反応モデルにおけるK_{out}の初期値の設定に利用できる．間接反応モデルと効果コンパートメントモデルのどちらを採用すべきかについては，モデル適格性評価結果に大差がなければ，一般的に間接反応モデルを採用するのが有用である(特に生理学的・薬理学的なシミュレーションを目的とした場合)．

❻ 間接反応モデルの拡張

生理反応は，ある生理活性物質の増加により他の生理活性物質が生成あるいは消失する機構が存在する．例えば，血糖値の増減には，糖の摂取，インスリンの分泌が相互に影響する．このような複数のバイオマーカーを用い，PDモデルを構築する場合には，それぞれのバイオマーカーのコンパートメントを設定し，メカニズムに基づきあるバイオマーカーが他のバイオマーカーの生成を促進あるいは阻害するなど定義し，バイオマーカーの生成と消失を記述する．複数のバイオマーカーの推移を記述したモデルの例として，Hongらが報告した糖尿病患者におけるグルコースクランプ検査時の血糖値と血中インスリン濃度のモデル[13]を紹介する(図8-25)．グルクコースクランプ検査はインスリン感受性を調べる検査であり，インスリンとブドウ糖を静注する．Hongらが報告したモデルはグルコースがインスリンの生成を促進し，インスリンは効果コンパートメントを介して，グルコースの排泄を促進するモデルである．一見複雑なモデルのように感じるが，これまでに説明した効果コンパートメントモデルと間接反応モデルを組み合わせて構築されていることに注

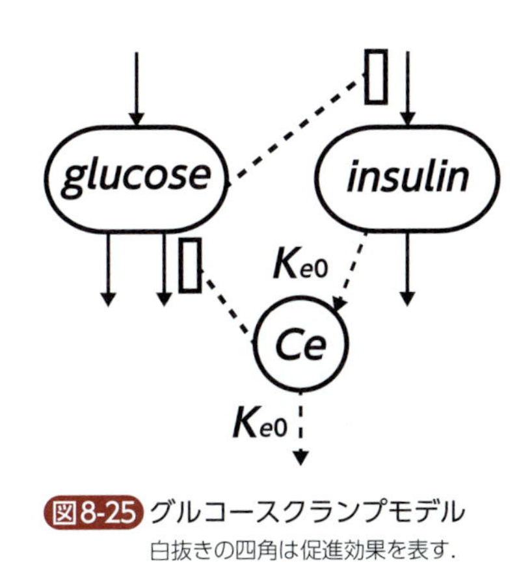

図8-25 グルコースクランプモデル
白抜きの四角は促進効果を表す．

意してほしい．コンパートメント1つずつに着目し，8.3.Bと本節で行ったように微分方程式を記述すれば，コントロールストリームを記述することができる．

薬効の個人内変動の原因として，概日リズムが考えられる．血圧や体温，LDLコレステロールなど，多くのバイオマーカーに概日リズムが報告されている[14,15]．バイオマーカーに概日リズムが認められる場合には，その生成あるいは消失に三角関数を組み込むことにより概日リズムを現すことができる．コレステロールの前駆物質であり，HMG-CoA還元酵素により生成されるメバロン酸をバイオマーカーとし，その生成速度に三角関数を用い概日リズムを組み込んだロスバスタチンのPK/PDモデル[16]を紹介する．図8-26にその概念図を示す．

メバロン酸の生成速度KINを

```
KIN=KM+KAMP*COS((T-TZ)*(2*3.1415/24))
```

と表すことによって，24時間周期のリズムを表すことができる．ただし，KMは生成速度のリズム平均，KAMPは生成速度の振り幅，TZは位相のずれを示す．

D その他のPDの場合

PKモデルを簡略化し，薬効の経時推移を表す数理モデルとして，kinetic-pharmacodynamic (K-PD) モデルが報告されている[17]．K-PDモデルの概念図を図8-27に示す．このモデルは，間接反応モデルによく似ているモデルであるが，バイオマーカーの推移に変化を与える因子は，血中薬物濃度ではなく，仮想薬物投与速度(DR)

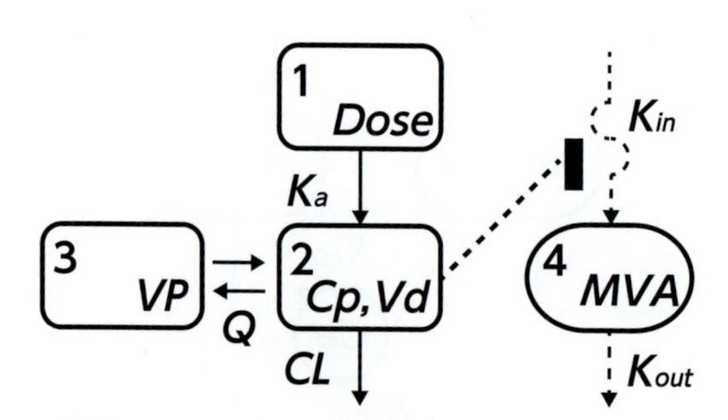

図8-26 ロスバスタチンのPK/PDモデル

メバロン酸の生成速度に，コサイン関数によりサーカディアンリズムを組み込んだ．黒塗りの四角は阻害効果を表す．
MVA：メバロン酸

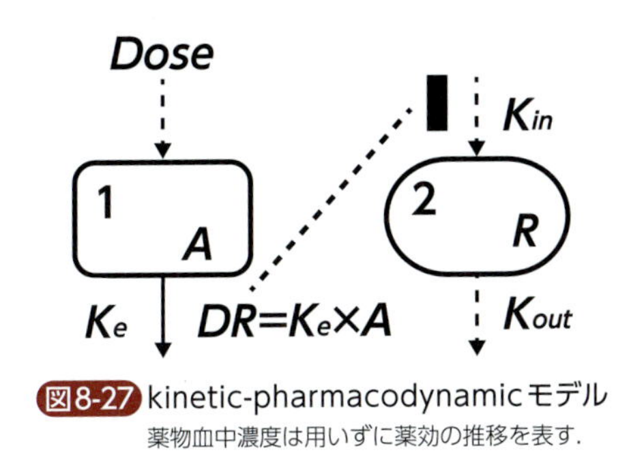

図8-27 kinetic-pharmacodynamicモデル
薬物血中濃度は用いずに薬効の推移を表す.

である. DRは消失速度Keと薬物量Aの積として定義し，薬効をDRの関数としてモデルを作成する. 薬物投与から薬効発現までの過程をブラックボックスのまま，数理モデルとしている. このため，PKモデルのクリアランスのように，K-PDモデルのパラメータに生理学的な意味づけを行うことは難しいが，薬物血中濃度を想定せず，バイオマーカーの経時推移を予測できる利点がある. 抗凝固薬ワルファリンや，骨粗鬆症治療薬イバンドロン酸，骨吸収抑制薬ゾレドロン酸のK-PDモデルが報告されている[18-20]. バイオマーカーは日常診療で測定されており，薬物血中濃度が測定されていなくても，個人のパラメータをベイズ推定することにより，比較的容易に臨床応用可能である.

K-PDモデルで解析を行うコントロールストリームの$DES部分を示す.

```
$DES
DADT(1)=-KE*A(1)
DR=KE*A(1)
EFFE=EMAX*DR/(IC50+DR)
DADT(2)=KIN*(1-EFFE)-KOUT*A(2)
```

「$DES」で「DR＝KE ＊ A(1)」と仮想投与速度を定義し，「EFFE」を「DR」の関数としている. 間接反応モデルと同じように，「EFFE」の式を変えれば，線形モデルでの解析も可能である.

5 PPK/PDモデルに基づくベイズ推定と個別化投与設計

症例（鎮痛薬の効果コンパートメントモデル）

術後疼痛の治療を目的とし，小児患者にアセトアミノフェンドライシロップの投与を開始した．術後（15:00）に1回，就寝前（20:00），翌朝（7:00）に服用したが，患者が痛みを訴えているため，アセトアミノフェンを増量したい．患者背景，投与量，ペインスコアを表8-20に示す．これらの情報を基に，この患者のPK/PDパラメータをNONMEM®を用いベイズ推定し，投与計画を立案する．

アセトアミノフェンドライシロップ投与時の小児のPPK/PDモデルは報告されていないため，エリキシル剤投与時のPPK/PDモデル[4)]を用い，ペインスコアの測定値4点から，PKデータなしで，患者のPK/PDパラメータをベイズ推定する．ベイズ推定に用いるPPK/PDモデルは，PKモデルは1次吸収経口1-コンパートメントモデル，薬効の遅れを効果コンパートメントモデルによって表し，鎮痛効果はシグモイドE_{max}モデルとしている．クリアランスは体重の3/4乗に，分布容積は体重の1乗に比例するとするアロメトリーモデルを用いている．体重70kgで標準化することにより，推定された小児のPKパラメータと，成人のPKパラメータとの比較を容易にしているモデルである[4)]．PPK/PDパラメータを表8-21に示す．Tabsは吸収半減期，Teqは効果コンパートメントへの移行半減期である．

表8-20 対象患者情報

項目	値
年齢	8歳
体重	30kg
投与量（アセトアミノフェンとして）	1回300mg，1日3回
ペインスコア（NRS，0～10の11段階）の時間経過	
手術当日 15:30（投与30分後）	8
手術当日 16:00（投与1時間後）	6
手術当日 17:00（投与2時間後）	6
手術翌日 7:00（投与直前）	7

表8-21 小児におけるアセトアミノフェンのPPK/PDパラメータ

パラメータ	推定値	個体間変動(CV%)
CL (L/hr)	13.5	46
VC (L)	59.9	21
Tabs (min)	4.5	—
個体内変動(血中濃度) (mg/L)	1.5	
E_{max}	1	
E_0	10	
EC_{50} (mg/L)	3.4	94
HILL	0.54	42
Teq (hr)	1.6	131
個体内変動(ペインスコア)	1.3	

(文献4より引用)

$$\mathrm{Tabs} = \frac{ln2}{K_a}$$

$$\mathrm{Teq} = \frac{ln2}{K_{e0}}$$

という関係が成り立つ.

ベイズ推定に用いるコントロールストリームを以下に示す.

```
1    $PROBLEM 8.5 APAP PK/PD (EFFECT COMPARTMNET MODEL)
2    $INPUT ID DAT2=DROP TIME DV AMT EVID MDV CMT BW
3    $DATA s841data.csv IGNORE=@
4    $SUBROUTINES ADVAN6 TOL=9
5    $MODEL
6      COMP (DEPO,DEFDOSE)
7      COMP (CENTRAL)
8      COMP (EFFECT)
9    $THETA
10   13.5 ;TVCL(L/h)
11   59.9 ;TVVC(L)
```

```
12    4.5  ;TVTABS(min)
13    1    ;TVEMAX
14    10   ;TVE0
15    3.4  ;TVEC50(mg/L)
16    0.54 ;TVHILL
17    1.6  ;TVTEQ(h)
18    $OMEGA
19    0.2116 ;ETACL
20    0.0441 ;ETAVC
21    0.3969 ;ETATabs
22    0.8836 ;ETAEC50
23    0.1764 ;ETAHILL
24    1.7161 ;ETATEQ
25    $SIGMA
26    2.25 ;PKERR
27    1.69 ;PDERR
```

2行目の「$INPUT」の「DAT2」は日付を入力するデータアイテムである．「DAT2」と「TIME」でイベント日時を入力する場合は，データセットでは，「DAT2」には日付，「TIME」にはhh:mmとして時刻を入力する．ただし，コントロールストリームの「$INPUT」で

```
$INPUT DAT2=DROP TIME
```

としないと計算が行われないため注意が必要である．9～17行目の「$THETA」，18～24行目の「$OMEGA」「$SIGMA」の値は，ベイズ推定に用いるPPK/PDモデルの母集団パラメータ推定値を記入する．

```
28    $PK
29    TVCL  =THETA(1)*(BW/70)**0.75
30    TVVC  =THETA(2)*(BW/70)
31    TVTABS=THETA(3)
```

```
32    TVEMAX=THETA(4)
33    TVE0  =THETA(5)
34    TVEC50=THETA(6)
35    TVHILL=THETA(7)
36    TVTEQ =THETA(8)*(BW/70)**0.25
37    CL=TVCL*EXP(ETA(1))
38    VC=TVVC*EXP(ETA(2))
39    TABS=TVTABS*EXP(ETA(3))
40    KA=0.693/(TABS/60);min->hr
41    KE=CL/VC
42    SC=VC;/1000
43    EMAX =TVEMAX
44    E0   =TVE0
45    EC50 =TVEC50*EXP(ETA(4))
46    HILL =TVHILL*EXP(ETA(5))
47    TEQ  =TVTEQ *EXP(ETA(6))
48    KEO=0.693/TEQ
49    $DES
50    DADT(1)=-KA*A(1)
51    DADT(2)=KA*A(1)-KE*A(2)
52    CP=A(2)/VC
53    DADT(3)=KEO*CP-KEO*A(3)
54    $ERROR
55     IF(CMT.EQ.2)  Y = F+EPS(1)
56     IF(CMT.EQ.3)  Y = E0*(1-EMAX*F**HILL/(EC50**HILL+F**
       HILL))+EPS(2)
57     CE=A(3)
58     EFFE=E0*(1-((EMAX*CE**hill)/(EC50**HILL+CE**HILL)))
59    $ESTIMATION MAXEVAL=0 PRINT=50 METHOD=1 INTER POSTHOC
60    $TABLE   ID TIME CP CE EFFE DV AMT BW EVID MDV CMT BW CL VC KA KE
61    EMAX E0 EC50 HILL TEQ KEO CP NOPRINT ONEHEADER FILE=s841data.fit
```

母集団パラメータ推定と異なる点は，59行目の「$ESTIMATION」で，「MAXEVAL＝0」とすることと，「POSTHOC」オプションを追加すること，および「$COV」を削除することである．「MAXEVAL＝0」とすることで，「THETA」などのパラメータ推定は行わず，「POSTHOC」オプションを追加することで，ベイズ推定を行う．「MAXEVAL＝0」とし，「$COV」を削除しないと，計算が最後まで行われない．ベイズ推定によって得られた個人のPK/PDパラメータは，60行目の「$TABLE」で作成するTableファイルに出力させる．同時に，「$TABLE」にペインスコアの予測値と実測値を出力し，投与計画を立案する．ベイズ推定用に作成したデータセットの一部を表8-22に示す．手術翌日の投与時刻は，7:00，12:00，19:00としている．

表8-22 ベイズ推定を行う際のデータセット

ID	DAT2	TIME	DV	AMT	EVID	MDV	CMT	BW
1	2018/1/1	15:00		300	1	1	1	30
1	2018/1/1	15:30	8		0	0	3	30
1	2018/1/1	16:00	6		0	0	3	30
1	2018/1/1	17:00	6		0	0	3	30
1	2018/1/1	18:00			2	1	3	30
1	2018/1/1	19:00			2	1	3	30
1	2018/1/1	20:00		300	1	1	1	30
1	2018/1/1	21:00			2	1	3	30
1	2018/1/1	22:00			2	1	3	30
1	2018/1/1	23:00			2	1	3	30
1	2018/1/2	0:00			2	1	3	30
1	2018/1/2	1:00			2	1	3	30
1	2018/1/2	2:00			2	1	3	30
1	2018/1/2	3:00			2	1	3	30
1	2018/1/2	4:00			2	1	3	30
1	2018/1/2	5:00			2	1	3	30
1	2018/1/2	6:00			2	1	3	30
1	2018/1/2	7:00	7		0	0	3	30
1	2018/1/2	7:00		300	1	1	1	30
1	2018/1/2	7:00			2	1	3	30

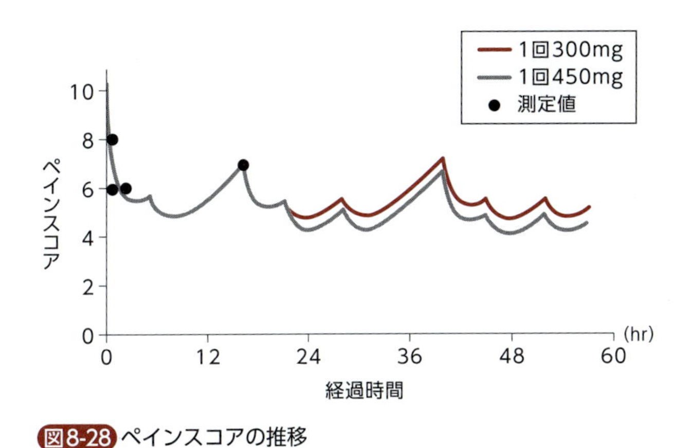

図8-28 ペインスコアの推移

投与およびペインスコアの測定がない行は，ペインスコアの予測値を算出し，シミュレーションカーブを滑らかにするために作成している．この場合，「EVID＝2」「MDV＝1」とする．手術翌日の昼の投与から1回450mgに増量した場合と，1回300mgを継続した場合のシミュレーションカーブを図8-28に示す．

手術翌日の昼投与から1回450mgへ増量すると，1回300mgの継続投与に比べて，ペインスコアは低下した．ただし，患者が痛みを訴えるようであれば，さらなる投与計画が必要になってくると考えられる．

引用文献

1. Fukudo M, et al : Pharmacodynamic analysis of tacrolimus and cyclosporine in living-donor liver transplant patients. Clin Pharmacol Ther, 78 : 168-181, 2005.
2. Zhang L, et al : Simultaneous vs. sequential analysis for population PK/PD data I : best-case performance. J Pharmacokinet Pharmacodyn, 30 : 387-404, 2003.
3. Tanigawa T, et al : Model-based dose selection for phase III rivaroxaban study in Japanese patients with non-valvular atrial fibrillation. Drug Metab Pharmacokinet, 28 : 59-70, 2013.
4. Anderson BJ, et al : Perioperative pharmacodynamics of acetaminophen analgesia in children. Anesthesiology, 90 : 411-421, 1999.
5. Beal SL : Ways to fit a PK model with some data below the quantification limit. J Pharmacokinet Pharmacodyn, 28 : 481-504, 2001.
6. Duval V, et al : Impact of omission or replacement of data below the limit of quantification on parameter estimates in a two-compartment model. Pharm Res, 19 : 1835-1840, 2002.
7. Nagashima T, et al : Pharmacokinetic modeling and prediction of plasma pyrrole-imidazole polyamide concentration in rats using simultaneous urinary and biliary excretion data. Biol Pharm Bull, 32 : 921-927, 2009.
8. Dutta S, et al : Is it possible to estimate the parameters of the sigmoid Emax model with truncated data typical of clinical studies? J Pharm Sci, 85 : 232-239, 1996.
9. 緒方宏泰 編著：臨床薬物動態学 薬物治療の適正化のために，第3版，丸善出版，2015.
10. Franken LG, et al : Population pharmacodynamic modelling of midazolam induced sedation in terminally ill adult patients. Br J Clin Pharmacol, 84 : 320-330, 2017.

11. Swart EL, et al : Population pharmacodynamic modelling of lorazepam- and midazolam-induced sedation upon long-term continuous infusion in critically ill patients. Eur J Clin Pharmacol, 62 : 185-194, 2006.
12. Aoyama T, et al : Pharmacokinetics and Pharmacodynamics of Meloxicam in East Asian Populations : The Role of Ethnicity on Drug Response. CPT Pharmacometrics Syst Pharmacol, 6 : 823-832, 2017.
13. Hong Y, et al : Population pharmacodynamic modeling of hyperglycemic clamp and meal tolerance tests in patients with type 2 diabetes mellitus. AAPS J, 15 : 1051-1063, 2013.
14. 大戸茂弘ほか 監：時間治療の基礎と実践，丸善出版，1999.
15. Tanigawara Y, et al : Comparative pharmacodynamics of olmesartan and azelnidipine in patients with hypertension : a population pharmacokinetic/pharmacodynamic analysis. Drug Metab Pharmacokinet, 24 : 376-388, 2009.
16. Aoyama T, et al : Pharmacokinetic/pharmacodynamic modeling and simulation of rosuvastatin using an extension of the indirect response model by incorporating a circadian rhythm. Biol Pharm Bull, 33 : 1082-1087, 2010.
17. Jacqmin P, et al : Modelling response time profiles in the absence of drug concentrations : definition and performance evaluation of the K-PD model. J Pharmacokinet Pharmacodyn, 34 : 57-85, 2007.
18. Hamberg AK, et al : A pharmacometric model describing the relationship between warfarin dose and INR response with respect to variations in CYP2C9, VKORC1, and age. Clin Pharmacol Ther, 87 : 727-734, 2010.
19. Pillai G, et al : A semimechanistic and mechanistic population PK-PD model for biomarker response to ibandronate, a new bisphosphonate for the treatment of osteoporosis. Br J Clin Pharmacol, 58 : 618-631, 2004.
20. Mori Y, et al : Modeling and simulation of bone mineral density in Japanese osteoporosis patients treated with zoledronic acid using tartrate-resistant acid phosphatase 5b, a bone resorption marker, Osteoporos Int, 29 : 1155-1163, 2018.

索引

クリニカルファーマコメトリクス

2019年 6月 5日　1版1刷

編　者
辻　泰弘（つじ やすひろ）　猪川和朗（いかわ かずろう）　笠井英史（かさい ひでふみ）

発行者
株式会社 南山堂　代表者 鈴木幹太
〒113-0034　東京都文京区湯島 4-1-11
TEL 代表 03-5689-7850　www.nanzando.com

ISBN 978-4-525-72381-1　定価（本体 9,000円＋税）